U0188164

纤毛病——基础与临床

Ciliopathies：A Reference for Clinicians

主 编

Thomas D. Kenny

Philip L. Beales

主 译

李新华

主 审

朱学良

杨淑英

上海科学技术出版社

图书在版编目（CIP）数据

纤毛病：基础与临床 /（英）托马斯 D. 肯尼
（Thomas D. Kenny），（英）菲利普 L. 比尔斯
（Philip L. Beales）主编；李新华主译. -- 上海：上
海科学技术出版社，2024.7
书名原文：Ciliopathies: A Reference for
Clinicians
ISBN 978-7-5478-6594-1

Ⅰ. ①纤… Ⅱ. ①托… ②菲… ③李… Ⅲ. ①纤毛－
疑难病－诊疗 Ⅳ. ①R442.9

中国国家版本馆 CIP 数据核字(2024)第 070274 号

Ciliopathies：A Reference for Clinicians was originally published in English in 2014. This
translation is published by arrangement with Oxford University Press. Shanghai Scientific
and Technical Publishers is solely responsible for this translation from the original work and
Oxford University Press shall have no liability for any errors，omissions or inaccuracies or
ambiguities in such translation or for any losses caused by reliance thereon.

上海市版权局著作权合同登记号　图字：09-2023-0177 号

本书中文版出版受瑞鸥公益基金会罕见病科研资助项目资助

纤毛病——基础与临床

主　编　Thomas D. Kenny　Philip L. Beales

主　译　李新华

主　审　朱学良　杨淑英

上海世纪出版(集团)有限公司
上海科学技术出版社　出版、发行
（上海市闵行区号景路 159 弄 A 座 9F－10F）
邮政编码 201101　　www.sstp.cn
上海雅昌艺术印刷有限公司印刷
开本 787×1092　1/16　印张 16.5
字数 300 千字
2024 年 7 月第 1 版　2024 年 7 月第 1 次印刷
ISBN 978-7-5478-6594-1/R·2995
定价：168.00 元

本书如有缺页、错装或坏损等严重质量问题，请向印刷厂联系调换

内容提要

本书详细介绍了 12 种纤毛病的病名由来、流行病学、临床特点、表型范围、诊断和治疗等，部分章节中还概述了疾病的遗传学、遗传咨询、相关纤毛缺陷及其生理效应等。本书包含了许多根据临床、研究经验总结出的表格、流程图等，可帮助读者构建关于纤毛病的知识框架，更系统地掌握纤毛病的生物学基础、诊断和治疗。

本书条理清晰，内容丰富且权威，有助于各科临床医生对纤毛病这一类罕见病进行系统学习。

敬　告

　　本书译者及出版社已经尽力使书中出现的药物剂量和治疗方法准确，并符合出版时国内普遍接受的标准。但随着医学的发展，药物的使用方法会有相应的改变。建议读者在使用本书涉及的药物时，认真研读药物使用说明，尤其是新药或不常用的药物。本书译者不对因参照本书内容发生的任何直接或间接的损害负责。

译者名单

主　译

李新华　上海交通大学医学院附属第一人民医院

主　审

朱学良　中国科学院分子细胞科学卓越创新中心

杨淑英　宾夕法尼亚大学

副主译

杭栋华　上海交通大学医学院附属第一人民医院

付　强　上海交通大学医学院附属第一人民医院

李立钧　同济大学附属东方医院

黄宇峰　同济大学附属东方医院

译　者

（按姓氏汉语拼音排序）

白　冲　同济大学

付　强　上海交通大学医学院附属第一人民医院

高　龄　青岛大学附属医院

郭　松　上海交通大学医学院附属第一人民医院

杭栋华　上海交通大学医学院附属第一人民医院

胡舟扬　华中科技大学协和深圳医院

黄宇峰　同济大学附属东方医院

李立钧　同济大学附属东方医院

李新华　上海交通大学医学院附属第一人民医院

李子卿　山东第一医科大学附属省立医院

刘春雨　上海交通大学医学院附属国际和平妇幼保健院

刘彦斌　上海交通大学医学院附属第一人民医院

陆佳玮　同济大学

熊盼盼　上海市浦东新区公利医院

郑晶晶　青岛大学附属医院

朱　亮　上海交通大学医学院附属第一人民医院

编者名单

主 编

Philip L. Beales
Institute of Child Health,
University College London, UK

Thomas D. Kenny
National Institute for Health Research
Evaluations, Trials and Studies
Coordinating Centre,
University of Southampton, UK

编写者

Richard Paisey
Torbay Hospital, South Devon Healthcare
NHS Foundation Trust, UK

Miriam Schmidts
Institute of Child Health,
University College London, UK

Victoria Harrison
Department of Clinical Genetics,
Southampton Region Clinical Genetics
Service, UK

Andrea H. Németh
Nuffield Department of Clinical
Neurosciences,
University of Oxford, UK

Elizabeth Forsythe
Institute of Child Health,
University College London, UK

Ronald Roepman
Nijmegen Medical Centre,
St. Radboud University, The Netherlands

Gabrielle Wheway
Leeds Institute of Molecular Medicine,
St James's University Hospital, UK

Colin A. Johnson
Leeds Institute of Molecular Medicine,
St James's University Hospital, UK

Shalabh Srivastava
Institute of Genetic Medicine,
Newcastle University, UK

John A. Sayer
Institute of Genetic Medicine,
Newcastle University, UK

Brunella Franco
Department of Translational Medicine,
Frederico II University,
and Telethon Institute for Genetics
and Medicine, Naples, Italy

Richard Sandford
Academic Laboratory of Medical Genetics,
University of Cambridge, UK

Carsten Bergmann

Center for Human Genetics，Bioscientia，
Ingelheim，
and Department of Nephrology & Center
for Clinical Research，
University Hospital Freiburg，Germany

Claire Hogg

Royal Brompton and Harefield NHS
Foundation Trust，London，UK

Maria Bitner-Glindzicz

Institute of Child Health，
University College London，UK

Zubin Saihan

Institute of Ophthalmology，
University College London，UK

Kate Baker

Department of Medical Genetics，
Addenbrooke's Hospital，
Cambridge，UK

中文版序一

　　纤毛病很可能是临床上最复杂多变的一类遗传性疾病，不仅涉及视、听、嗅觉，以及心血管、神经、呼吸、消化、泌尿、生殖、骨骼等系统，还因多种器官以不同方式和程度受累而表现为各种综合征，发病时期也覆盖了婴儿、幼儿、青年和成人各个阶段。之所以有些疾病被统称为纤毛病，是因为近几十年的科学研究发现，它们的发病原因与纤毛——一种细胞器——的结构和功能异常有关。这也展示出生物学基础研究与人类健康的密切关系。然而，对于"纤毛病"一词，别说普通民众，恐怕连不少医护人员都不是很熟悉。因此，亟须一本深入浅出的纤毛病专著，以普及相关的医学、科学知识。

　　绝大多数纤毛病都是隐性遗传的罕见病。隐性遗传病需要患者同时携带两个突变的等位基因，因此在近亲结婚的家庭和封闭式通婚的族群中发病率较高。我们要感谢先人们很早就认识到近亲结婚的弊端，早在商朝就有五代内"近宗不婚"的规定，并在唐代形成相关法律，民间更有共识。不过我国是人口大国，即使按普通（非近亲结婚）人群的发病率计算，隐性遗传的罕见病患者总数也不少。而且，罕见病的一个问题是容易误诊误治。尽管纤毛病至少在目前还是不可完全治愈的，但及时、恰当的医疗措施能够显著提高患者的生活质量，甚至完全改变其人生。因此，一本汇集以往临床治疗纤毛病经验的专著可启发医生及时识别出患者、选择合适的疗法。这对被疾病持续困扰、折磨并无法摆脱"注定命运"的国内患者而言，将是莫大的帮助。

　　纤毛病是终生的，很多症状会进行性恶化并造成如聋、哑、失明、器官衰竭、智力低下、精神异常和早逝等严重后果，患者的家庭会因此背负沉重的精神负担。一本好的纤毛病专著还可帮助家庭成员获得疾病的表现、进展、预后、看护和治疗等方面的知识，以便更科学地照顾、安排患者的生活，甚至主动向专科医院求诊，避免病情延误而造成不可逆的影响。同时，也能提供疾病的遗传学知识，以及有关再生育风险、产前诊断等方面的建议。

　　基础生物学研究不仅能揭示纤毛的结构、功能和发生机制，阐释纤毛病发生、发展的内在机制，还可为产前筛查、分子诊断等提供目的基因，并为发展针对性疗法提供靶标和策略。另一方面，发展纤毛病防、诊、治的新方法和新技术依赖于生物学、医学、药学、物理学、化学和工程学等多学科的交叉与融合。因此，一本好的纤毛病专著也可望吸引更多各行各业的专业人员和有志青年加入相关研究。

　　在我看来，本书就满足了上述需求。我毫不犹豫地应邀帮助审校，正是意识到其作为第一本中文版纤毛病专著的重要性。不过，因为是罕见病，相关专著的更新很缓慢，原著为2014年出版的，我不禁开始担心相关知识是否与目前的研究接轨。而通读全书后，我却被其系统性、专业性和丰富的内容吸引，并确信其为经验丰富的纤毛病专家之作。本书论述了12种纤毛病的由来、流行病学、临床特征、诊断、遗传学、相关纤毛缺陷和生理效应、治疗、遗传咨询等，并专门讨论了新型纤毛病的甄别与发现策略。因此，我定下心来仔细校对、修改，且越做越细致，在近两个月以周末为主的审校时光中获益匪浅并深受震撼。毕竟，我平时研究中接触到的纤毛病"患者"都是斑马鱼和小鼠等模式生物，不像面对人类患者那样能让人切身体会到其疼痛、苦楚，以及因能联想到其不幸的命运而产生悲怜。书中的疾病分型、表型描述、流行病学和临床诊治等内容，是国外很多医疗机构、医生和科研人员数十年临床实践经验和科学研究认识的系统总结，对国内同行具有很高的参考价值。关于纤毛知识的更新等，读者可通过阅读最新的文献获得补充，我也提供了一些说明性的注释（译者也结合自己的临床专业进行了说明）。我相信此书出版后会发挥其价值，不辜负译者的辛苦和用心。这本书包含大量描述症状和疾病名称的医学术语，其中很多没有公认的中文译名，甚至完全缺乏中文译名，翻译实属不易。我在校对时也只能频繁寻求网络和同行的帮助。当然我也必须承认，尽管自己认为已经尽力而为，但毕竟受时间、专业和水平所限，不能保证审校完全无误，在此先致歉，并希望和译者一起得到读者的指正。

通过此书的翻译出版，我们也可以比较国内在纤毛病研究、筛查、诊治等方面的差距和进步。我清楚地记得在 2011 年，国内从事纤毛生物学研究的学者寥寥无几。而在 2015 年便能举办第一届全国纤毛生物学会议，随后又在会议中增加了纤毛病的内容。2023 年举办第四届全国纤毛和纤毛病研讨会时，参会人员已近 200 人。

期待国内医生和研究人员的队伍不断壮大，早日写出一本包含国内纤毛病发病率、不同类型纤毛病分布情况和诊治经验的高质量纤毛病专著。

朱学良 博士

中国科学院分子细胞科学卓越创新中心（生物化学与细胞生物学研究所）研究员

上海科技大学特聘教授

国科大杭州高等研究院兼职教授

2023 年 9 月 10 日

中文版序二

收到由李新华博士组织翻译的这部介绍纤毛病的学术专著的译稿时,我感到非常欣喜。我与李博士结缘是在三年前,学成后回国不久的李博士给我发邮件,询问我们是否能资助他翻译出版这本书。那时他还没有开始这本书的翻译,但我已经被这位有志于从事罕见病科研的青年研究者的热情所感染,并相信他一定会出色地完成这本书的翻译工作。在回信中,我还邀请他参加由蔻德罕见病中心(以下简称蔻德)与四川大学华西医院联合主办的"2020 第九届罕见病高峰论坛",分享全球纤毛病研究进展,由此开启了我们持续三年的交往。

过去的三年,世界发生了翻天覆地的变化,而我也在自己的罕见病事业的第十五年中继续奋斗。在 2022 年,我联合 11 位知名科学家和企业家,共同发起并创立了瑞鸥公益基金会(以下简称瑞鸥)——国内首家专注于罕见病科学研究与转化的创新型公益基金会。瑞鸥的愿景是让罕见病患者人人享有治疗,通过公益的力量,引领科技向善,成为推动罕见病科学研究和转化的创新引擎。本书的出版资助正是来自瑞鸥。

众所周知,受众较窄的学术专著在图书市场上是最没有商业价值的,乏人问津。这一点跟罕见病很像,罕见病药物同样缺少足够的关注。当学术专著遇上罕见病,可以想见,一本聚焦罕见病的学术专著的出版处境有多难。但就像我总挂在嘴边的一句话:"难道因为没有市场,罕见病患者就不值得被治疗了吗?"同样的道理,难道因为缺乏商业价值,学术专著就不值得被出版了吗?瑞鸥的存在,就是要去做这样看似不值得做的事情,因为我们深知其价值所在。我们深知,罕见病研究缺乏足够的关注,罕见病研究者在寻求资助时常常四处碰壁,在寻求合作时往往孤立无援。

于是,我们发起了瑞鸥科学创新联盟,把正在从事罕见病科研的研究机构、医疗机构、转化医学中心、高校和企业聚在一起,搭建了一个罕见病科研领域的交流平台,促进领域内产、学、研、医、患的共同发展。目前,已经有包括李博士在内的近 30 位罕见病研究者加入了该联盟。为这些研究者的课题提供资助、寻找合作者、招募患者、对接公司进行成果转化,是瑞鸥的使命与职责所在。我们愿与所有罕见病研究者一路同行!

回到本书主题。纤毛病指的是一组疾病,由于基因突变编码出有缺陷的蛋白质,导致纤毛的形成或功能异常,进而影响人体各种组织和脏器的正常功能。根据 2017 年发表在 *Nature Reviews* 上的一篇综述,目前已报道的纤毛病的数量为 30 余种,已确定的纤毛病相关基因的数量高达 187 个(还有 241 个候选基因)。对纤毛病和相关蛋白的研究,将有助于我们深入了解纤毛这一对人类健康至关重要的多功能细胞器是如何构建并以不同方式发挥功能的。

作为一名在罕见病领域深耕十多年的公益人,我持续关注着国内纤毛病研究的进展,并推动患者社群组织的赋能工作。自 2015 年以来,全国纤毛和纤毛病研讨会已经举办了四届，与会科学家和临床医生的数量不断攀升，其中不少研究者与蔻德和瑞鸥都建立了良好的合作关系。在患者组织方面，我们陆续支持了朱伯特综合征（Joubert syndrome）和阿尔斯特雷姆综合征（Alström syndrome）患者社群的工作，帮助他们彼此支持，并予以赋能培训。在最新发布的《第二批罕见病目录》中也纳入了两种纤毛病：巴尔得-别德尔综合征（Bardet-Biedl syndrome）和莱伯先天性黑蒙（Leber congenital amaurosis）（部分分型属于纤毛病）。

由此可见，我国的纤毛病患者已经得到了一定程度的关注，相应的研究和诊疗也在不断进步。我相信，本书中文版的出版将进一步推动我国纤毛病的研究和诊疗，正如本书主编 Thomas D. Kenny 教授所言，这样一本体例清晰、条分缕析的纤毛病参考书，不仅有助于降低纤毛病的误诊率，还可能带来更多未报道的纤毛病的发现。我诚挚地向所有有志于纤毛病研究和诊疗的医生，以及想更多了解自己所患疾病的患者推荐这本书。

最后，再次感谢并祝贺李新华博士与各位专家历时三年，利用繁忙工作之余有限的空闲时间翻译了这本专著。我的同事喻柏雅、和星星为本书的资助出版做了很多细致的工作，在此也向他们表示感谢。

黄如方

瑞鸥公益基金会联合创始人、秘书长

蔻德罕见病中心创始人、主任

2023 年 11 月 17 日

中文版前言

纤毛病指纤毛结构或功能异常引起的疾病，或者致病基因编码的产物位于纤毛或相关复合物和信号通路中而引起的疾病。近年来，人们发现糖尿病、肿瘤等疾病均伴随着纤毛的异常。因此，广义上的纤毛病不仅包括基因突变导致的遗传性疾病，还包括糖尿病、肿瘤、骨性关节炎和脊柱侧凸等伴有纤毛异常的疾病。此书主要阐述狭义上的纤毛病。

人体内几乎所有组织、器官均有纤毛，因此狭义上的纤毛病中纤毛功能障碍几乎可以影响人体所有组织和器官，从而导致从单个器官到全身多个系统受累的各种临床综合征。目前，已经被证实的纤毛病有 34 种，至少可由 247 个致病基因导致。据统计，纤毛病在人群中的发病率大约为 1/100 000，在巴基斯坦、阿拉伯国家甚至更高。尚未见国内纤毛病的流行病学数据报道。

我于 2017—2020 年在美国宾夕法尼亚大学杨淑英教授实验室从事纤毛病的研究，在研究过程中对纤毛和纤毛病产生了极大的兴趣。本书是我在杨教授实验室学习时便开始关注的。一看到此书，便深深地被书中内容吸引。经查阅发现，国内至今没有一本详细介绍纤毛或纤毛病的专著，于是有了将此书翻译成中文的念头。最初也因其出版时间较早而犹豫，但读完此书后便被其内容深深打动。后来，联系原著作者和出版社后被告知近期无再版计划，这才下定决心翻译此书。另外，值得一提的是，此书在国外属于畅销书系列，这既出乎意料又在情理之中。出乎意料的是，一本介绍一类罕见病的专著竟然能畅销；情理之中是因为此书质量很高，非常系统和专业地介绍了 12 种纤毛病并告诉人们如何识别纤毛病。在翻译过程中，我的收获很大，甚至每校对一次都会觉得视野得到一次开拓。

在杨教授的大力支持下，我在留学结束回国的航班上便开始计划本书的翻译工作。翻译此书的目的主要有以下几方面。

第一，纤毛病发病率低，属于罕见病，但中国人口基数大，因此较其他国家具有更多的纤毛病患者。此书的出版可以帮助国内的临床医生更好地识别、诊断和治疗纤毛病，填补我国此领域书籍的空白。

第二，纤毛病病情严重，患者的生活质量常很低，大部分患者很早死亡，几乎没有治疗方法。目前纤毛病的发病机制和药物开发的研究成果主要来自西方国家。希望本书能帮助国内科学家更好地了解纤毛的生物学功能，激发国内学者研究纤毛的兴趣，提高我国在此研究领域中的竞争力。

第三，纤毛病某些共同的临床表现在一般人群中也会出现。例如，纤毛病常合并的肾囊性变、视网膜变性和并指畸形，在人群中发生率分别约为 1/500、1/3 000 和 1/500。纤毛病中巴尔得-别德尔综合征常合并的肥胖症、2 型糖尿病、高血压和心血管疾病，在人群中也很常见。本书也能促使国内学者从纤毛的角度对上述疾病进行研究，或许能为这些常见疾病发病机制的研究提供新角度，以及为药物开发提供新靶点。

本书的翻译和出版工作前后历经 3 年余,大部分是译者在繁忙的临床和科研工作后利用自己的休息时间完成的。由于这本书是国内第一本介绍纤毛病的专著,包含大量描述疾病表现和疾病名称的医学专业词汇,其中很多没有对应的中文名称,虽然我们尽了最大的努力保证翻译的准确性,但翻译的过程中难免有疏漏和错误,恳请同道们批评指正。

本书的出版是许多人共同努力的结果,特别感谢中国科学院分子细胞科学卓越创新中心的朱学良教授对书稿进行了严谨的校审,为确保本书翻译的精确性,他提出了很多建设性的意见。感谢我的导师杨淑英教授对本书翻译提供的宝贵建议及为本书顺利出版所做的努力。感谢瑞鸥公益基金会黄如方先生对本书出版的大力支持。

愿本书的出版能鼓舞国内同道,共同提高国内纤毛病患者的治疗和生活质量,并期待可为国内纤毛、纤毛病及纤毛相关疾病的研究提供一定的帮助。

李新华 博士

上海交通大学医学院附属第一人民医院

2023 年 9 月 15 日

英文版前言

直到最近,本书中介绍的疾病才被认为是由多种罕见、严重且临床表现复杂的疾病组成的纤毛病综合征。一直以来,人们发现纤毛病既有各自独特的临床特点,又有共同的病理因素。显然,纤毛远不是过去认为的退化的细胞器,但至今我们对其的理解仍然很浅显。

我有幸担任过英国国家医疗服务体系(NHS)的三种纤毛病(阿尔斯特雷姆综合征、原发性纤毛运动障碍和巴尔得-别德尔综合征)的医疗顾问,对这些疾病有深刻的理解。它们少见、临床表现复杂且严重。虽然它们无法被治愈,甚至没有特定的疗法,但其治疗也不至于完全无望。只要处理得当,多学科的综合诊治可使患者受益[1],并推动对这些疾病的认识。

在我了解其中一种纤毛病的特点[2]并将这些知识用于对其他纤毛病的诊治时,也开始关注引起各种纤毛病共同的临床表现背后的生物学基础。

由于纤毛病非常罕见,不少患者在普通医院并未得到妥善对待。或许许多临床医生在整个职业生涯中都未遇到过纤毛病患者,我本人做全科医生时也从未遇到一个纤毛病患者,而现在回想起来,即便当初真的遇见了,自己也未必能诊断出来。纤毛病患者及其相关机构也一直希望能有本参考书,以便向他们的医生们引证。患者抱怨他们的疾病常需要花费很长时间才能得到诊断,而且除少数专科医生外,很多医生几乎都没听说过这些疾病或者没能提供行之有效的简便方法来帮助他们尽可能保持在较好的状态。

本书就是为此而编撰的,并期盼达到以下三个目的:第一,帮助任何一个阅读此书的人理解并照顾患有特定纤毛病的患者;第二,激发人们对纤毛病内在生物学过程的研究兴趣,并为鉴别纤毛病患者提供指导,以免其被误诊;第三,由于纤毛广泛存在于人体细胞,可能尚有未被发现的纤毛病存在。也许,仅仅只是也许,当它落入某个聪明、有好奇心的医生手里时,这本书会成为认识一种新的纤毛病的"催化剂"。

Thomas D. Kenny

参考文献

[1] Kenny, T.D., Jessop, E.G. & Gutteridge, W.H. 2008. Monitoring clinical quality in rare disease services—experience in England. *Orphanet J Rare Dis* 3, 23.

[2] Paisey, R., Barrett, T., Carey, C., Hiwot, T., Cramb, R., Bower, L., et al. 2011. Rare disorders presenting in the diabetic clinic: an example using audit of the NSCT adult Alström clinics. *Practical Diabetes* 28, 340-343.

术语缩略词英汉对照表

缩略词	英 文 全 称	中 文 全 称
AAV	adeno-associated virus	腺相关病毒
ACE	angiotensin converting enzyme	血管紧张素转化酶
ACLS	acrocallosal syndrome	肢端-胼胝体综合征
ADPKD	autosomal dominant polycystic kidney disease	常染色体显性遗传性多囊性肾病
AFP	α-fetoprotein	甲胎蛋白
ALT	alanine aminotransferase	丙氨酸氨基转移酶
ARPKD	autosomal recessive polycystic kidney disease	常染色体隐性遗传性多囊性肾病
AST	aspartate transaminase	天冬氨酸转氨酶
ATD	asphyxating thoracic dystrophy	窒息性胸廓发育不良
BOR	branchio-oto-renal（syndrome）	腮-耳-肾症候群
BUN	blood urea nitrogen	血尿素氮
CBF	ciliary beat frequency	纤毛摆动频率
CBS	cystathionine beta synthase	半胱氨酸 β 合成酶
CD	cone dystrophy	视锥细胞营养不良
CED	cranial-ectodermal dysplasia	颅外胚层发育不良
CEP	centrosomal protein	中心体蛋白
CF	cystic fibrosis	囊性纤维化
CFTR	cystic fibrosis transmembrane conductance regulator	囊性纤维化跨膜电导调节剂
CGH	comparative genomic hybridisation	比较基因组杂交
CHF	congenital hepatic fibrosis	先天性肝纤维化
CKD	chronic kidney disease	慢性肾病
CLKT	combined liver and kidney transplantation	肝肾联合移植
CNS	central nervous system	中枢神经系统
COACH	cerebellar vermis hypo -/aplasia, oligophrenia, congenital ataxia, ocular coloboma, and hepatic fibrosis(syndrome)	小脑蚓发育不良/发育不全,智力低下,先天性共济失调,眼结肠瘤,肝纤维化(综合征)
CORS	cerebellar-ocular-renal（syndrome）	小脑-眼-肾(综合征)
CPAP	continuous positive airway pressure	持续气道正压通气
CRD	cone-rod dystrophy	视锥-视杆细胞营养不良

缩略词	英　文　全　称	中　文　全　称
CRISP	Consortium for Radiologic Imaging Study of PKD	多囊性肾病放射学影像研究协会
CSF	cerebrospinal fluid	脑脊液
CT	computed tomography	计算机断层扫描
DKA	Dekaban-Arima（syndrome）	德卡班-阿里马（综合征）
DPM	ductal plate malformation	导管板畸形
DRC	dynein regulatory complex	动力蛋白调节复合体
ECG	electrocardiogram	心电图
EGF	epidermal growth factor	表皮生长因子
eGFR	estimated GFR	估计肾小球滤过率
EM	electron microscopy	电子显微镜
ERG	electro-retinogram	视网膜电图
ESRF	end-stage renal failure	终末期肾衰竭
EVC	Ellis-van Creveld（syndrome）	埃利伟综合征
GCKD	glomerulocystic kidney disease	肾小球囊肿病
GCPS	Grieg cephalopolysyndactyly syndrome	格里格头-多/并指综合征
GFR	glomerular filtration rate	肾小球滤过率
GGT	gamma glutamyl transpeptidase（or γ-glutamyl transpeptidase）	γ-谷氨酰转移酶
GI	gastrointestinal	胃肠的
HALT	Halt Progression of Polycystic Kidney Disease（a study group）	阻止多囊性肾病进展（一个研究组）
HDL	high-density lipoprotein	高密度脂蛋白
Hh	hedgehog	刺猬（信号通路）
HLS	hydrolethalus syndrome	脑积水综合征
ICA	intracerebral aneurysm, or intracranial aneurysm	脑内动脉瘤或颅内动脉瘤
IFT	intraflagellar transport	鞭毛内运输/纤毛内运输
IPT	immunoglobulin-like, plexin, transcription factor	免疫球蛋白样蛋白,丛蛋白,转录因子
JATD	Jeune asphyxating thoracic dystrophy	热纳窒息性胸廓发育不良综合征
JBTS	Joubert-Bolthauser syndrome	朱伯特-布尔豪瑟综合征/朱伯特综合征
JS	Joubert syndrome	朱伯特综合征
JSRD	Joubert syndrome-related disorders	朱伯特综合征相关疾病
LCA	Leber congenital amaurosis	莱伯先天性黑矇
MET	mechanotransduction	力传导

续 表

缩略词	英　文　全　称	中　文　全　称
MKS	Meckel-Gruber syndrome	梅克尔-格鲁伯综合征
MOPD Ⅰ	microcephalic osteodysplastic primordial dwarfism type Ⅰ	小头型成骨异常原始侏儒症Ⅰ型
MORM	mental retardation，obesity，congenital retinal dystrophy and micropenis in males（syndrome）	男性智力低下、肥胖、先天性视网膜营养不良和小阴茎（综合征）
MRI	magnetic resonance imaging	磁共振成像
MSS	Mainzer-Saldino syndrome	迈因策尔-萨尔迪诺综合征
mTOR	mammalian target of rapamycin	雷帕霉素靶蛋白
MTS	molar tooth sign	磨牙征
NAD	nicotinamide adenine dinucleotide	烟酰胺腺嘌呤二核苷酸
NGS	next generation sequencing	二代测序
NPHP	nephronophthisis	肾消耗病
NRDT	Danish National Registry on Regular Dialysis and Transplantation	丹麦国家定期透析和移植登记处
OFD	oral-facial-digital syndrome	口-面-指综合征
OMA	oculomotor apraxia	动眼失用症
OMIM	Online Mendelian Inheritance in Man database （www.OMIM.org）	在线人孟德尔遗传数据库（www.OMIM.org）
ORF	open reading frame	开放阅读框
PbH1	parallel beta-helix 1	平行 β 螺旋 1
PCP	planar cell polarity	平面细胞极性
PHS	Pallister-Hall syndrome	帕利斯特-哈勒综合征
PKD	polycystic kidney disease	多囊性肾病
PLD	polycystic liver disease	多囊性肝病
PML	premyelocytic leukaemia（gene product）	早幼粒细胞白血病（基因产物）
RAAS	renin-angiotensin-aldosterone system	肾素-血管紧张素-醛固酮系统
RID	RPGR interacting domain	RPGR 相互作用域
RPE	retinal pigment epithelium	视网膜色素上皮
RPGR	RP GTPase regulator	RP GTP 酶调节剂
RPGRIP1	RP GTPase regulator interacting protein 1	RP GTP 酶调控相互作用蛋白
RRT	renal replacement therapy	肾替代疗法
Shh	sonic hedgehog	音猬因子（信号通路）
SLO	Smith-Lemli-Opitz syndrome	史-莱-奥综合征

续 表

缩略词	英 文 全 称	中 文 全 称
SLS	Senior-Løken syndrome	西尼尔-洛肯综合征
TCTN	tectonic	构造家族蛋白
TEM	transmission electron microscopy	透射电子显微镜
TIPS	trans-jugular intrahepatic stent	经颈静脉肝内支架
TKV	total kidney volume	肾脏总体积
TMEM	transmembrane	跨膜蛋白
TRP	transient receptor potential	瞬时受体电位
TSC	tuberous sclerosis	结节性硬化症
TSH	thyroid stimulating hormone	促甲状腺激素
V_2R	vasopressin V_2 receptor	抗利尿激素 V_2 受体
VHL	von Hippel-Lindau (disease)	希佩尔-林道(病)
VLDL	very low density lipoprotein	极低密度脂蛋白

基因列表

本表列出了引起纤毛病或者纤毛相关疾病的一些致病基因。其他没有提及的基因均在各章节内列出。

基因名称	引起的疾病	负责编码的蛋白	在纤毛中的功能
AHI1	朱伯特综合征	包含 7 个 WD 重复的 Jouberin	构造样复合物的组成部分。定位于纤毛的过渡区
AIPL1	莱伯先天性黑矇	包含 3 个 TPR	可能在蛋白的转运和（或）蛋白的折叠、稳定方面具有重要作用
ARL6 （BBS3）	巴尔得-别德尔综合征	Ras 超家族，小 GTP 酶	位于线虫的纤毛中，参与 IFT 运输；在哺乳动物细胞系中位于基体和纤毛门；属于 BBS 复合物家族
ARL13B	朱伯特综合征	Ras 超家族，小 GTP 酶	在人和小鼠组织中，位于纤毛轴丝
ATXN10	肾消耗病		与 NPHP5 相互作用
BBS4	巴尔得-别德尔综合征	包含 10 个 TPR 重复序列	将货物靶向中心粒周围物质，属于 BBS 复合物
BBS5	巴尔得-别德尔综合征	不清楚	位于线虫和哺乳动物的纤毛中；敲除该基因导致衣藻的鞭毛缺失；属于 BBS 复合物
BBS7	巴尔得-别德尔综合征	6 叶 β 螺旋桨结构，序列与 BBS1 和 BBS2 相似	属于 BBS 复合物
BBS10	巴尔得-别德尔综合征	Ⅱ型伴侣蛋白	可能属于分子伴侣蛋白。BBS/CCT 复合物的一部分，可能参与 BBS 复合物装配
BBS12	巴尔得-别德尔综合征	Ⅱ型伴侣蛋白	—
CCD2A	朱伯特综合征	卷曲螺旋，含 C2 结构域	标记/过表达的蛋白位于哺乳动物细胞系纤毛的基体；成纤维细胞中发现其突变引起纤毛缺失
CCD2A	智力低下；视网膜色素变性	卷曲螺旋，含 C2 结构域	标记/过表达的蛋白位于哺乳动物细胞系纤毛的基体；患者成纤维细胞中发现其突变能引起纤毛缺失
C2ORF71	视网膜色素上皮变性	不清楚/富含脯氨酸的结构域	标记/过表达的蛋白位于哺乳动物细胞系的中心粒周围物质和纤毛轴丝；在 BBS4 -/- 小鼠视网膜细胞中表达下调
CEP290	朱伯特综合征及相关疾病	不清楚	标记/过表达的蛋白位于哺乳动物细胞系中心体和纤毛的基底部
CEP290	莱伯先天性黑矇	不清楚	标记/过表达的蛋白位于哺乳动物细胞系中心体和纤毛的基底部

续　表

基因名称	引起的疾病	负责编码的蛋白	在纤毛中的功能
CEP290	梅克尔-格鲁伯综合征	不清楚	标记/过表达的蛋白位于哺乳动物细胞系中心体和纤毛的基底部
CRB1	莱伯先天性黑矇	属于 Crumbs 蛋白家族	在视网膜光感受器形态发生中发挥作用。或许可维持细胞极性和黏附性
CRX	莱伯先天性黑矇	包含 1 个同源 DNA 结合域	维持哺乳动物光感受器的重要蛋白
DYNC2H1	热纳综合征	动力蛋白重链	Dyn2hc1 -/- 小鼠胚胎成纤维细胞（MEF）纤毛顶部肿胀；病人软骨细胞纤毛形态异常
DYNC2H1	短肋多指畸形（Ⅲ型）	动力蛋白重链	Dyn2hc1 -/- 小鼠胚胎成纤维细胞纤毛顶部肿胀；病人软骨细胞纤毛形态异常
DNAI 1	原发性纤毛运动障碍	中间链动力蛋白，属于动力蛋白大家族	在轴丝中，负责滑动运动的动力产生蛋白
DNAI 2	原发性纤毛运动障碍	动力蛋白中间链家族，是呼吸纤毛和精子鞭毛的动力蛋白复合体的一部分	在轴丝中，负责滑动运动的动力产生蛋白
DNAH5	原发性纤毛运动障碍	轴丝重链动力蛋白	具有 ATP 蛋白激酶活性的动力产生蛋白
DNAH11	原发性纤毛运动障碍	动力蛋白重链家族成员	在轴丝中，负责滑动运动的动力产生蛋白
EVC	埃利伟综合征	不清楚；包含亮氨酸拉链，具有核定位信号和假定的跨膜结构域	内源性 EVC 定位于小鼠软骨细胞基体
EVC2	埃利伟综合征	不清楚	—
EVC2	韦耶肢端-口腔发育障碍	不清楚	—
GLIS2	肾消耗病	Kruppel 样锌指结构转录因子	内源性 Glis2 定位于犬肾（MDCK）细胞的纤毛轴丝
GUC2YD	莱伯先天性黑矇	—	—
HYLS1	致死性胎儿畸形综合征	不清楚/带有核定位信号的假定转录因子	只见于具有中心粒的生物中，定位于蠕虫和青蛙的中心粒；对线虫神经元纤毛和非洲爪蟾黏液纤毛上皮的纤毛形成至关重要
IFT80	窒息性胸廓发育不良综合征（又叫热纳综合征）	鞭毛内转运蛋白	内源性 IFT80 定位于 ATDC5 细胞的基体和纤毛轴丝；对于嗜热四膜虫的正常纤毛形成是必需的
IFT122	森森布伦纳移民综合征	鞭毛内转运蛋白	在患者的成纤维细胞及 IFT22 基因突变的斑马鱼中纤毛长度显著变短
IFT43	森森布伦纳移民综合征	鞭毛内转运蛋白	IFT88 和 IFT57 在患者成纤维细胞纤毛的顶端聚集

续　表

基因名称	引起的疾病	负责编码的蛋白	在纤毛中的功能
INPP5E	MORM 综合征（智力低下，躯干肥胖，视网膜营养不良，小阴茎）	肌醇磷酸酯酶	*INPP5E*-/-小鼠的囊性肾上皮细胞纤毛数量减少、长度缩短；当 *INPP5E*-/-小鼠胚胎成纤维细胞酪氨酸激酶受体信号被激活时纤毛数量减少；内源性 INPP5E 定位于小鼠胚胎成纤维细胞的纤毛轴丝
INPP5E	朱伯特综合征	肌醇磷酸酯酶	*INPP5E*-/-小鼠的囊性肾上皮细胞纤毛数量减少、长度缩短；当 *INPP5E*-/-小鼠胚胎成纤维细胞酪氨酸激酶受体信号被激活时，纤毛数量减少；内源性 INPP5E 定位于小鼠胚胎成纤维细胞的纤毛轴丝
INPP5E	小脑-眼-肾综合征	肌醇磷酸酯酶	*INPP5E*-/-小鼠的囊性肾上皮细胞纤毛数量减少、长度缩短；当 *INPP5E*-/-小鼠胚胎成纤维细胞酪氨酸激酶受体信号被激活时，纤毛数量减少；内源性 INPP5E 定位于小鼠胚胎成纤维细胞的纤毛轴丝
INVS	Ⅱ型肾消耗病	含有多个锚蛋白结构域和 2 个 IQ 钙调蛋白结合结构域	内源性 INVS 在 MDCK 细胞的纤毛轴丝内呈点状分布
KIF7	肢端-胼胝体综合征	驱动蛋白分子	KIF7 在 Shh 缺失时定位于纤毛基底部，在 Shh 存在时定位于纤毛顶端；在患者的成纤维细胞中的纤毛更长
KIF7	致死性胎儿畸形综合征	驱动蛋白分子	KIF7 在 Shh 缺失时定位于纤毛基底部，在 Shh 存在时定位于纤毛顶端；在患者的成纤维细胞中的纤毛更长
KTU	原发性纤毛运动障碍	高度保守的细胞质蛋白	轴丝动力蛋白在细胞质完成组装所需
LCA5 / CORF152	莱伯先天性黑矇	Lebercilin 蛋白；没有特点；卷曲螺旋结构域卷曲螺旋结构域	内源性 lebercilin 定位于 IMCD3 细胞和视网膜色素上皮细胞的纤毛轴丝
LRAT	莱伯先天性黑矇	磷脂酰胆碱-视黄醇 O 酰基转移酶	将酰基从磷脂酰胆碱的 sn-1 位置转移到全反式视黄醇，生成全反式视黄醇酯。在视觉中起着关键作用
LRRC50 / DNAAF1	原发性纤毛运动障碍	富含亮氨酸的重复结构域	纤毛特异表达，对纤毛结构稳定具有重要作用
MKKS	McKusick-Kaufmann/巴尔得-别德尔综合征（BBS6）	与伴侣蛋白家族其他成员的序列相似	作为 BBS/CCT 复合体的一部分，在 BBS 复合体的装配中具有重要作用
NEK1	短肋多指综合征（Ⅱ型）	激酶结构域，核定位和输出信号，卷曲螺旋结构域	内源性 NEK1 定位于纤毛基体，并且 NEK1 是纤毛形成所必需的
NEK8	肾消耗病	Rcc1 结构域；与神经细胞有丝分裂有关	GFP-NEK8 定位于中心体和纤毛；*NEK8* 基因突变小鼠(jck 小鼠)的纤毛更长

基因名称	引起的疾病	负责编码的蛋白	在纤毛中的功能
NPHP1	朱伯特综合征	属于 nephrocystin-1 蛋白家族，包含 1 个 SH3 结构域	可能在上皮细胞极性的决定中起作用
NPHP4	肾消耗病	不清楚	与 NPHP1 和 RPGRIP1L/NPHP8 共同参与肾细胞的顶端连接的形成
NPHP5（*IQCB5*）	Senior-Løken 综合征	IQ 结构域蛋白	内源性 NPHP5 定位于纤毛轴丝
NPHP6（*CEP290*）	朱伯特综合征	13 个卷曲螺旋结构域，SMC 蛋白（染色体结构维持），核定位信号，6 个 KID 基序，与原肌球蛋白同源，ATP/GTP 结合模体（P 环）	内源性 CEP290 定位于中心体
RDH12	莱伯先天性黑矇	属于短链脱氢酶/还原酶（SDR）家族	可能是在视锥细胞视觉色素再生过程中，由 11-顺式视黄醇形成 11-顺式视黄醛时的关键酶
RPE65	莱伯先天性黑矇	属于类胡萝卜素加氧酶家族	在 11-顺式视黄醛的产生和视觉色素再生中起重要作用
RPGRIP1	莱伯先天性黑矇	属于 RPGRIP1 家族。包含 1 个 C2 结构域	对 RPGR 功能至关重要，也是正常视盘形态形成所必需的
RPGRIP1L	小脑-眼-肾综合征	3 个 N 端卷曲结构域，C 端 RPGR 相互作用域，2 个中心的 C2 模体	—
RPGRIP1L	梅克尔-格鲁伯综合征	3 个 N 端卷曲结构域，C 端 RPGR 相互作用域，2 个中心的 C2 模体	—
RSPH9	原发性纤毛运动障碍	属于鞭毛辐射轴 RSP9 蛋白家族	轴丝辐射轴头部组成部分
RSPH4A	原发性纤毛运动障碍	属于鞭毛辐射轴 RSP4/6 蛋白家族	轴丝辐射轴头部组成部分
SDCCAG8	Senior-Løken 综合征	N 端球状结构域，核定位信号，8 个卷曲螺旋结构域	内源性 SDCCAG8 定位于中心体附近，位于中心体附件结构中
SDCCAG8	巴尔得-别德尔综合征	N 端球状结构域，核定位信号，8 个卷曲螺旋结构域	内源性 SDCCAG8 定位于中心体附近，位于中心体附件结构中
TCTN2	朱伯特综合征	属于构造蛋白家族	*TCTN2-/-* 小鼠胚胎中成纤维细胞和神经管细胞纤毛发育异常；与 MKS1 蛋白相互作用
TMEM67	梅克尔-格鲁伯综合征（MKS3），朱伯特综合征 6，肾消耗病 11	跨膜蛋白（预测）	某些组织特异性纤毛形成所需的构造样蛋白复合物的一部分，可以调节纤毛膜的组成

基因名称	引起的疾病	负责编码的蛋白	在纤毛中的功能
TMEM216	朱伯特综合征相关的综合征	跨膜蛋白(预测)	内源性 TMEM216 存在于/邻近基体/纤毛基体;敲除 *TMEM216* 基因导致纤毛减少和中心体顶端锚定失败
TMEM216	梅克尔-格鲁伯综合征	跨膜蛋白(预测)	内源性 TMEM216 存在于/邻近基体/纤毛基体;敲除 *TMEM216* 基因导致纤毛减少和中心体顶端锚定失败
TTC21B	肾消耗病	鞭毛内转运蛋白 139	*TTC21B-/-*小鼠的胚节纤毛异常;*TTC21B* 基因敲除的 IMCD3 细胞逆行 IFT 受损,纤毛变短
TULP1	莱伯先天性黑矇	属于 TUB 蛋白家族	正常的光感受器功能和感光细胞的长期生存均需要。与细胞骨架蛋白相互作用,可能在感光细胞的蛋白质运输中起作用
WDR35	森森布伦纳移民综合征	又称 IFT121 基因;包含 5 个 WD 重复	IFT 复合物 A(IFT-A)的组成部分,为逆行纤毛转运所需。对纤毛形成至关重要

目 录

纤毛病的诊断

Towards the diagnosis of a ciliopathy

Philip L. Beales，Thomas D. Kenny

纤毛的结构和功能

动纤毛（motile cilia）和鞭毛（flagella）（它们的结构相似）对细胞的运动及推动细胞表面的液体定向流动均有重要作用。例如，呼吸道、输卵管、附睾和大脑室管膜的上皮细胞表面成簇分布的动纤毛能协调、一致且有规律地摆动，最终在组织表面产生波浪状运动。广泛存在的静纤毛又叫初级纤毛（primary cilium），是细胞表面的单个突起状结构。过去人们认为初级纤毛是动纤毛退化之后形成的无功能残留物。随着研究的深入，后来人们意识到，不管是发育阶段还是成年阶段，许多组织中，初级纤毛发挥着把细胞外界信号传导到细胞内（作为重要感受器）的作用[1]。最近，研究发现初级纤毛是介导音猬因子（Sonic Hedgehog，Shh）、血小板源性生长因子（platelet derived growth factor，PDGF）、经典与非经典 Wnt［例如，Wnt-平面细胞极性（Wnt-PCP）和 Wnt-钙离子（Wnt-Ca^{2+}）］信号通路传导的中心结构[2]。

除了高等植物和真菌，大部分真核生物均具有纤毛。在脊椎动物中，纤毛在每个组织、器官均有分布；但是在很少的无脊椎动物中①，纤毛只存在于感觉神经元中，以感受外界环境中的化学刺激甚至机械振动等变化。

了解初级纤毛的结构和功能对弄清初级纤毛在疾病发生中的作用具有重要意义。动纤毛是细而长的细胞突起，长度可达 20 μm，常成簇集中于细胞表面，通过波浪般的协调摆动帮助呼吸道上皮清除痰液、驱使精子在雌性输卵管内移动，促进脑脊液在脑室和脊髓中的循环。动纤毛轴丝的横断面呈现由周围 9 组二联体微管围绕一对中央微管排列组成的"9+2"结构。外周二联体微管与中央微管对②通过辐射轴（radial spokes）相连，这些轮辐状结构可使外围微管比中心微管弯曲，从而能产生使纤毛弯曲时必要的剪切力。动力蛋白臂则驱动了纤毛的运动（图 1.1③）。

初级纤毛通常没有中央微管对，从而形成"9+0"的排列结构且通常不能运动，但位于脊椎动物胚节细胞上的初级纤毛是例外。相对于动纤毛来说，初级纤毛是存在于细胞表面的单个附属物。随着研究的深入，人们发现曾经被当作退化的细胞器的初级纤毛具有复杂且多样的功能[3]。

---

① 如线虫。——审校者注
② 原文为 inner doublets，中央微管是单体，并非二联体。——审校者注
③ 此图有数处错误。过渡区应该位于纤毛中而非胞体中，基体应该接在过渡区的下方而非侧面，在侧面的应是子中心粒。二联体微管不应称为"microtubule pair"。——审校者注

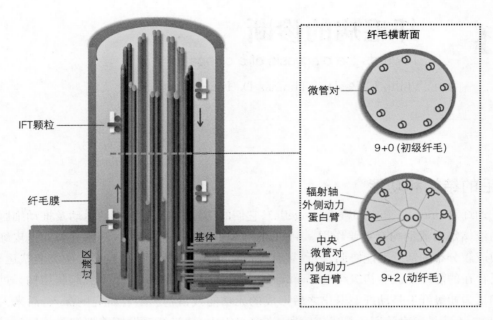

图 1.1 纤毛超微结构示意图。纤毛轴丝由 9 对外侧微管对围绕 1 对中央微管对(初级纤毛没有中央微管对)组成。动纤毛的动力蛋白臂能够通过轮辐与微管连接。图片由 Miriam Schmidts 博士提供

在纤毛的基底部垂直于细胞膜的圆柱状结构叫做基体,其可使纤毛锚定在细胞质中。基体也是纤毛延伸出细胞外的成核点(nucleation point)。从基体延伸出的微管束朝向过渡区生长,随后长出纤毛。

鞭毛内运输

因为纤毛内部缺乏自主生产蛋白质的细胞器,所以所有参与纤毛形成或功能发挥的蛋白质均需从细胞质中运输而来。在纤毛内存在着一套负责把蛋白质从纤毛底端运输到顶端(顺向转运)和从纤毛顶端运输到底端(反向转运)的保守的转运系统,称为鞭毛内运输(intraflagellar transport,IFT)系统。顺向转运过程涉及将纤毛所需要的货物蛋白装载至 IFT 颗粒上,IFT 颗粒又与驱动蛋白复合物(kinesin motor protein complex)相结合[4]。反向转运过程则通过动力蛋白-动力蛋白激活蛋白复合体(dynein-dynactin motor complex)④[4]。其货物的装载过程受到基体和过渡区的调节。

纤毛的功能失调可以导致疾病

原发性纤毛运动障碍(包括卡塔格内综合征)是指由纤毛轴丝结构(辐射轴或动力蛋白臂)缺损造成纤毛运动功能障碍引起的以支气管扩张、不育和偶发性内脏转位为临床特点的纤毛病。随着研究的深入,纤毛病已经涵盖了更多的综合征(原发性纤毛病)。目前,

---

④ 现在知道 IFT 动力蛋白(cytoplasmic dynein 2)并不需要动力蛋白激活蛋白复合物,在细胞质中行使功能的 cytoplasmic dynein 1 才需要。——译者注

纤毛病泛指纤毛结构或功能异常引起的疾病，或者因致病基因编码的产物位于纤毛或者相关复合物和信号通路中而引起的疾病。事实上，多数纤毛病相关蛋白质并没有表达在纤毛上，而是位于纤毛的基底部，如纤毛基体、过渡区或者中心体。越来越多的证据表明，它们可能在细胞质中发挥另外的作用，或许可通过引起纤毛传导的信号通路的异常而导致产生与其他纤毛病共同的临床表现。将这些综合征统统归于纤毛功能障碍未必很严谨，但在具体发病机理被阐明之前也只好暂且如此。

目前，研究最为深入的 IFT 缺陷小鼠模型是 Oak Ridge 多囊性肾病的小鼠[5]。构建这种小鼠模型的初衷是为了研究人类 ARPKD。Oak Ridge 多囊性肾病的小鼠模型是通过在纤毛转运蛋白 88 基因（*IFT88* 基因）的内含子区域插入一个转基因从而产生一个亚效等位基因（hypomorphic allele）（*Tg737* 基因）而破坏 IFT88 蛋白的表达来构建的。突变小鼠的表型包括毛发蓬乱、多指（趾）、肝脏和胰腺导管囊肿、视力减弱、骨骼发育缺陷、小脑发育不良、脑水肿、生长发育迟缓和迟发型肥胖[5]。该小鼠模型是首个把多囊性肾病和纤毛功能缺陷联系在一起的哺乳动物模型。

纤毛病分类

许多纤毛病长期以来一直被当作一些毫不相干的临床综合征，但直到最近几年，人们才根据相似的临床表现和病理生理类型，把这些复杂而罕见的疾病归为同一类疾病[6,7]。由于多种因子可通过相互作用共同决定表型，它们的相互作用可能会对不同组织的纤毛功能产生不同的影响，而当时对导致这些疾病临床表现背后的生物学认识仍然不充分，因此其精确分类有待完善。与这种观点相呼应的是，人们发现即使相同的基因突变也可以导致非常不同的临床症状[8-12]。

因此，基于表型、基因型，尤其是生理学对纤毛病进行严谨的分类和诊断是件具有挑战性的工作，但对精确的预后判断、疾病咨询、产前筛查和临床管理却意义非凡。

在本书中，我们对纤毛病的分类主要依据受累纤毛的类型（动纤毛或者初级纤毛）或者患者临床症状的相似性（如有无骨骼畸形与肥胖等）。近年来，研究不断深入，许多新的纤毛病陆续被人们发现。尽管纤毛病的临床表现复杂且多样，但其仍具有一些共同的临床表现，这些共同的临床表现可以单独出现或者合并其他组织器官的畸形。人们可以根据纤毛病的这些共同临床特点找出那些尚未被发现的纤毛功能障碍性疾病[6,7]（表 1.1）。Bake 和 Beales 根据已知纤毛病具有的视网膜色素变性、肾脏囊肿、多指（趾）畸形、内脏转位和大脑异常等 9 个核心特点，通过伦敦畸形数据库（London Dysmorphology Database）和人类孟德尔遗传数据库（Online Mendelian Inheritance in Man，来自美国国立医学图书馆）曾尝试着预测更多的纤毛病。他们根据既定的筛选策略，最终筛选出 127 种疑似纤毛病的疾病（这127 种疾病至少具备 2 个以上核心特征）。根据已知的临床特点和基因/蛋白质功能，又将这 127 种疾病分为已被证实的纤毛病（*n*＝14）、高度疑似的纤毛病（*n*＝16）、可能的纤毛病（*n*＝72）和可能性低的纤毛病（*n*＝25）[7]。这一囊括所有表型重叠的症状的清单在设计上是必要的，尽管并非所有症状都会是因纤毛的结构/功能直接破坏或纤毛信号传导功能间接破坏而引起的。然而，后来的研究发现，许多（即使不是大多数）与这些疾病的病因学有关联的基因的确编码假定具有纤毛功能或与纤毛功能的上下游相互作用的蛋白质。

表 1.1 纤毛病临床特征的共同点

疾　病	巴尔得-别德尔综合征	口-面-指综合征 I 型	梅克尔-格鲁伯综合征	朱伯特综合征	热纳综合征
视网膜色素变性	√		√	√	√
囊性肾病	√	√	√	√	√
多指（趾）	√	√	√	√	√
内脏转位	√		√		√
认知障碍	√	√	√	√	√
肝脏疾病	√		√	√	√
骨骼发育缺陷		√	√	√	√
后脑发育缺陷			√	√	

自从发现 IFT 基因的突变可以引起人类疾病后，骨骼系统是否受累也作为纤毛病分类的重要指标[6]。到目前为止⑤，已经被证实的纤毛病有 20 种，涉及至少 95 个基因的突变（表 1.2）。

表 1.2 已知的纤毛病及其致病基因列表

疾病中文名称	疾病英文名称	基　因　名　称
肢端-胼胝体综合征	acrocallosal syndrome	KIF7
巴尔得-别德尔综合征	Bardet-Biedl syndrome	BBS1，BBS2，ARL6（BBS3），BBS4，BBS5，MKKS，BBS7，TTC8，PTHB1，BBS10，TRIM32，BBS12，MKS1，CEP290，C2orf86
脑-眼-肾综合征	cerebello-oculo-renal syndrome	INPP5E，RPGRIP1L
埃利伟综合征	Ellis-van Creveld syndrome	EVC，EVC2
脑水肿综合征	hydrolethalus syndrome	HYLS1，KIF7
热纳综合征（窒息性胸廓发育不良综合征）	Jeune syndrome (asphyxiating thoracic dystrophy syndrome)	IFT80，TTC21B，WDR19，DYNC2H1
朱伯特综合征	Joubert syndrome	AHI1，INPP5E，MKS3，NPHP1，NPHP6（CEP290），TCTN3，ARL13B，CEP290，TMEM216，TTC21B，CXORF5，KIF7，TMEM138，C5ORF42，CEP41，TMEM237，TCTN1，TMEM231，PRGRIP1L，ZNF423，CC2D2A

⑤ 至 2023 年，已发现 34 种纤毛病，涉及 247 个基因的突变。——译者注

续　表

疾病中文名称	疾病英文名称	基　因　名　称
莱伯先天性黑矇	Leber congenital amaurosis	*AIPL1*，*CEP290*，*CRB1*，*CRX*，*GUC2YD*，*LCA5/CORF152*，*LRAT*，*RDH12*，*RPF65*，*RPGRIP1L*，*TULP1*
梅克尔-格鲁伯综合征	Meckel syndrome	*CEP290*，*MKS3*，*RPGRIP1L*，*TMEM67*，*TMEM216*
智力低下＋视网膜色素变性	mental retardation ＋ retinitis pigmentosa	*CC2D2A*
智力低下＋躯体肥胖＋视网膜营养不良＋阴茎短小	MORM-mental retardation, truncal obesity, retinal dystrophy，micropenis	*INPP5E*
肾消耗病	nephronophthisis	*ATXN10*，*GLIS2*，*NEK8*，*NPHP4*，*TTC21B*，*NPHP1*，*NPHP5*（*IQCB5*），*NPHP6*（*CEP290*），*NPHP3*，*RPGRIP1L*，*INVS*
常染色体显性遗传性多囊性肾病	autosomal dominant polycystic kidney disease	*PKD1*，*PKD2*，*PKHD1*
原发性纤毛运动障碍	primary ciliary dyskinesia	*DNAI1*，*DNAI2*，*DNAH5*，*DNAH11'*，*KTU*，*LRRC50*，*RSPH9*，*RSPH4A*，*TXNDC3*
西尼尔-洛肯综合征	Senior-Løken syndrome	*NPHP5*（*IQCB5*），*SDCCAG8*
森森布伦纳综合征	Sensenbrenner syndrome	*IFT122*，*IFT43*，*WDR35*
短肋多指 Majewski 型（Ⅱ型）	short-rib polydactyly Majewski type（type Ⅱ）	*NEK1*
短肋多指Ⅲ型	short-rib polydactyly type Ⅲ	*DYNC2H1*
韦耶肢端-口腔发育障碍	Weyer acrodental dysostosis	*EVC2*

纤毛病的诊断

临床诊断

依据目前已知的纤毛病的各种核心临床特征组合，临床医生甚至可以对那些目前还没有被报道过的纤毛病进行临床诊断。为了帮助临床医生对那些高度疑似病例做出正确诊断，我们制订了一个诊断流程图（图 1.2）。

分子诊断

由于相同的纤毛病基因突变可以导致不同的表型（例如，*CEP290* 基因突变可以导致梅克尔-格鲁伯综合征、肾消耗病、巴尔得-别德尔综合征和朱伯特综合征），因此在临床工作中利用"二代测序（next generation sequencing，NGS）"等高通量测序的基因检测方法等对于纤毛病的诊断很重要[13]。目前已知纤毛蛋白逾 1 000 种，因此正如 Hidlderrandt 的

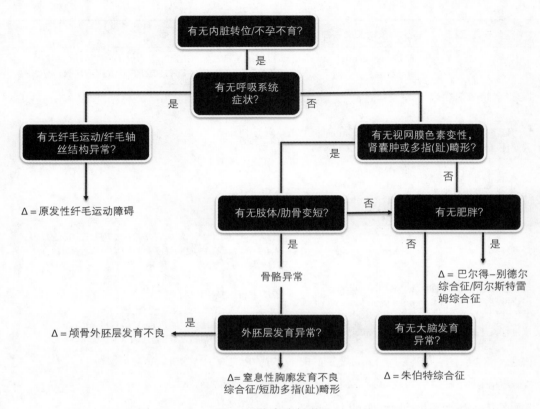

图1.2 临床诊断流程

实验室报道的那样,开发纤毛病特异性的基因芯片对纤毛病的精确诊断甚至对新基因的发现也至关重要[14]。利用 NimbleGen™ 385k 平台,Hidlderrandt 等人设计了包含 828 个肾消耗病相关纤毛病(nephronophthisis-related ciliopathy,NPHP-RC)的寡核苷酸的纤毛病候选基因外显子捕获芯片。他们也利用 NGS,从 10 个 NPHP-RC 患者家族中发现了在 *SDCCAG8* 基因中的 12 个不同的位点的截断突变。这项研究不仅发现了视网膜-肾纤毛病的新病因——*SDCCAG8* 基因的失活突变,同时也证明了外显子组捕获分析技术应用于广泛异质单基因疾病的诊断的可靠性。

利用临床外显子测序或者设计靶基因芯片(Haloplex,Truseq)的方法目前在很多遗传学诊断实验室获得应用。这种低成本、高收益的方法也特别适用于像纤毛病这种由多种疾病组成的综合征的诊断。

(李新华　李子卿　译)

参考文献

［1］ Singla, V. & Reiter, J. F. The primary cilium as the cell's antenna: Signaling at a sensory organelle. *Science* 313, 629-633.

［2］ Michaud, E. J. & Yoder, B. K. 2006. The primary cilium in cell signaling and cancer. *Cancer Res* 66, 6463-6467.

［3］Webber，W. A. & Lee，J. 1975. Fine structure of mammalian renal cilia. *Anat Rec* 182，339 - 343.

［4］Rosenbaum，J. L. & Witman，G. B. 2002. Intraflagellar transport. *Nat Rev Mol Cell Biol* 3，813 - 825.

［5］Lehman，J. M.，Michaud，E. J.，Schoeb，T. R.，Aydin - Son，Y.，Miller，M. & Yoder，B. K. 2008. The Oak Ridge polycystic kidney mouse：Modeling ciliopathies of mice and men. *Dev Dyn* 237，1960 - 1971.

［6］Badano，J. L.，Mitsuma，N.，Beales，P. L. & Katsanis，N. 2006. The ciliopathies：An emerging class of human genetic disorders. *Annu Rev Genomics Hum Genet* 7，125 - 148.

［7］Baker，K. & Beales，P. L. 2009. Making sense of cilia in disease：The human ciliopathies. *Am J Med Genet，C，Semin Med Genet* 151C，281 - 295.

［8］Baala，L.，Audollent，S.，Martinovic，J.，Ozilou，C.，Babron，M. C.，Sivanandamoorthy，S.，et al. 2007. Pleiotropic effects of *CEP290*（NPHP6）mutations extend to Meckel syndrome. *Am J Hum Genet* 81，170 - 179.

［9］Bergmann，C.，Fliegauf，M.，Brüchle，N. O.，Frank，V.，Olbrich，H.，Kirschner，J.，et al. 2008. Loss of nephrocystin - 3 function can cause embryonic lethality，Meckel - Gruber - like syndrome，situs inversus，and renal - hepatic - pancreatic dysplasia. *Am J Hum Genet* 82，959 - 970.

［10］Hoefele，J.，Wolf，M. T.，O'Toole，J. F.，Otto，E. A.，Schultheiss，U.，Dêschenes，G.，et al. 2007. Evidence of oligogenic inheritance in nephronophthisis. *J Am Soc Nephrol* 18，2789 - 2795.

［11］Karmous - Benailly，H.，Martinovic，J.，Gubler，M. C.，Sirot，Y.，Clech，L.，Ozilou，C.，et al. 2005. Antenatal presentation of Bardet - Biedl syndrome may mimic Meckel syndrome. *Am J Hum Genet* 76，493 - 504.

［12］Leitch，C. C.，Zaghloul，N. A.，Davis，E. E.，Stoetzel，C.，Diaz - Font，A.，Rix，S.，et al. 2008. Hypomorphic mutations in syndromic encephalocele genes are associated with Bardet - Biedl syndrome. *Nat Genet* 40，443 - 448.

［13］Coppieters，F.，Lefever，S.，Leroy，B. P. & De Baere，E. 2010. CEP290，a gene with many faces：Mutation overview and presentation of CEP290base. *Hum Mutat* 31，1097 - 1108.

［14］Otto，E. A.，Hurd，T. W.，Airik，R.，Chaki，M.，Zhou，W. & Stoetzel，C. 2010. Candidate exome capture identifies mutation of SDCCAG8 as the cause of a retinal - renal ciliopathy. *Nat Genet* 42，840 - 850.

阿尔斯特雷姆综合征

Alström syndrome

Richard Paisey

病名由来

　　Carl Henry Alström 于 1907 年出生于瑞典的韦斯特罗斯市,在他 52 岁时,发现一个 13 岁的女孩及其两个表弟均具有进行性视网膜变性、肥胖、神经性耳聋和胰岛素抵抗等临床表现[1]。他意识到这些患者的早发性耳聋和保留的智力与劳-穆-巴-比综合征 (Laurence-Moon-Bardet-Biedl syndrome)患者显著不同,该家族特征表明其可能是常染色体隐性遗传。他之所以能产生这样的见解,得益于他之前在精神病学方面受到的训练和揭示结核病与精神分裂症健康状况之间的关联的出色工作[2]。他在斯德哥尔摩作为一名精神科医生时还主导了癫痫疾病的治疗并研究了这类精神疾病的遗传学特点。此外, 1950 年他还发表了关于癫痫的社会学影响的重要工作报告[3]。总之,他在精神健康、社会医学、神经科学和代谢医学方面均具有很深的造诣。Alström 在职业生涯中见证了人们对胰岛素抵抗型糖尿病和胰岛素敏感型糖尿病的区分[4],1953 年 Watson 和 Crick 发现 DNA 双螺旋结构[5]及 1959 年 Yallow 和 Berson 首次对胰岛素含量进行测定[6]。 Alström 尽其所能地对此综合征进行了细致、缜密的描述,因此现在用他的名字对其命名。

流行病学

　　从 1959 年 Alström 对阿尔斯特雷姆综合征(Alström syndrome)的最初描述开始,该病即被视为常染色体隐性遗传病。患儿在早期便合并有视网膜营养不良及神经性耳聋, 这与聋盲综合征为表现的相关临床疾病,包括风疹或者其他原因导致的获得性产前感染, 以及其他常染色体隐性疾病,特别是 Wolfram 综合征(Wolfram syndrome)、巴尔得-别德尔综合征(Bardet-Biedl syndrome)、莱伯先天性黑矇(Leber's congenital amaurosis)和厄舍综合征(Usher syndrome)类似。但是除了视网膜营养不良及神经性耳聋,绝大部分阿尔斯特雷姆综合征患者具有早发性眼震颤和畏光的临床表现,许多患者具有可逆性婴儿心肌病和肥胖,这些临床特点足够帮助临床医生对患者做出阿尔斯特雷姆综合征的假定性诊断[7]。阿尔斯特雷姆综合征的临床诊断出现后的 30 年间,日本、德国、美国、印度和加拿大均报道了此类疾病的存在[8-11]。其中,加拿大学者首次报道了 8 例合并小儿心肌病的阿尔斯特雷姆综合征。1997 年,法裔加拿大科学家和美国缅因州的 Jackson 实验室合作,在对阿尔斯特雷姆综合征患者家系的研究中发现了其致病基因位于 2 号染色体短臂上[10]。随着利用婴儿期出现心肌病的临床特点诊断阿尔斯特雷姆综合征这一方法的不断普及，1998 年在英国地区便发现了 22 例阿尔斯特雷姆综合征患者，其中有些患者一直被误诊为莱伯先天性黑蒙[7]。另一个来自英国的小组的进一步研究证实了上述发现，同时他们报道了在利兹市布拉德福德区域的许多巴基斯坦裔患者由于性腺功能减退导致（男性）青春期发育迟缓[12]。此后，来自北非、中国、比利时、土耳其的研究人员对此疾病的病例报道进一步证明了此疾病呈全球分布的特点，然而此时，报道的病例还不足 100 例[12-15]。2001 年，ALMS1 基因被英国南安普顿和美国 Jackson 实验室的研究人员分别独立发现[16,17]。现在，可以通过突变分析来支持临床诊断，这也确认了阿尔斯特雷姆综合征呈全球分布的特点。在过去 10 年中，越来越多的阿尔斯特雷姆综合征的患者（常常获得临床与基因诊断的双重确认）被报道，这也使得目前世界范围内被报道的病例数接近1 000 例。越来越多有血缘关系的患者被正确辨别，尤其是沙特阿拉伯人、土耳其人、巴基斯坦人，以及在英国的巴基斯坦裔社区的群体[14,18,19]。一项对 183 例阿尔斯特雷姆综合征患者的研究进一步定义了该病的表型，研究表明主要器官纤维化是常见的症状，其强度和出现时间（年龄）各不相同[20]。因此，心脏、肾脏和肝脏功能的损害可能主导疾病的进展。有一些患者的有效视力能维持到 30 岁。这项研究提供了一种可能性，即有些患者视网膜损害的症状可能会出现得较晚，这会使得某些临床症状不严重的患者得不到正确的诊断。最近有研究报道，在英国的成人糖尿病诊所就诊的人中，有 8 例阿尔斯特雷姆综合征患者在晚至 20～36 岁时才获得确诊[21]。随后，人们发现脊柱侧凸、甲状腺功能减退、多囊卵巢综合征、冠状动脉疾病和血脂异常等和阿尔斯特雷姆综合征有关[20,22,23]。高甘油三酯血症可能严重到足以引起胰腺炎。非常严重的胰岛素抵抗几乎总是存在，并且可能随着年龄的增长（即使患者肥胖程度减少）而增加[24]。黑棘皮症在患者中常见。大约70% 的患者在 30 岁前会出现 2 型糖尿病，但是其具体发生率在欧洲和加拿大有差异[25,26]。

临床特点

这些内容将按照患者症状出现的时间顺序进行讨论，从概述综合征的并发症开始。患者临床症状的数据主要源于以下几种途径：2005 年多个学者合作对 182 例患者临床特点进行论述的资料[20]；2011 年更新的"基因综述"（GeneReviews）[27]；来自英国托贝医院（Torbay Hospital）和英国伯明翰儿童医院（Birmingham Children's Hospital）国家专家临床小组的经验；意大利帕多瓦、英国阿尔斯特雷姆综合征研究中心和阿尔斯特雷姆综合征国际研究中心（美国，缅因州）的数据。

病史

在大多数已知病例中，阿尔斯特雷姆综合征最早的表现是在出生后的头几个月（通常固定在 7～8 周）时出现眼球震颤和明显的畏光。大约 40% 的患儿于 6～12 周会因扩张型心肌病而猝死。这些阿尔斯特雷姆综合征患者很可能有因心脏问题导致婴儿猝死的家族史（其年长的兄弟姐妹），但是对这些猝死的年长的兄弟姐妹进行基因学的确认往往是不可能实现的。许多学者尝试通过基因检测的方法来找出这些导致猝死的基因突变位点，但目前仍未发现明确的突变基因型与此临床表现相关。如果患儿的心脏问题能被及时发现并且及时治疗,大多数患者心脏病理上的改变能够自行缓解[19]。因为此病发作时很凶险,所以加强对有高危婴儿家庭的教育至关重要。即使在儿童时期患者的日常活动度、心电图和超声心动图均恢复正常,在青少年时期患者的心肌病仍有可能复发。与患者婴儿期心肌病发生特点不同的是,患者的视力在 30 岁以前呈现进行性的下降,有时候会突然出现全盲。感音神经性耳聋在儿童期也常见,并且在几年内缓慢地加重。中耳疾病在患者儿童期的发生率较高,在青少年时期下降。阿尔斯特雷姆综合征父母观察到患儿食量大且进食后没有饱腹感。肥胖在患者儿童时期非常明显,但可以通过限制能量的摄入和增加体育锻炼来改善。患者成年后的体重指数(body mass index)为 28～38 kg/m²。与胰岛素代谢综合征导致的脂肪代谢障碍明显不同的是,阿尔斯特雷姆综合征患者具有显著的皮下脂肪[28]。在 CT 或者 MRI 检查时,常可以发现阿尔斯特雷姆综合征患者内脏组织脂肪沉积较为显著。患者的肥胖症状能在成年后减轻,一个小样本的研究表明这可能与患者胰岛素抵抗增加有关[24]。尽管患者感官的发育通常正常,但由于其在婴儿时期的心肌病或其他遗传性、获得性疾病导致的严重缺氧常常让他们进入学校接受教育变成一件具有挑战性的事情。Alström 在报道此病时便发现患者各方面的智力都正常,这看起来似乎有点出人意料。在托贝医院参加阿尔斯特雷姆综合征成年人国家临床服务小组(National Clinical Service Team,NSCT)的 40 名患者中,许多人曾取得过令人印象深刻的成就。

阿尔斯特雷姆综合征患者合并的复发性心肌病及后期逐渐出现的糖尿病、血脂异常、肝脏或者肾脏损伤等常让青少年患者需要就医。上述症状加上患者进展性的视力下降均可能带来一定的心理问题,因此家庭成员给患者进行情感疏导、精神鼓励及日常生活的支持与帮助对患者心理健康的维持非常重要。

尽管 2 型糖尿病、肾脏和肝脏纤维化、心脏疾病的复发在患者 20～30 岁时常常同时发生,但目前有证据表明,肾脏和肝脏纤维化的发生与糖尿病的发生是独立的。因为即使有的患者因为严重的心肌病和进行性终末期肾衰竭(end-stage renal failure,ESRF)而死亡,此时其糖耐量却处于正常水平。

患者可因婴儿期心肌病、青少年时期心肌病、肝硬化和肺部感染(详见"呼吸系统"部分)死亡,导致其平均寿命为 21 岁。但在英国 NHS 罕见病病例库(NSCT)中发现一小部分患者在 40、50 甚至 60 岁时身体也非常健康[29]。在这些患者中,8 例确定存在 ALSM1 基因纯合子致病性突变,但其中 2 例目前只发现存在一处位点突变。

肾

从 30 岁开始,患者出现慢性肾功能不全(Ⅰ～Ⅲ期)很普遍,在许多患者身上可以稳定持续 10 年或更长时间,而在 10% 的患者中会快速进展至 ESRF。这些患者出现肾功能恶化常不是泌尿系统本身的问题,而可能是因为此时合并细菌感染导致败血症而加重了肾衰竭。患者肾脏组织病理学常表现为肾脏间质小管纤维化和肾小球硬化[20]。阿尔斯特雷姆综合征合并肾囊肿的情况并不常见。患者即使合并肾脏受累也可能没有症状,直到出现严重的肾功能不全。高血压常合并微血管功能障碍,血管增强指数(一种通过测量脉搏波的形状来衡量血管硬化程度的指标)增加[30]，有时出现微量白蛋白尿或中度蛋白尿。

因为患者常有肾脏纤维化和垂体功能障碍，所以推测其很可能会合并肾性尿崩和中枢性尿崩症。但实际上，合并尿崩的患者的报道非常少且没有在基因上获得确诊的患者的报道。

心脏

临床上，亚急性起病或者心肌病复发在青少年晚期或者 20～25 岁患者中最常见。颈静脉压力增高、周围组织水肿的临床表现常因为肥胖导致的增多的皮下脂肪而被掩盖。当患者合并呼吸道感染并出现呼吸急促和严重缺氧症状，可能提示心脏功能的恶化。患者的心电图没有特异的改变，但心脏超声可以表现为射血分数轻度减少。到目前为止，心脏的 MRI 检查提示，所有患者均会出现不同程度的心肌纤维化，以及右心室结构改变和成年人限制性心肌病[31]。患者心肌纤维化可在很长时间内保持稳定和不出现临床症状。血清脑钠肽（brain natriuretic peptide，BNP）的水平或许对监测患者心肌病的进展有一定帮助，但是 BNP 水平会受患者高血压、接受心力衰竭治疗的影响并会随着患者肾功能情况而改变。

冠状动脉疾病

大部分阿尔斯特雷姆综合征患者合并胰岛素抵抗、2 型糖尿病、血脂异常和肾衰竭，这些合并症的共同作用能显著促进动脉粥样硬化进展为冠状动脉疾病。即使在这种情况下，目前还没有患者因急性冠脉综合征而需要接受冠脉支架植入术的报道[22]。

肝

非酒精性肝硬化在患者中非常普遍。肝脏纤维化和肝硬化合并门脉高压在患者中也有报道。大约 10% 的患者会出现肝硬化合并门脉高压。黄疸和严重的肝酶损害在患者中很常见。由于患者皮下和内脏脂肪比较多，对肝脏进行体格检查常有一定困难。因此，常需要依靠肝脏超声去检测患者是否合并严重的肝脏纤维化或者门静脉高压。可以利用胃镜、CT 和经颈静脉肝脏静脉造影去判断患者有无胃底静脉曲张并及时对其治疗。有患者在青少年时期合并重度肝硬化和静脉曲张的报道，但可能在患者青少年以后会更多见[32-36]。

平滑肌功能失调

● 胃食管反流性疾病

质子泵抑制剂对患者反酸（偶导致频繁呕吐等）有效，但是偶尔有患者需要行胃底折叠术治疗。目前尚无证据表明胃食管反流物是导致阿尔斯特雷姆综合征患者发生肺部纤维化的主要原因。

● 盲肠扭转

盲肠扭转目前只见于一对患有阿尔斯特雷姆综合征的兄妹中[37]，最初被认为可能是由于在这个家族中具有某种尚未被发现的隐性疾病。但是，当看到合并上消化道运动不良及膀胱运动障碍的患者越来越多，人们意识到，盲肠扭转可能是阿尔斯特雷姆综合征的另一个合并症。

- 泌尿系统问题

延迟排尿症状在女性患者中很普遍,但很少会发展成严重的逼尿肌运动功能障碍而需要间歇性导尿或者接受回肠导管手术(ileal conduit,一种利用回肠分流尿路的手术,通常与膀胱切除术一起使用)。对患者的平滑肌组织进行标准的组织学检测,结果显示正常。

胰岛素抵抗、糖耐量异常及血脂异常

患者婴幼儿时期表现为胰岛素抵抗合并高胰岛素血症、低血清高密度脂蛋白(high density lipoprotein,HDL)、高甘油三酯血症,并且在 20～30 岁时很容易进展为 2 型糖尿病[23,25,26,28]。

此类患者糖尿病的临床表现和进展方式与非综合征性 2 型糖尿病很类似,但此类患者发生糖尿病的年龄常更小且体重指数更低(常为 28～32 kg/m^2)。进食后的血浆 C 肽水平常在 2 000～10 000 pmol/L。初期,患者的血糖水平可通过健康饮食、有氧运动锻炼和二甲双胍药物治疗控制在理想水平[38]。采用上述方法仍控制不佳者可使用肠促胰岛素类似物,其对约 50% 的患者有效,但有些患者可能同时还联合胰岛素进行治疗,这在"代谢性疾病"中进行了描述[39]。黑棘皮症在此类患者中也非常普遍。一小部分患者也会出现由胰岛素抵抗引起的假性的肢端肥大症。多达 1/3 的患者会出现严重的高甘油三酯血症(>8 mmol/L),一些患者的甘油三酯水平>20 mmol/L 而引起急性胰腺炎[39,40]。合并低血清高密度脂蛋白胆固醇(high-density lipoprotein cholesterol,HDL-C)的患者也常见严重的胰岛素抵抗(95% 成人血清 HDL-C<1.0 mmol/L)。

甲状腺功能不全

甲状腺功能不全在青少年以后很常见,常伴随促甲状腺激素(thyroid stimulating hormone,TSH)、游离 T_4 水平降低,但甲状腺自身免疫性指标正常。临床上,甲状腺肿在此类患者中不常见。左旋甲状腺激素片的标准替代治疗适用于大约 30% 的患者。由于大部分甲状腺功能减退是继发性的,因此对此类患者进行常规的游离 T_4 和促甲状腺激素筛查至关重要。

男性青春期发育

与骨龄增长速度加快及导致的身材矮小相反,患者青春期发育常会停滞。上述异常可以继发于低的促性腺激素和睾酮水平、原发性性腺功能减退合并睾丸纤维化或者两者均存在。尽管患者的阴茎发育常欠佳、睾丸体积常更小,但患者的第二性征可能是正常的。目前没有关于此致病基因的两拷贝都存在病理性突变而被确诊认为阿尔斯特雷姆综合征的男性患者生育情况的报道。睾酮的替代治疗可以帮助患者完成青春期发育,增强患者肌肉力量,提高性欲和保护骨骼发育。因此,对患者进行血清睾酮和促性腺激素水平的筛查是非常必要的。

女性青春期发育

女性患者的青春期发育可能是正常的,但也可能因为合并胰岛素抵抗和肥胖导致多囊卵巢综合征而受影响。目前,关于女性患者能否正常生育尚无定论。有两个临床上明显表现出轻度阿尔斯特雷姆综合征的堂兄妹被证实具有生育能力[41],但这两个患者当时并没有进行基因学检测进而确诊的条件。

生长激素分泌

目前,已经发表的文献中,发现有 15 例阿尔斯特雷姆综合征患者具有胰岛素样生长因子结合蛋白-1(insulin like growth factor binding protein 1,IGFBP-1)、酸结合片段(acid labile fraction)、胰岛素样生长因子结合蛋白-2(insulin like growth factor binding protein 2,IGFBP-2)等蛋白水平表达缺陷,2 例患者(兄妹)合并部分生长激素缺陷,3 例没有亲属关系的患者合并严重生长激素缺陷[42-44]。垂体 MRI 检查发现有 1 例患者合并有小垂体或者空蝶鞍。

骨骼肌系统疾患

可逆的功能性颈椎后凸畸形在患者中很常见,但有些成年患者会进展为固定的颈椎畸形。胸椎后凸畸形在此类患者中也较为常见,但明显的胸椎后凸畸形则较为少见(NSCT 临床中心的 40 名成年患者中只有 3 例)。

许多阿尔斯特雷姆综合征患者的脚小且平,手小且指短。

呼吸系统

慢性阻塞性肺疾病被认为是此类患者中很常见的合并症,但是目前尚缺乏充分的证据支持。绝大部分患者不吸烟。正如所预料的那样,肺功能检查提示此类患者因为脊柱后凸畸形和吸气不足而表现为限制性通气功能障碍。由于患者自觉难以密封吹嘴和配合呼吸程序,因此很难对阿尔斯特雷姆综合征患者进行肺活量测定。6 分钟行走试验中脉搏血氧仪常显示血氧非常正常且血氧饱和度常>95%。肺部高分辨 CT 和肺组织活检结果表明有些患者会出现非炎症性肺泡纤维化。

由于患者合并限制性呼吸困难、心肌纤维化和糖尿病等,因此很容易出现上呼吸道和下呼吸道的感染。当患者合并社区获得性肺炎或围手术期感染时,快速做出诊断和给予正确的治疗非常重要。因为有报道表明,处置不当时,患者可出现严重的低氧血症和循环受损,常常需要长期进行重症监护,否则患者会有因为脑缺氧死亡的风险[37,45]。

每年复查

考虑到阿尔斯特雷姆综合征患者常合并各种各样的问题,为了成功地治疗他们,推荐患者每年随访一次。英国 NSCT 临床医学小组也对此制订了一个计划(详见图 2.1)。

表型范围

许多常染色体隐性遗传病的临床表现的变异性很大。对囊性纤维化和苯丙酮尿症的早期研究则发现此特点。此类疾病临床表现的变异可能是基因型和表型相互作用、基因的修饰效应或环境影响的结果[46-50]。类似的相互作用很可能会影响阿尔斯特雷姆综合征的表型。

一般信息：

- 精神心理——目前调整到的状态
- 运动能力
- 视力和视觉辅助设备的使用情况——盲文、计算机
- 听力及适当的听力辅助设备的使用情况
- 生长和发育情况

特定的问题：

- 呼吸短促
- 易疲劳
- 涉水障碍
- 烧心
- 目前接受的治疗有哪些
- 任何治疗的副作用

体检：

- 活动度，足部情况，脊柱形态
- 体重，身高，血压
- 棘皮症
- 心脏和肺部听诊
- 听力灵敏度和助听器检查
- 视敏度检查

血液检验：

- 尿素和电解质，肾小球滤过率
- 肝功能检查
- 血液病学检查
- 血红蛋白和血糖
- 血甘油三酯和胆固醇
- 甲状腺功能
- 雌激素和睾酮，FSH和LH
- 如有排尿症状，排尿后膀胱扫描

生理学检查：

- 心电图，超声心动图
- 应推荐青少年患者行心脏MRI检查
- 6分钟步行试验
- 肝脏超声
- 肺功能检查
- 有症状的患者进行尿动力检查
- 行走试验
- 肾衰竭患者应进行双肾动脉造影

图 2.1 阿尔斯特雷姆综合征患者及其家属病史采集内容

感觉损害

失明和耳聋这两个核心症状可因患者起病的时间不同而具有较大差异，疾病进展速度不同可使两者有更大的差异。视网膜营养不良表现为进行性视力下降、严重的畏光、眼球震颤，这些症状常在 6 周到 2 岁之间开始出现。大部分患者在 20 岁左右双眼彻底失去光感，但是也有一些患者在 30 岁时还有识别大号文字的视力。耳聋症状变异更大。10 岁左右患者常出现进行性高频听力的丢失，但是仍然有一部分患者的听力和听力敏度图均正常。在接近 20 岁或者 20 岁时，患者听力下降可以进展为严重或者中度严重的听力障碍（能感知 40～70 dB 的声音），但也有些患者的听力可多年保持稳定（不再进展）。没有发现影响患者感知障碍的确切基因或者环境因素。

主要器官的纤维化

心脏 MRI 检查，肝脏超声和慢性肾脏功能不全的临床表现提示几乎所有的患者都存在心脏、肝脏和肾脏的纤维化，这些病理改变也能通过器官的活检得到证实[20]。然而，患

者器官功能损害速度差异常很大。一些合并轻度肾脏损害、单纯的脂肪肝且心功能正常的患者能存活至 40～50 岁,但是也有约 25％的患者在青少年或者 20 岁前因为心肌疾病而死亡;一些患者早在 15 岁便出现肝硬化合并门静脉高压和门静脉曲张出血;有些患者的肾功能不全可在 20 岁前便进展为 ESRF。上述并发症有时候能相互影响从而引起患者器官功能障碍。例如,肾衰竭能加速患者的心功能恶化,败血症可以引起患者突然出现不可逆性肾功能损害。尽管患者的感染可以由尿路引起,但是没有证据表明大部分患者肾脏纤维化继发于患者上行性的尿路感染。

少见的解剖学问题

● 脊柱后凸和平滑肌疾病

脊柱后凸和平滑肌疾病会出现在小部分阿尔斯特雷姆综合征患者中(＜10％)且呈现"全或无"的规律。目前,还并没有找到两者间清楚的基因型和表型的相互作用关系,但推测可能是由于合并某些修饰基因突变,或者同时存在其他隐性或显性的基因突变。

● 代谢性疾病

中度肥胖、胰岛素抵抗、高胰岛素血症、低高密度脂蛋白血症和高甘油三酯血症几乎总是出现在阿尔斯特雷姆综合征患者中。与一般人群的情况相似的是,阿尔斯特雷姆综合征患者进展为 2 型糖尿病的概率的差异也较大。加拿大裔患儿进展为 2 型糖尿病和肥胖的患者的比例明显比意大利裔患儿更多。这表明,环境因素可影响阿尔斯特雷姆综合征患者的糖耐受性[25,26]。最近一系列回顾性病例研究发现,当患者 2 型糖尿病较晚出现同时合并不明原因视力下降时常会导致阿尔斯特雷姆综合征患者的诊断延迟[21]。

最后,利用视网膜营养不良的症状作为重要的指标来对阿尔斯特雷姆综合征患者进行诊断会导致临床表现轻微患者的漏诊。患者的临床表型变异比我们目前意识到的要大,尽管对年轻时发病的肥胖的 2 型糖尿病人群的研究并没有发现其具有任何形式的 ALMS1 基因突变[51]。

诊断

Carl Henry Alström 最初对此类综合征的描述全部依靠对其临床症状仔细的观察和对家族史的分析,这显然依旧是早期对阿尔斯特雷姆综合征进行初步诊断的方法,然后才开始进行更详细的临床检查及基因学检测。

家族史

有心肌病或早发性视网膜营养不良且发病呈常染色体隐性遗传病表现的家族史时将有助于阿尔斯特雷姆综合征的诊断。当患者的兄弟姐妹、堂(表)兄弟姐妹或者祖先中曾经出现过基因上确诊为阿尔斯特雷姆综合征的患者时,则可直接对疑似的新发病例进行该致病基因突变的检测。但由于有些患者家族中会同时存在其他常染色体隐性疾病,所以对患者的临床表现进行仔细的询问与分析也非常重要。

临床特点

阿尔斯特雷姆综合征有两个特征鲜明的临床表现,使人们有正确诊断出该疾病的可能。第一个表现是婴儿期突然发生的扩张型心肌病，尤其在症状突然完全恢复时（更易诊断）。由于这种婴儿期突发、突止的心肌病非常罕见且在阿尔斯特雷姆综合征人群中发生率高，因此当临床上遇到这种患者时，除非患者已经明确是线粒体病或者 Pompe 综合征，否则应该要考虑对所有的患者进行 ALMS1 基因突变分析。

第二个表现是早发性视力损害（视网膜营养不良导致）伴眼球震颤和畏光。一项对 22 例临床表现为明显莱伯先天性黑蒙视力损害同时合并婴儿期心肌病患者进行的研究发现，这些患者正确的诊断应是阿尔斯特雷姆综合征[7]。随后，这些患者的基因检测结果均证实了这一点（正确的诊断是阿尔斯特雷姆综合征）。早发性视网膜营养不良可单独出现在阿尔斯特雷姆综合征患者中。当患者合并明显的夜盲或者黄斑变性，可提示 Best 综合征或者厄舍综合征；当患者合并多指畸形，提示巴尔得-别德尔综合征。

随着对此综合征的不断了解及基因检测技术变得更容易获取，人们发现有一些患者可能很晚才出现症状。虽然到目前为止所有通过基因检测确诊的患者均在 20 岁左右出现视网膜营养不良，但仍不排除患者视力丢失出现的时间可以更晚（如直到生命后期）。有记录表明一些患者在 30 岁时视力仍足以看清大的文字。有些患者会因为单独出现视力下降的症状被误诊为莱伯先天性黑蒙或视网膜色素变性，直到患者成年早期出现 2 型糖尿病时才被证实为阿尔斯特雷姆综合征[21]。在过去的 20 年中，上述误诊的情况非常普遍，这给患者及家属带来的压力可想而知。如果患者在儿童时期能得到迅速而准确的诊断，对患者的家庭来说意义重大，最重要的是其消除了不确定性并可明确提供有关疾病预后和遗传咨询等方面的帮助。英国阿尔斯特雷姆综合征慈善机构已经对英国的患者提供以家庭为单位的指导和帮助。一旦阿尔斯特雷姆综合征患者获得早期确诊，应该对患者的听力下降、器官功能不全、激素水平缺乏、血脂异常和糖尿病进行处理。考虑到这一点，有必要设计出一个诊断的流程图以指导对某些儿童和成年人进行 ALMS1 基因突变检测（图 2.2）。

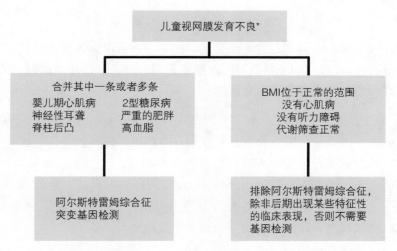

图 2.2 建议对儿童期早发性视网膜营养不良患者进行 ALMS1 基因检测
* 常合并严重的眼球震颤。

有意义的特点

可预测的后果

ALMS1 基因突变可以导致患者进行性的视网膜变性、神经性耳聋、大部分器官的纤维化、严重的胰岛素抵抗，以及相关的肥胖、2 型糖尿病和血脂异常。如果患者出现上述症状，可预测的后果包括失明和失聪，心脏、肾脏和肝脏功能障碍，以及动脉粥样硬化的潜在风险。但导致上述临床表现发生的原因目前仍然不清楚。

变异性

尽管我们已经讨论了所有主要并发症的发展变异，但这种变异仍然需要与患者的基因型、基因修饰或环境因素联系起来。此外，ALMS 蛋白表达异常导致患者心脏、肝和肾纤维化的具体机制目前仍然不清楚。

可逆的婴幼儿期心肌病

40% 的阿尔斯特雷姆综合征婴儿会合并严重的、突然发作且几乎能完全自行恢复的心肌病的症状非常有特点。新生儿期，心肌细胞经历了从依赖葡萄糖为主的能量代谢转向以脂肪酸为主的能量代谢的过程，其中丙二酰辅酶 A 的表达下降和许多其他相关基因表达的改变是该过程重要的标志。此能量代谢转变的过程通常需要细胞运输方式的改变予以配合，而阿尔斯特雷姆综合征患者微管的功能可能会受损继而影响细胞运输方式的改变。已有一篇综述对上述过程涉及的生理学知识进行了很好的描述[52]。对阿尔斯特雷姆综合征患者心肌细胞处理能量物质过程深入的认识将有助于我们进一步了解非缺血性心力衰竭的发生机制，还有助于更广大的患者和阿尔斯特雷姆综合征成人患者的治疗。

脊柱后凸

目前发现许多后天因素和先天遗传因素可以导致脊柱后凸，其中这些遗传因素还可导致埃勒斯-当洛综合征（Ehlers-Danlos syndrome）和成骨不全[53-56]。纤毛蛋白缺乏引起阿尔斯特雷姆综合征患者各种骨骼异常的精确的分子生物学机制目前仍不清楚。

外周神经系统

尽管阿尔斯特雷姆综合征合并长期 2 型糖尿病、血脂异常和肾脏疾病，但令人惊讶的是患者并没有出现周围神经病变。这和与其年龄和性别相匹配的早发性 2 型糖尿病患者（非阿尔斯特雷姆综合征患者）完全不同[57]。或许微管功能受损能减少葡萄糖转运体 2 受体的表达，从而防止过量葡萄糖流入神经组织。无论是上面提到的原因，还是有其他原因，应该深入研究影响周围神经病变易感性的因素，尤其是在糖尿病中。

遗传学

发现 *ALMS1* 基因

Carl Henry Alström 从最初的家系研究中正确地推导出阿尔斯特雷姆综合征属于常

染色体隐性遗传病（孟德尔遗传规律中）。通过对阿卡迪亚人（主要包括纽芬兰法裔加拿大人）的基因型、患者表型和家系进行一系列非常详细的研究后，人们发现阿尔斯特雷姆综合征的致病基因主要位于 2 号染色体短臂[10]。其致病基因——*ALMS1* 基因是由 Marshall 和他的同事以及 Wilson 共同发现的。Marshall 和他的同事在对较大队列阿尔斯特雷姆综合征患者进行的深入研究中发现了该基因，而 Wilson 从一例阿尔斯特雷姆综合征患者中鉴定到 *ALMS1* 基因的关键易位[16,17]。

基因型的变异

大部分临床表现为典型阿尔斯特雷姆综合征的患者都存在 *ALMS1* 基因的纯合突变。目前发现，超过 80% 的突变位点在 *ALMS1* 基因的 8、10、16 号外显子上，并且已经发现了 80 个不同的突变位点[58]。患者的基因突变位点变异较大，即使在有多代血缘关系的群体中也存在大量复杂的杂合突变和纯合突变，而它们都有可能是致病的突变[18]。将来需要更大样本的研究进一步去确立 *ALMS1* 基因突变类型和患者临床表现之间的相关性。目前，暂无其他基因变异可以导致阿尔斯特雷姆综合征发生的报道。

将来的研究

随着外显子测序等强大的新技术的出现，将来有可能找到更多 *ALMS1* 基因的突变位点，同时可使其与阿尔斯特雷姆综合征患者的表型相对应，甚至与常见的肥胖、胰岛素抵抗、心肌病和主要器官纤维化等对应。最近，*ALMS1* 基因的启动子区域已被确定[59,60]，从而有望确定该区域的遗传异质性与阿尔斯特雷姆综合征主要表现严重程度的相关性。同在囊性纤维化患者中发现的一样，修饰基因（modifier gene）和对转录因子的表观遗传调节也可能影响阿尔斯特雷姆综合征患者的表型[38]。这一现象在囊性纤维化患者中更为直接，大约有 70% 的囊性纤维化患者是由 *CTFR* 基因 ΔF508 位点缺失突变导致的，且患者临床表现的严重程度可以通过呼吸功能测试确定。

产前诊断

当某家族中有人明确被检测出可导致阿尔斯特雷姆综合征的基因突变时，应该在婚前、孕前、胎盘植入前或产前对家庭成员进行致病基因检测。当患者的血缘关系不清楚或者家族史不明确时，可以通过同合性匹配（autozygosity mapping）寻找其致病基因，例如在相关的纤毛病——巴尔得-别德尔综合征患者家族中便通过此方法成功找到了致病基因[61]。目前，在大样本的人群中同合性的程度及其在识别隐性遗传病的致病突变方面的应用已有较多的报道[62]。总之，同合性现象强调了某个家族中不止一种隐性遗传病的潜在风险。

生理

在过去 10 年中，人们对初级纤毛的认识发生了巨大变化，目前人们越来越意识到初级纤毛在真核细胞中具有非常重要的作用。这种新认识大部分来自对一些罕见遗传病的病理突变的鉴定，这些疾病现在统称为纤毛病[63-66]。原始纤毛长期以来一直被认为是所有真核细胞的组成部分，但认为其是无功能的。随着多囊性肾病、原发性纤毛运动障碍、莱伯视神经萎缩症、朱伯特综合征(Joubert syndrome)、巴尔得-别德尔综合征、梅克尔-格鲁伯综合征(Meckel-Gruber syndrome)、阿尔斯特雷姆综合征和厄舍综合征相关基因陆续被发现,人们才将这些疾病与纤毛蛋白质的功能失调联系起来。目前已知纤毛、基体/中心体和相关微管结构有上千个组分并具有重要的细胞生理功能,包括对外界刺激的感受,不同亚细胞区室间的蛋白质转运,细胞分裂、分化中的微管动力学,以及器官形态发生与内脏不对称性的建立。这些非常基本的细胞生理功能是纤毛病具有多系统临床表现的潜在原因。ALMS 蛋白在所有细胞都定位于中心体中,可结合耳蜗中的辅肌动蛋白(actinin)[67]①,但是其确切的功能目前仍然未知。不过,阿尔斯特雷姆综合征患者器官功能障碍严重程度和受累器官选择性方面的差异仍旧无法解释。至于患者普遍出现的视力和听力障碍,可能与纤毛在视网膜光感受器的复合物补充和螺旋器中毛细胞向听神经的震动传导中的功能有关。令人意外的是,虽然纤毛在嗅觉细胞和呼吸系统上皮细胞中也有重要作用,但阿尔斯特雷姆综合征患者并没有嗅觉缺失或者原发性纤毛运动障碍的症状。由于初级纤毛对平面细胞极性(planar cell polarity, PCP)信号通路有影响,理论上,纤毛异常会导致先天性心脏病、内脏转位、智力低下或脊柱侧凸的发生,但迄今只发现很少家系会合并脊柱侧凸。

阿尔斯特雷姆综合征患者出现胰岛素抵抗等相关受体异常的症状可能与突变的ALMS 蛋白影响了细胞内的微管功能有关,而胰岛素受体后抵抗/细胞内胰岛素的抵抗与患者肥胖、血脂异常的发生密切相关。这很可能是由于葡萄糖转运蛋白(受胰岛素结合细胞信号的影响)表达减少。其对肌肉细胞的影响会特别明显,因为葡萄糖转运蛋白 4 与葡萄糖的亲和力高,并且是葡萄糖进入肌肉组织的必经通道。进入肌肉组织代谢的葡萄糖减少后可能会导致葡萄糖转移至肝脏,导致肝脏进行大量甘油三酯合成和极低密度脂蛋白(VLDL)的分泌,最终导致脂肪肝、高甘油三酯和低高密度脂蛋白胆固醇——常见于阿尔斯特雷姆综合征和代谢综合征。阿尔斯特雷姆综合征患者甘油三酯水平和 2 型糖尿病发生率的异质性,可能与修饰基因活性及其与生活方式的相互作用有关。目前,纤毛病的发生与患者食欲和肥胖之间的具体关系尚不清楚,但有一项研究表明纤毛病模型小鼠下丘脑细胞的形态发生了改变[68]。

部分患者出现的男性性功能减退、生长激素部分缺乏、甲状腺功能减退和多囊卵巢综合征内分泌疾病很可能是内分泌腺体的纤维化、胰岛素抵抗和下丘脑-垂体功能低下共同作用导致的。患者的心脏、肾和肝纤维化则极有可能是初级纤毛功能缺陷直接导致的结果,而与患者合并的肥胖、动脉硬化或糖尿病无关。目前未见在患者中检测出器官特异性或者非器官特异性自身抗体的报道。ALMS 蛋白功能异常与细胞凋亡的关系的研究正在进行之中。

阿尔斯特雷姆综合征患者的主要并发症之间有显著的相互作用。进行肾移植患者的体重指数需小于 35 kg/m²,其血脂和血糖水平应被良好控制并且心脏功能要足够好。不同程度肾脏、心脏和肝脏功能障碍引起的血流动力学改变对患者血压和肾脏灌注有重要的影响。

---

① 原文为 actin of microtubules,是错误表述,而且所引文献实际上是报道 ALMS1 蛋白可结合辅肌动蛋白(actinin),而非肌动蛋白(actin)。——审校者注

治疗

社会心理需求

一经确诊,所有家庭成员就应根据患儿年龄对将来可能出现的问题和应对措施进行充分讨论。需要注意的是,并非所有阿尔斯特雷姆综合征患者均会发展到主要器官功能衰竭的程度,但是对患者定期随访有助于及早发现问题,同时也有助于采取最有效的治疗方案。当患儿到了上学的年龄,每个家庭应该仔细考虑他们的教育问题。若患者失明,则应该考虑是去普通学校还是去盲人学校,最好同时考虑营养、体育锻炼和社会融入的照顾计划。英国的阿尔斯特雷姆综合征患者支持组织在这方面已发挥了重要作用。

视力损害

尚未找到能治疗严重的视杆或者视锥细胞营养不良导致视力进行性损失的方法,因此目前让患儿学习盲文和计算机技能便非常重要。患者在儿童时期出现视力下降是确定的,但是也有一些患者在 30 岁前仍存在能满足其行走和阅读大号字体的视力。因此,对阿尔斯特雷姆综合征患者视力损害的治疗也需要个体化。阿尔斯特雷姆综合征患者最痛苦的早期症状是畏光,常在出生后 6 个月时开始变得明显。佩戴深色太阳镜能避免日常生活中的痛苦。白内障的发生率在患者中很高且与是否并发糖尿病无关,但理论上较早发生的糖尿病可以影响患者的残存视力。白内障手术既可以帮助患者提高视力也可以改善患者眼睛外观。

盲文和计算机辅助的语音合成器已给许多年轻的阿尔斯特雷姆综合征患者的生活质量带来了巨大的改善。因此,应该尽早让患者学习这两种技能。患者的运动能力可以凭借白手杖和导盲犬的适当辅助而获得很大提高。

耳聋

目前仍然没有方法去逆转或者防止阿尔斯特雷姆综合征患者听力下降的进展。患者神经性耳聋的严重程度和发病时间比视力受损的变异性更大。及时对可能导致患者传导性耳聋和神经性耳聋的中耳炎进行治疗,同时适时地给患者配备助听器对患者学习和社交能力的提高至关重要。一小部分患者听力下降非常严重,需要靠植入人工耳蜗来提高听力。目前有 1 例成功病例,但是患者原本残存的天然听力(natural auditory function)在术后彻底消失了。

心肌病

当婴儿期患者合并心肌病时,快速找到引起患者心力衰竭的诱因,及时给患者吸氧、利尿和必要时给予呼吸机机械通气治疗对患者至关重要。一般来说,除非患者还合并其他心脏的先天性缺陷,否则经过上述治疗后患者的心肌病能逐渐恢复。阿尔斯特雷姆综合征患者心脏结构异常未必是因同时存在其他隐性遗传性疾病,而有可能是因纤毛异常导致 PCP 信号通路被破坏。大约 25% 的青少年患者会合并心肌病,其中部分继发于婴幼儿时期的心力衰竭，也有部分是新发的。建议此时至少进行一次心电图、心脏彩超和心脏MRI检查以指导治疗。阿尔斯特雷姆综合征患者常合并左、右心室的纤维化[31,69]。肾脏损害和2型糖尿病在患者中也很常见，有些患者还可能合并有肝硬化。因此，有些患者会因肾素-血管紧张素-醛固酮系统抑制太强而出现血压和肾小球滤过率的迅速下降[70]。这些情况下，肼苯哒嗪是更安全的降压药。这并非阿尔斯特雷姆综合征患者特有的。最近在2型糖尿病合并高血压患者的ALTITUDE注册临床研究中，血管紧张素Ⅱ抑制剂＋阿利克仑(aliskerin)的方案即在2型糖尿病参与者中引发了肾前性肾衰竭和中风。目前没有临床试验来指导出现高血压的阿尔斯特雷姆综合征患者在心脏保护(降压)方面的治疗，因此在凭经验使用ACEI、ARB、β受体阻滞剂和利尿剂时需要密切检测患者的血压和肾功能。有报道称，利用地高辛能治疗阿尔斯特雷姆综合征合并的心房颤动，并且电复律能成功地使阿尔斯特雷姆综合征合并心房颤动的患者恢复窦性心律。两位英国患者最终通过双腔起搏器来协调心室的收缩从而治疗他们的心律失常。最近，有阿尔斯特雷姆综合征患者因为心脏瓣膜病而成功进行了心脏移植治疗的报道[71]。在英国，有两例30岁的阿尔斯特雷姆综合征患者在接受心脏移植后因为严重的心肌病而死亡。将来需要更多的研究来指导阿尔斯特雷姆综合征心脏移植的最佳适应证和手术时机。

代谢性疾病

从儿童期开始的严重胰岛素抵抗是阿尔斯特雷姆综合征患者显著的特点，这被认为与细胞内微管功能障碍有关。但是阿尔斯特雷姆综合征患者合并的血脂异常和糖耐量异常与非阿尔斯特雷姆综合征的2型糖尿病患者具有相同的临床表现和对治疗的反应[Intensive blood-glucose control with sulphonylureas or insulin compared with conventional treatment and risk of complications in patients with type 2 diabetes (UKPDS 33). (UK Prospective Diabetes Study, UKPDS) Group, 1998][②]。在20岁前，患者能通过降低热量的摄入和积极锻炼降低其糖耐量发生异常的风险。此后，服用二甲双胍通常是有效的，如果有必要，最有效的是加用肠促胰岛素类似物[40]。少部分患者在30岁左右需要使用胰岛素来预防高渗性症状的发生，如果患者合并严重肥胖，这种情况出现的时间会提前[10,24-26,29,72]。几乎所有患者均会出现轻度甘油三酯血症(2～5 mmol/L)，某些患者的甘油三酯可以高达20 mmol/L，此时常需要用烟酸类似物防止胰腺炎的发生[23,28,39,40]。当甘油三酯＞50 mmol/L或者发生胰腺炎时，予以禁食48小时能使患者的甘油三酯水平下降到5 mmol/L以下。

少部分患者需要大剂量胰岛素(＞1 000单位/天)来控制血糖且U500胰岛素被证实效果良好。行胰腺移植可成功治疗阿尔斯特雷姆综合征合并1型糖尿病的患者，同时世界范围内已有些患者从胰岛素泵治疗中获益。

动脉硬化

基于胞内物质运输减慢可以导致中间代谢受损的推测，加上阿尔斯特雷姆综合征常

---

② Lancet, 1998, 352(9131): 837-853.——译者注

有糖尿病和肝、肾纤维化,因此在予患者他汀类药物时需十分谨慎。目前,有 1 例因为患者有冠状动脉粥样硬化而出现急性冠脉综合征的报道。如果患者能接受肾移植,糖尿病、高脂血症能得到有效的治疗,以及并发感染能得到及时的处理,患者的寿命也有希望获得延长。但值得注意的是,当患者 25 岁时,动脉粥样硬化的危险因素已在患者中存在超过20 年! 实际上,曾经对 6 名大于 25 岁且血浆胆固醇/HDL-C>5 的患者长期予低或中等剂量的他汀类药物[辛伐他汀(20 mg/d)或者瑞舒伐他汀(10 mg,每周两次)],并证明是可行的。但是,在患者服用他汀类药物的过程中,需要监测患者肌肉疼痛和血浆肌酸激酶水平。

脂肪肝、肝纤维化和肝硬化

目前没有特异性针对此综合征的治疗方法。当患者合并门静脉曲张出血时,β 受体阻滞剂、胃镜套扎止血、经颈静脉肝内门腔静脉支架分流术(trans-jugular intrahepatic stent,TIPS),以及常规的肝性脑病治疗均有良好的疗效。

肾衰竭

越来越多患者成功地接受了 3 年以上的血液透析治疗,许多患者成功接受了活体亲属肾移植或尸源肾移植。

尿道及逼尿肌运动不良

一部分女性患者在青年时期会出现无痛性膀胱排空延迟。其中,有些患者会进展为疼痛性膀胱痉挛及尿道张力紊乱。常规剂量的 α 受体阻滞剂对许多患者有效,但也有些患者需要利用间歇性膀胱导尿来治疗。有两位来自英国的患者进展至需行尿流改道术——进行了膀胱切除和回肠膀胱术(ileal bladders)。

胃食管疾病

阿尔斯特雷姆综合征患者的反流性食管炎很常见,通常对常规剂量的质子泵抑制剂治疗有效。一名合并食管痉挛但胃肠道排空时间正常的严重胃酸反流患者经胃底折叠术治疗有效。

感染

ALMS 蛋白功能障碍和感染性疾病易感性之间的关系目前仍然不清楚。有许多报道称在严重的低氧血症与死亡病例中会合并细菌性下呼吸道感染(社区获得性肺炎和术后肺炎)。正如前文所述,患者肺活量受限、心脏纤维化、糖尿病的共同存在会让机体对感染的应答反应变得迟钝,这也为患者后期出现的灾难埋下伏笔。因此,对患者的呼吸道感染,应尽早给予广谱抗生素治疗。有计划地在术后进行机械通气被证实可成功预防手术相关的并发症。值得注意的是,成骨不全导致的后凸畸形会使呼吸道感染的发病率和死亡率显著增加[73],这个因素在阿尔斯特雷姆综合征患者中或许被忽视了。

骨骼肌肉系统

脊柱后凸导致的下位肋骨与髂嵴的摩擦、足外翻及由此引起的生物力学异常导致的肌肉痉挛和脊柱炎可以导致患者产生慢性疼痛。使用鞋垫、进行体育锻炼和服用止痛药的方法既简单又有效。已有脊柱侧凸和严重脊柱炎(弥漫性特发性骨肥厚)患者成功接受了手术治疗。

基因治疗和干细胞治疗

基因治疗和干细胞治疗这类新方法用于治疗阿尔斯特雷姆综合征患者的意见目前仍不统一。由于受累器官范围较广,而即便仅有肾受累,肾也是由不同组织构成的,因此"全部治愈(global cure)"所有临床症状的可能性似乎不大。由于 *ALMS1* 基因和 ALMS 蛋白都很大,这也使整个基因治疗或者蛋白替代治疗似乎不可能实现。目前期待的是对 ALMS 蛋白功能的了解可以更进一步,一旦 ALMS 蛋白的作用被阐明,会产生基于其在光感受器、螺旋器、心脏、肝和肾下游作用的治疗方法[74,75]。

(李新华 译)

参考文献

[1] Alström, C. H., Hallgren, B., Nilsson, L. B., Asander, H. 1959. Retinal degeneration combined with obesity, diabetes mellitus and neurogenous deafness: A specific syndrome (not hitherto described) distinct from the Laurence-Moon-Bardet-Biedl syndrome: a clinical, endocrinological and genetic examination based on a large pedigree. *Acta Psychiatr Neurol Scand Suppl* 129, 1-35.

[2] Alström, C. H., Gentz, C., Lindblom, K. 1949. (Not available). *Poumon* 5, 97-108.

[3] Alström, C. H. 1950. A study of epilepsy in its clinical, social and genetic aspects. *Acta Psychiatr Neurol Suppl* 63, 1-284.

[4] Himsworth, H. P. and Kerr, R. B. 1939. Insulin-sensitive and insulin-insensitive types of diabetes mellitus. *Clin Sci* 4, 119.

[5] Watson, J. D. & Crick, F. H. 1953. Molecular structure of nucleic acids; a structure for deoxyribose nucleic acid. *Nature* 171, 737-738.

[6] Yallow, R. S. & Berson, S. A. 1960. Immunoassay of endogenous plasma insulin in man. *J Clin Invest* 39, 1157-1175.

[7] Russell-Eggitt, I. M., Clayton, P. T., Coffey, R., Kriss, A., Taylor, D. S., Taylor, J. F. 1998. Alström syndrome. Report of 22 cases and literature review. *Ophthalmology* 105, 1274-1280.

[8] Garg, R. A., Singh, J., Mathur, B. B. 1991. Alstrom syndrome. *Indian Pediatr* 28, 799-801.

[9] Ikeda, Y., Morita, Y., Matsuo, Y., Akanuma, Y., Itakura, H. 1974. [A case of Alström syndrome associated with situs inversus totalis and characteristic liver cirrhosis (author's transl)]. *Nippon Naika Gakkai Zasshi* 63, 1303-1311.

[10] Marshall, J. D., Ludman, M. D., Shea, S. E., Salisbury, S. R., Willi, S. M., LaRoche, R. G., et al. 1997. Genealogy, natural history, and phenotype of Alström syndrome in a large Acadian kindred and three additional families. *Am J Med Genet* 73, 150-161.

[11] Michaud, J. L., Héon, E., Guilbert, F., Weill, J., Puech, B., Benson, L., et al. 1996. Natural history of Alström syndrome in early childhood: Onset with dilated cardiomyopathy. *J Pediatr* 128, 225-229.

[12] Macari, F., Lautier, C., Girardet, A., Dadoun, F., Darmon, P., Dutour, A., et al. 1998. Refinement of genetic localization of the Alström syndrome on chromosome 2p12-13 by linkage analysis in a North African family. *Hum Genet* 103, 658-661.

[13] Liu, L., Dong, B., Chen, X., Li, J., Li, Y. 2009. Identification of a novel ALMS1 mutation in a Chinese family with Alström syndrome. *Eye* (London) 23, 1210-1212.

[14] Satman, I., Yilmaz, M. T., Gürsoy, N., Karşidağ, K., Dinççağ, N., Ovali, T., et al. 2002. Evaluation of insulin resistant diabetes mellitus in Alström syndrome: A long-term prospective

follow-up of three siblings. *Diabetes Res Clin Pract* 56, 189-196.

[15] Van den Abeele, K., Craen, M., Schuil, J. & Meire, F. M. 2001. Ophthalmologic and systemic features of the Alström syndrome: Report of 9 cases. *Bull Soc Belge Ophtalmol* 67-72.

[16] Collin, G. B., Marshall, J. D., Ikeda, A., So, W. V., Russell-Eggitt, I., Maffei, P., et al. 2002. Mutations in ALMS1 cause obesity, type 2 diabetes and neurosensory degeneration in Alström syndrome. *Nat Genet* 31, 74-78.

[17] Hearn, T., Renforth, G. L., Spalluto, C., Hanley, N. A., Piper, K., Brickwood, S., et al. 2002. Mutation of ALMS1, a large gene with a tandem repeat encoding 47 amino acids, causes Alström syndrome. *Nat Genet* 31, 79-83.

[18] Aldahmesh, M. A., Abu-Safieh, L., Khan, A. O., Al-Hassnan, Z. N., Shaheen, R., Rajab, M., et al. 2009. Allelic heterogeneity in inbred populations: The Saudi experience with Alström syndrome as an illustrative example. *Am J Med Genet A* 149A, 662-665.

[19] Bond, J., Flintoff, K., Higgins, J., Scott, S., Bennet, C., Parsons, J., et al. 2005. The importance of seeking ALMS1 mutations in infants with dilated cardiomyopathy. *J Med Genet* 42, e10.

[20] Marshall, J. D., Bronson, R. T., Collin, G. B., Nordstrom, A. D., Maffei, P., Paisey, R. B., et al. 2005. New Alström syndrome phenotypes based on the evaluation of 182 cases. *Arch Intern Med* 165, 675-683.

[21] Paisey, R., Barrett, T., Carey, C., Hiwot, T., Cramb, R., White, A., et al. 2011. Rare disorders presenting in the diabetic clinic: An example using audit of the NSCT adult Alström clinics. *Pract Diabetes* 28, 340-343.

[22] Jatti, K., Paisey, R., More, R. 2012. Coronary artery disease in Alström syndrome. *Eur J Hum Genet* 20, 117-118.

[23] Paisey, R. B., Carey, C. M., Bower, L., Marshall, J., Taylor, P., Maffei, P., Mansell, P. 2004. Hypertriglyceridaemia in Alström's syndrome: Causes and associations in 37 cases. *Clin Endocrinol（Oxford）* 60, 228-231.

[24] Minton, J. A. L., Owen, K. R., Ricketts, C. J., Crabtree, N., Shaikh, G., Ehtisham, S., et al. 2006. Syndromic obesity and diabetes: Changes in body composition with age and mutation analysis of ALMS1 in 12 United Kingdom kindreds with Alstrom syndrome. *J Clin Endocrinol Metab* 91, 3110-3116.

[25] Bettini, V., Maffei, P., Pagano, C., Romano, S., Milan, G., Favaretto, F., et al. 2012. The progression from obesity to type 2 diabetes in Alström syndrome. *Pediatr Diabetes* 13, 59-67.

[26] Mokashi, A. & Cummings, E. A. 2011. Presentation and course of diabetes in children and adolescents with Alstrom syndrome. *Pediatr Diabetes* 12, 270-275.

[27] Marshall, J. D., Maffei, P., Beck, S., Barrett, T. G., Paisey, R. B. 2013. Clinical utility gene card for: Alström syndrome. *Eur J Hum Genet* 24 April 2013. doi: 10.1038/ejhg.2013.61.［Epub ahead of print］.

[28] Paisey, R. B., Hodge, D. & Williams, K. 2008. Body fat distribution, serum glucose, lipid and insulin response to meals in Alström syndrome. *J Hum Nutr Diet* 21, 268-274.

[29] Paisey, R., Barrett, T., Carey, C., Hiwot, T., Cramb, R., White, A., et al. 2011. Rare disorders presenting in the diabetic clinic: An example using audit of the NSCT adult Alström clinics. *Pract Diabetes* 28, 340-343.

[30] Smith, J. C., McDonnell, B., Retallick, C., McEniery, C., Carey, C., Davies, J. S., et al. 2007. Is arterial stiffening in Alström syndrome linked to the development of cardiomyopathy? *Eur J Clin Invest* 37, 99-105.

[31] Loudon, M. A., Bellenger, N. G., Carey, C. M., Paisey, R. B. 2009. Cardiac magnetic resonance imaging in Alström syndrome. *Orphanet J Rare Dis* 4, 14.

[32] Awazu, M., Tanaka, T., Sato, S., Anzo, M., Higuchi, M., Yamazaki, K., et al. 1997. Hepatic dysfunction in two sibs with Alström syndrome: Case report and review of the literature. *Am J Med Genet* 69, 13-16.

［33］ Chang, K. W., Hou, J. W., Lin, S. J., Kong, M. S. 2000. Alstrom syndrome with hepatic dysfunction: Report of one case. *Acta Paediatr Taiwan* 41, 270–272.

［34］ Chou, P. I., Chen, C. H., Chen, J. T., Wen, L. Y., Wu, D. A., Feldon, S. E. 2000. Alström syndrome with subclinical insulin–resistant diabetes and hepatic dysfunction: A family report. *J Pediatr Ophthalmol Strabismus* 37, 179–182.

［35］ Connolly, M. B., Jan, J. E., Couch, R. M., Wong, L. T., Dimmick, J. E., Rigg, J. M. 1991. Hepatic dysfunction in Alström disease. *Am J Med Genet* 40, 421–424.

［36］ Quiros-Tejeira, R. E., Vargas, J. & Ament, M. E. 2001. Early-onset liver disease complicated with acute liver failure in Alstrom syndrome. *Am J Med Genet* 101, 9–11.

［37］ Khoo, E. Y. H., Risley, J., Zaitoun, A. M., El-Sheikh, M., Paisey, R. B., Acheson, A. G., et al. 2009. Alström syndrome and cecal volvulus in 2 siblings. *Am J Med Sci*. 337, 383–385.

［38］ Lele, R. D. 2009. Epigenetics—gene silencing. *J Assoc Physicians India* 57, 60–66.

［39］ Wu, W.-C., Chen, S.-C., Dia, C.-Y., Yu, M.-L., Hsieh, M.-Y., Lin, Z.-Y., et al. 2003. Alström syndrome with acute pancreatitis: A case report. *Kaohsiung J Med Sci* 19, 358–361.

［40］ Paisey, R. B. 2009. New insights and therapies for the metabolic consequences of Alström syndrome. Curr Opin Lipidol 20, 315–320.

［41］ Iannello, S., Bosco, P., Camuto, M., Cavaleri, A., Milazzo, P., Belfiore, F. 2004. A mild form of Alström disease associated with metabolic syndrome and very high fasting serum free fatty acids: two cases diagnosed in adult age. *Am J Med Sci* 327, 284–288.

［42］ Alter, C. A., Moshang, T. Jr, 1993. Growth hormone deficiency in two siblings with Alström syndrome. *Am J Dis Child* 147, 97–99.

［43］ Maffei, P., Boschetti, M., Marshall, J. D., Paisey, R. B., Beck, S., Resmini, E., et al. 2007. Characterization of the IGF system in 15 patients with Alström syndrome. *Clin Endocrinol*. (*Oxford*)66, 269–275.

［44］ Tai, T.-S., Lin, S.-Y. & Sheu, W.H.-H. 2003. Metabolic effects of growth hormone therapy in an Alström syndrome patient. *Horm Res* 60, 297–301.

［45］ Tiwari, A., Awasthi, D., Tayal, S. & Ganguly, S. 2010. Alstrom syndrome: A rare genetic disorder and its anaesthetic significance. *Indian J Anaesth* 54, 154–156.

［46］ Atar, M., Körperich, E. J. 2010. Systemic disorders and their influence on the development of dental hard tissues: A literature review. *J Dent* 38, 296–306.

［47］ Bremer, L. A., Blackman, S. M., Vanscoy, L. L., McDougal, K. E., Bowers, A., Naughton, K. M., et al. 2008. Interaction between a novel TGFB1 haplotype and CFTR genotype is associated with improved lung function in cystic fibrosis. *Hum Mol Genet* 17, 2228–2237.

［48］ Collaco, J.M., Vanscoy, L., Bremer, L., McDougal, K., Blackman, S.M., Bowers, A., et al. 2008. Interactions between secondhand smoke and genes that affect cystic fibrosis lung disease. *JAMA* 299, 417–424.

［49］ Dorfman, R., Sandford, A., Taylor, C., Huang, B., Frangolias, D., Wang, Y., et al. 2008. Complex two-gene modulation of lung disease severity in children with cystic fibrosis. *J Clin Invest* 118, 1040–1049.

［50］ Gámez, A., Pérez, B., Ugarte, M., Desviat, L. R. 2000. Expression analysis of phenylketonuria mutations. Effect on folding and stability of the phenylalanine hydroxylase protein. *J. Biol. Chem*. 275, 29737–29742.

［51］ Patel, S., Minton, J. A. L., Weedon, M. N., Frayling, T. M., Ricketts, C., Hitman, G. A., et al. 2006. Common variations in the *ALMS1* gene do not contribute to susceptibility to type 2 diabetes in a large white UK population. *Diabetologia* 49, 1209–1213.

［52］ Stanley, W. C., Recchia, F. A. & Lopaschuk, G. D. 2005. Myocardial substrate metabolism in the normal and failing heart. *Physiol Rev* 85, 1093–1129.

［53］ Baumann, M., Giunta, C., Krabichler, B., Rüschendorf, F., Zoppi, N., Colombi, M., et al. 2012. Mutations in FKBP14 cause a variant of Ehlers–Danlos syndrome with progressive kyphoscoliosis, myopathy, and hearing loss. *Am J Hum Genet* 90, 201–216.

［54］ Beighton，P.，Spranger，J.，Versveld，G. 1983. Skeletal complications in osteogenesis imperfecta. A review of 153 South African patients. *S. Afr. Med J*. 64，565 - 568.

［55］ De Paepe，A.，Malfait，F. 2012. The Ehlers-Danlos syndrome，a disorder with many faces. *Clin Genet* 82，1 - 11.

［56］ Rohrbach，M.，Vandersteen，A.，Yiş，U.，Serdaroglu，G.，Ataman，E.，Chopra，M.，et al. 2011. Phenotypic variability of the kyphoscoliotic type of Ehlers-Danlos syndrome（EDS VIA）：Clinical，molecular and biochemical delineation. *Orphanet J Rare Dis* 6，46.

［57］ Paisey，R. B.，Paisey，R. M.，Thomson，M. P.，Bower，L.，Maffei，P.，Shield，J. P. H.，et al. 2009. Protection from clinical peripheral sensory neuropathy in Alström syndrome in contrast to early-onset type 2 diabetes. *Diabetes Care* 32，462 - 464.

［58］ Joy，T.，Cao，H.，Black，G.，Malik，R.，Charlton-Menys，V.，Hegele，R. A.，et al. 2007. Alstrom syndrome（OMIM 203800）：A case report and literature review. *Orphanet J Rare Dis* 2，49.

［59］ Hearn，T.，Spalluto，C.，Phillips，V. J.，Renforth，G. L.，Copin，N.，Hanley，N. A.，et al. 2005. Subcellular localization of ALMS1 supports involvement of centrosome and basal body dysfunction in the pathogenesis of obesity，insulin resistance，and type 2 diabetes. *Diabetes* 54，1581 - 1587.

［60］ Purvis，T. L.，Hearn，T.，Spalluto，C.，Knorz，V. J.，Hanley，K. P.，Sanchez-Elsner，T.，et al. 2010. Transcriptional regulation of the Alström syndrome gene ALMS1 by members of the RFX family and Sp1. *Gene* 460，20 - 29.

［61］ White，D. R. A.，Ganesh，A.，Nishimura，D.，Rattenberry，E.，Ahmed，S.，Smith，U. M.，et al. 2007. Autozygosity mapping of Bardet-Biedl syndrome to 12q21.2 and confirmation of FLJ23560 as BBS10. *Eur J Hum Genet* 15，173 - 178.

［62］ Wang，S.，Haynes，C.，Barany，F. & Ott，J. 2009. Genome-wide autozygosity mapping in human populations. *Genet Epidemiol* 33，172 - 180.

［63］ Adams，N. A.，Awadein，A.，Toma，H. S. 2007. The retinal ciliopathies. *Ophthalmic Genet* 28，113 - 125.

［64］ Badano，J.L.，Mitsuma，N.，Beales，P.L.，Katsanis，N. 2006. The ciliopathies：An emerging class of human genetic disorders. *Annu Rev Genomics Hum Genet* 7，125 - 148.

［65］ Tobin，J. L. & Beales，P. L. 2009. The nonmotile ciliopathies. *Genet Med* 11，386 - 402. UK Prospective Diabetes Study（UKPDS）Group，1998. Intensive blood - glucose control with sulphonylureas or insulin compared with conventional treatment and risk of complications in patients with type 2 diabetes（UKPDS 33）. *Lancet* 352，837 - 853.

［66］ Waters，A. M. & Beales，P. L. 2011. Ciliopathies：An expanding disease spectrum. *Pediatr Nephrol* 26，1039 - 1056.

［67］ Collin，G. B.，Marshall，J. D.，King，B. L.，Milan，G.，Maffei，P.，Jagger，D. J.，Naggert，J. K. 2012. The Alström syndrome protein，ALMS1，interacts with α-actinin and components of the endosome recycling pathway. *PLoS One* 7，e37925.

［68］ Heydet，D.，Chen，L. X.，Larter，C. Z.，Inglis，C.，Silverman，M. A.，Farrell，G. C.，et al. 2012. A truncating mutation of Alms1 reduces the number of hypothalamic neuronal cilia in obese mice. *Dev Neurobiol* 73，1 - 13.

［69］ Corbetti，F.，Razzolini，R.，Bettini，V.，Marshall，J. D.，Naggert，J.，Tona，F.，et al. 2012. Alström Syndrome：Cardiac Magnetic Resonance findings. *Int J Cardiol*. 10 April 2012，［Epub ahead of print］.

［70］ Angeli，F.，Reboldi，G.，Mazzotta，G.，Poltronieri，C.，Garofoli，M.，Ramundo，E.，et al. 2012. Safety and efficacy of aliskiren in the treatment of hypertension and associated clinical conditions. *Curr Drug Saf* 7，76 - 85.

［71］ Goerler，H.，Warnecke，G.，Winterhalter，M.，Müller，C.，Ballmann，M.，Wessel，A.，et al. 2007. Heart-lung transplantation in a 14 - year - old boy with Alström syndrome. *J Heart Lung Transplant* 26，1217 - 1218.

［72］ Pirgon，Ö.，Atabek，M. E. & Tanju，I. A. 2009. Metabolic syndrome features presenting in early childhood in Alström syndrome：A case report. *J Clin Res Pediatr Endocrinol* 1，278 - 280.

［73］ McAllion，S. J. & Paterson，C. R. 1996. Causes of death in osteogenesis imperfecta. *J Clin Pathol* 49，627 - 630.

［74］ Mockel，A.，Obringer，C.，Hakvoort，T. B. M.，Seeliger，M.，Lamers，W. H.，Stoetzel，C.，et al. 2012. Pharmacological modulation of the retinal unfolded protein response in Bardet-Biedl syndrome reduces apoptosis and preserves light detection ability. *J Biol Chem* 287，37483 - 37494.

［75］ Redin，C.，Le Gras，S.，Mhamdi，O.，Geoffroy，V.，Stoetzel，C.，Vincent，M.-C.，et al. 2012. Targeted high-throughput sequencing for diagnosis of genetically heterogeneous diseases：Efficient mutation detection in Bardet-Biedl and Alstrom Syndromes. *J Med Genet* 49，501 - 512.

3 热纳综合征及纤毛类软骨发育不良
Jeune syndrome and the ciliary chondrodysplasias

Miriam Schmidts

病名由来

纤毛类软骨发育不良(ciliary chondrodysplasia)指的是一组因为纤毛相关基因突变导致骨骼发育受损的罕见遗传性疾病。根据患者疾病的严重程度、临床表现和基因突变类型的不同,又可分为不同的类别。

短肋-多指综合征

短肋-多指综合征(short-rib-polydactyly syndromes,SRPS)患者常在围产期死亡,患者具有特征性的临床表型:因严重胸廓狭窄导致肺组织发育不良,四肢短(小肢)和多指。根据患者的临床表现,又可将其分为五个亚型。

(1) SRPS Ⅰ型(Saldino-Noonan 型,OMIM ♯263530[1])。

(2) SRPS Ⅱ型(Majewski 型,OMIM ♯263520[2])。

(3) SRPS Ⅲ型(Verma-Naumoff 型,OMIM ♯263510[3,4])。

(4) SRPS Ⅳ型(Beemer-Langer 型,OMIM ♯269860[5])。

(5) SRPS Ⅴ型(OMIM ♯614091[6])。

口-面-指综合征Ⅳ型

口-面-指综合征Ⅳ型(oral-facial-digital syndrome 4,OFD Ⅳ)(OMIM ♯258860)又名 OFD 合并胫骨畸形、Mohr-Majewski 综合征或 Baraitser-Burn 综合征,最初由 Burn 和 Baraitser 等人分别于 1984 年和 1986 年报道。Baraitser 注意到 OFD Ⅳ与合并轴前和轴后多指/趾畸形、胫骨发育不良、口和面部发育缺陷的 SRPS Ⅱ型有重叠的临床表现。

窒息性胸廓发育不良综合征

窒息性胸廓发育不良综合征(asphyxating thoracic dystrophy,ATD;OMIM ♯208500),又名热纳综合征(Jeune syndrome)、热纳窒息性胸廓发育不良综合征(Jeune asphyxating thoracic dystrophy,JATD),在 1955 年由热纳等人首次报道[7],随后于 1964 年由 Maroteaux 和 Savart 进一步报道[8]。窒息性胸廓发育不良综合征患者常合并有不同程度的短肋、呈三叶草形的髋臼顶部和伴有刺状的髋臼等畸形,但多指畸形很罕见。

Mainzer-saldino 综合征

Mainzer-saldino 综合征(Mainzer-saldino syndrome,MSS)也称 cono-renal 综合征(OMIM ♯266920)于 1970 年由 Mainzer 等人首次发现[9],当时发现此类疾病的 2 个患者具有

手指锥形骨骺、视网膜病变和肾功能退变的临床表现。后来，又发现他们存在胸廓狭窄畸形、头颅狭小和肝脏异常。2012 年，Perrault 等人首次把此类疾病与纤毛功能异常联系起来[10]。

头颅-外胚层发育不良综合征

头颅-外胚层发育不良综合征（cranial-ectodermal dysplasia，CED；OMIM♯218330）又名森森布伦纳综合征（sensenbrenner syndrome）、莱文综合征（Levin syndrome），于1977 年由 Levin 等人首次报道[11]，患者常伴有因矢状缝早闭导致的长头畸形、内眦赘皮、头发稀疏且生长缓慢、牙齿发育异常、短指和短肋畸形。2010 年，Walczak-Sztulpa 等人[12]在一对同胞 CED 患者中首次发现 IFT22 基因的双等位突变且该突变为其致病机制，后把 CED 归为纤毛类软骨发育不良性疾病。

埃利伟综合征

埃利伟综合征（Ellis-van Creveld syndrome，EVC；OMIM♯225500）又名软骨外胚层发育不良症、中外胚层发育不良综合征，于 1940 年由 Richard Elis 和 Simon van Creveld 首次报道[13]。接着 Mckusick 等人于 1964 年报道了一个生活在美国宾夕法尼亚州的阿什人 EVC 大家系，具有肢端侏儒（acromelic dwarfism）、多指合并甲营养不良、牙齿异常、心脏发育缺陷的临床表现。Langer 在 1968 年就发现[14]，从影像学上通常很难区分 EVC 与窒息性胸廓发育不良综合征。但是，心脏发育异常在 EVC 患者中很普遍，而窒息性胸廓发育不良综合征患者可能有视网膜、肝和肾疾病表现。

韦耶面部发育不全

韦耶面部发育不全（Weyers acrofacial dysostosis，也称 Curry-Hall 综合征，OMIM♯193530）于 1952 年由 Weyers 首次报道[15]，是一种与 EVC 具有相同的致病基因，但为常染色体显性遗传的疾病。患者具有轻度多指畸形、牙齿发育异常和甲发育异常的临床表现。

流行病学

本章所描述的所有类型的纤毛类软骨发育不全在普通人群中发病率很低，常小于$1/(2\times10^5)$甚至低于$1/(1\times10^6)$。由于其为常染色体隐性遗传，因此在一些相对封闭的种族中，此类疾病的发病率很可能比较高。由于目前尚无大样本的病例报道，所以此类疾病的具体发病率目前仍然不清楚。

JATD 在西方国家的发病率大约为$1/(2\times10^5)$[16]，其他各型 SRPS 的发病率也类似，但是确切的数字目前仍然不清楚。森森布伦纳综合征和 MSS 的具体发病率也不清楚，但是这两种疾病似乎比 JATD 更少见，因此其预期的发病率可能低于$1/(2\times10^5)$。但 2006 年 Kovacs 等人发现一个匈牙利罗姆人家族中有许多 SPRS Ⅳ型患者[17]。OFD Ⅳ型的发病率可能也低于$1/(2\times10^5)$。EVC 的发病率常低于$1/(1\times10^6)$，但目前文献报道的病例都来自宾夕法尼亚州的阿什人。韦耶面部发育不全（经常与 EVC 同时发生）具体的发病率目前仍然不清楚。

临床特点

所有纤毛类软骨发育不良患者常以发育性骨骼缺陷为特征，主要影响四肢、肋骨，有时候还会影响颅面骨。SRPS 所有亚型患者通常在围出生期因为心肺功能衰竭致死，但 JATD、MSS、CED、OFD 和 EVC 患者由于胸廓狭窄畸形程度不严重而能生存更久[18-20]。许多纤毛类软骨发育不良疾病也有骨骼系统之外的临床表现，比如肾脏、肝脏、心脏或者眼部疾病的表现。下面将根据疾病的临床表现和基因型的相似性进行分组讨论（表 3.1）。

SRPS 第 1 组：SRPS Ⅱ型、SPRS Ⅳ型和 OFD Ⅳ型

- SRPS Ⅱ型（Majewski 综合征）

SRPS Ⅱ型患者在出生时全身呈浮肿并出现非常狭小的胸廓合并水平走向的肋骨，腹部隆起，短且两端平滑的管状骨。与其他类型的 SRPS 相比，SRPS Ⅱ型的特点为：两侧胫骨呈椭圆形且不对称性缩短（常比腓骨更短），居中的唇腭裂和短且两端非常平滑的管状骨，但其骨盆发育正常。许多患者常合并轴前和轴后的多指，以及会厌、咽喉部的异常，肾囊肿，生殖器异常和大脑异常。由于 SRPS Ⅱ型和 OFD Ⅳ型患者均有胫骨发育不良，因此通常很难鉴别两者[2,21-23]。

- SRPS Ⅳ型（Beemer-Langer 综合征）

SRPS Ⅳ型最初的报道见于两个患者，具有上唇中度的唇裂、胸廓畸形狭窄、肋骨水平、宽且短、四肢弯曲呈弓形的临床表现，但两个患者并没有亲缘关系[5]。此型患者与 SRPS Ⅱ型类似，均在出生时出现浮肿、长骨变短、胸廓狭窄和腹部隆起，但 SRPS Ⅳ型患者常无多指畸形。不过如果患者出现多指，则既可以表现为轴前多指，也可表现为轴后多指。与 SRPS Ⅱ型主要的鉴别点是 SRPS Ⅳ型无胫骨发育不良（SRPS Ⅳ型管状骨发育相对较好且胫骨显著长于腓骨）。而且 SRPS Ⅳ型管状骨干骺端的边缘常较为平滑。SRPS Ⅳ型患者骨骼系统之外的临床表现有肾脏疾病、大脑发育异常和先天性心脏发育缺陷[5,17,23-27]。

- 口-面-指综合征Ⅳ型（Mohr-Majewski 综合征）

OFD Ⅳ型兼有 SRPS Ⅱ型与 Mohr 综合征（OFD Ⅱ型）的特点，比如具有 SRPS Ⅱ型中严重的胫骨发育不良的同时也很可能存在分叶状舌。此外，患者也具有唇腭裂、轴前和轴后多指（趾）畸形。患者胸廓狭窄畸形的严重程度不一。其他临床表现包括：眼缺损、肝内囊性变和肝脏纤维化、外生殖器性别不明、囊性肾发育不良、肛门闭锁、脑功能异常、重度马蹄内翻足和重度双侧耳聋等[28-30]。

SRPS 第 2 组：SRPS Ⅰ型和 SPRS Ⅲ型

- SRPS Ⅰ型（Saldino-Noonan 综合征）

与其他 SRPS 亚型类似，SRPS Ⅰ型也在新生儿期致死。患者有浮肿、狭小的胸廓、短且水平的肋骨和显著的四肢短小（类似"鳍状肢"）表现，X 线表现为干骺端形态不规则。轴前和轴后多指在患者中很常见且椎体、骨盆及手和脚的骨骼呈骨化不全的征象。骨盆异常的临床表现与 EVC 和 JATD 相似，具有髋臼顶部合并骨化刺突状结构的扁平髋臼的

表 3.1　纤毛类软骨发育不良综合征患者的临床表现、放射学特点和基因型

分组	疾病名称	肋骨变短	小肢畸形	多指畸形	其他放射学特征	其他特征性病变	预后	致病基因
1	SRPS Ⅱ型（Majewski 综合征）	++	+	表现较为一致（轴前与轴后）	不对称性变小或椭圆形胫骨,骨盆正常	唇腭裂、囊性肾病、生殖系统异常	围产期死亡	NEK1,DYNC2H1
1	SRPS Ⅳ型（Beemer-Lange 综合征）	++	+	很罕见	与 SRPS Ⅱ型类似,但胫骨形态不	唇裂	围产期死亡	—
1	OFD Ⅳ型（Mohr-Majewski 综合征）	+~+++	+	常见（轴前与轴后）	不对称性减小及椭圆形胫骨—	唇腭裂/伪裂,分叶状舌	取决于胸廓狭窄的程度	TCTN3
2	SRPS Ⅰ型（Saldino-Noonan 综合征）	+++	+	常见	长骨末端呈点状,骨化障碍,髂骨发育不良,刺状髋臼	肾囊肿、大血管、胃肠道、泌尿生殖道畸形	围产期死亡	—
2	SRPS Ⅲ型（Verma-Naumoff 综合征）	+++	+	常见	长骨末端椭圆、长条形骨刺、髂骨发育不良,头颅基部变短、前额膨出、鼻桥塌陷	—	围产期死亡	DYNC2H1,IFT80
3	JATD	+~+++	+	罕见	三叶草型骨盆及髂骨基底、髂骨侧方畸形、髂骨短小且干骺端不规则、股骨弯曲、小的中指(趾)骨	肝肾疾病、视网膜变性(少见)	取决于程度/肾脏受累的严重程度	DYNC2H1,IFT80,WDR19,TTC21B,IFT140
3	Mainzer-Saldino 综合征（cono-renal 综合征）	+~+++	(+)	—	中节掌骨干骺端呈锥形	早发性视网膜病变、肾脏疾病、肝纤维化	取决于程度/肾脏受累的严重程度	IFT140
3	SRPS Ⅴ型	+++	+	常见	与 SRPS Ⅲ型类似,但具有肢端发育不全	肾脏发育不良、肠旋转不良	围产期死亡	WDR35
3	CED(森森布伦纳综合征)	+~+++	(+)	—	颅缝早闭、长头畸形	牙齿发育异常、头发稀疏且生长缓慢。牙齿与指甲发育不良,尤其是房间隔缺损	变异性很大。取决于是否合并肾衰竭	WDR35,IFT43,WDR19,IFT122
4	EVC	+~+++	+	表现较为一致（轴后）	骨盆、短髂骨、髂臼骨刺、不规则股骨弯曲、小的中指(趾)骨	牙齿与指甲发育不良、心脏畸形,尤其是房间隔缺损	取决于胸廓狭窄/心脏畸形的程度	EVC1,EVC2
4	韦耶面部发育不全	—	+	表现较为一致	没有胸廓异常的临床表现	牙齿和甲发育不良	无显著致死性	EVC1,EVC2

小骨盆。骨骼之外的临床表现包括多囊肾、大血管转位、胃肠道和泌尿生殖系统的动脉损伤,以及生殖系统发育紊乱[1,23,31,32]。

- SPRS Ⅲ 型(Verma-Naumoff 综合征)

除了 SRPS 典型的临床表现,比如出生时水肿、长骨变短、短而水平的肋骨、狭窄的胸廓和隆起的腹部,SPRS Ⅲ 型还有短颅底、前额膨出、鼻梁和枕部凹陷的表现。影像学上,表现为长骨骨皮质和骨髓的分离、骨骺轻度增宽和显著的纵行骨刺。与 SPRS Ⅰ 型类似,SPRS Ⅲ 型患者有骨盆异常。患者常见多指但不会完全外显。患者也会有唇腭裂、咽喉和会厌部发育的异常。骨骼以外的临床表现包括生殖系统发育紊乱[3,4,23,33,34]。

SRPS 第 3 组:JATD、SRPS Ⅴ型、MSS 和 CED

- 热纳窒息性胸廓发育不良综合征

JATD 主要的特征是肋骨短小导致的狭窄、有时呈钟形的胸廓。患者因为短肋导致胸廓狭窄从而限制肺组织的发育,最终使患儿在 2 岁前出现严重的呼吸困难。呼吸系统的并发症是导致大部分 JATD 患者死亡的主要原因(报道称其死亡率约达 60%[16])。在对 130 个患者家族观察的过程中,我们(未发表的数据)发现大约 20% 的患者能存活下来,另外有 20% 的患者出现流产[20]。可能由于肋骨的生长速度在 1~2 岁时能跟上肺部发育的速度,所以此后患者能"顺利闯过"呼吸系统的表型[18,20,35]。

最初报道高达 30% 的 JATD 患者会出现肾脏损伤[36],但是我们最近的研究结果[37]与 Baujat 等人[18]及 de Vries 等人[35]的报道相似,大约不超过 20% 的患者会出现肾脏的损伤,这些患者常有 IFT140 基因突变(尤其是有视网膜损害的患者)[37]。过去认为 JATD 患者很少有视网膜损害[38,39],结合患者的眼底镜检查结果和病史,我们发现仅有不超过 5%(队列研究中)的患者合并视网膜病变[37]。由于有些患者在很晚才出现视网膜病变,所以其(5%)或许低于实际的发病率。没有视网膜色素沉积患者的常规眼底镜检查可以显示正常,虽然视网膜电图(electroretinogram,ERG)可早期检测出视网膜疾病,但其不是 JATD 患者的常规筛查项目。与我们的推测相似的是,2013 年 Baujat 等人利用 ERG 进行检测,发现高达 50% 的 JATD 患者有视网膜的异常[18]。但是,之后有多少患者将最终进展为有显著临床表现的视网膜疾病目前仍然不清楚。

其他骨骼系统以外的临床表现包括胰腺损伤和(通常)轻度肝脏疾病[40]。目前,有 1 例患者进行了肝脏移植的文献报道[41]。在我们的队列研究中,发现有 1 例(共 130 例)患者因为肝衰竭而死亡(未发表的数据)。

- Mainzer-saldino 综合征

自从 Perrault 等人[10]发现 MSS 患者是 IFT40 基因的纯合突变所致后,其被认为是一种与 JATD 高度类似的疾病[23,37]。与 JATD 患者一样,大部分 MSS 患者 1 岁后的影像检查中能看到锥形骨骺,常常由于(多)囊性肾和肾消耗病而出现肾功能受损,且常出现早发性视网膜功能异常[10]。远节指骨变短和股骨头扁平也被报道过[9,42,43]。尽管大部分患者在儿童时期有肾脏疾病,在成年前便发展为终末期肾病,但不同家庭间甚至同一家庭内不同患者肾脏疾病的类型、发病年龄和进展速度有显著的变异[10,37]。因此患者肾脏疾病的预后常很难评估。由于并非所有的患者都能接受 ERG 检查,患者的视网膜异常的发病时间难以评估。因此,患者有时因为出现视力损害和(或)异常的眼底镜结果而获得确诊。但是在儿童时期视网膜异常发病似乎很常见[10]。视网膜异常的临床表现差异很大——从色素上皮性视网膜病变至不典型的非色素上皮性视网膜病变[10,37]。有极少数患者合并胆汁阻塞性肝炎和纤维化性肝炎[10,37]。Mainzer 等人(1970 年)[9]与 Giedion (1979 年)[44]发现高达 25% 的 MSS 患者具有共济失调,但 Perrault 的研究中并没发现这一点[10]。

- SRPS Ⅴ 型

目前为止,SRPS Ⅴ 型仅见于一个新西兰毛利人后裔的母亲连续两次产下的 2 个患儿中,并分别在 2007 年和 2011 年由 Mill[45]和 Kannu[6]报道。在怀孕的早期,胎儿便有水肿、胸廓狭窄、肱骨和股骨严重短小,下肢弯曲,桡骨、尺骨、胫骨、腓骨、手和脚的骨组织骨化障碍,肩胛骨发育不全和腹膜钙化。患者可表现为轴后并指(趾)和多指(趾),以及短、宽的手指和大拇指(伴圆形球状指尖)。尽管 2 个患儿的面部发育正常,但是面部均有局部囊肿,只有第二个患儿出现后腭裂。尽管此型患者骨骼系统的表现与Ⅰ型、Ⅱ型、Ⅲ型很类似,但是 SRPS Ⅴ 型患者常还存在四肢骨骼矿化不全的表现,这也是将此类患者单独归为一型的原因。内脏器官的临床特点包括第一例胎儿出现的轻度尿道下裂、肾脏的近髓囊肿、肾小球囊肿(主要表现)和胆囊扭转不良(2 个患儿均有)。在第一例患者的胰腺中发现了异位的脾组织。未观察到心脏的结构性发育缺陷。由于超声检查中发现这 2 个胎儿有严重的发育缺陷,因此均在 16 周前终止了妊娠[6]。

- 头颅-外胚层发育不良综合征

CED(又称森森布伦纳综合征)患者常有特征性的颅面部的畸形,包括由于矢状缝过早闭合导致的长头、高前额、眼距过宽、内眦赘皮、宽鼻梁、耳垂位置过低和(或)小牙畸形。肢根型短肢与短指和不同程度的胸廓狭窄也很常见。相对于 SRPS 亚型和 JATD 患者,此类患者胸廓受限的程度常较低。许多患者具有头发细小、稀疏、生长缓慢和甲发育不良的表现[11,46,47]。有些患者皮肤松弛,可能导致其疝的发生率增加[12,48]。内脏的表现包括肾消耗病(伴强回声小肾脏)导致的进展性肾功能不全,组织学上表现为肾小管及间质性肾炎、肾小球和肾小管囊性变、肝囊肿和纤维化/肝脏导管畸形、不协调的心脏发育缺陷和视网膜营养不良[11,46,47,49,50]。有数例智力发育延迟的病例被报道,其中 1 例出现头小畸形伴胼胝体发育不良[51]。

SRPS 第 4 组:埃利伟综合征和韦耶面部发育不全

- 埃利伟综合征

1964 年 Mckusick 等人[52]首次报道了此病并称其为“六指侏儒”。此类疾病的主要特点包括身材矮小、四肢短小、不同程度的胸廓狭窄、轴后多指畸形,同时存在(指)甲和牙齿的发育不良(产前牙萌出、牙发育不全和畸形齿)。也有报道发现钩骨和头状骨可出现融合。先天性的心脏发育缺陷在此类患者中很常见,大约一半患者患有房间隔缺损[52,53]。由于丹迪-沃克畸形(Dandy-Walker malformation)而出现脑水肿的病例也被报道过[54]。

● 韦耶面部发育不全

此类患者常有多指畸形,以及牙齿的形状和数量异常,(指)甲发育异常,四肢短小和身材矮小。与 EVC 不同,此类型患者常不合并胸廓狭窄和(或)内脏异常[15,55,56]。

表型范围

骨骼系统的临床表现

● 胸廓表型

多数纤毛相关软骨发育不全的患者常在胎儿期和出生时便会出现胸廓狭窄或者胸廓畸形,这是由于胎儿的肋骨短且水平所致。同时,短且水平的肋骨也使胎儿在母亲子宫内发育时肺组织的发育和扩张受限,最终能使其在出生后具有不同程度的呼吸困难,这也是引起此类患者死亡最主要的原因。SRPS 的 I～V 型常在胎儿期致死[19],而 JATD 和 EVC 胸廓狭窄程度的变异性很大[20],MSS 和森森布伦纳综合征患者胸廓狭窄的程度常很轻[10,11]。OFD IV 型患者的胸廓狭窄程度可以很重,但是有患儿存活至新生儿期以后的报道[29,57]。韦耶面部发育不全患者胸廓则无显著异常[15]。但是,特别值得我们注意的是,施瓦赫曼-戴蒙德综合征(Schwachman-Diamond syndrome,SDS;OMIM♯260400)患者也能出现与纤毛类软骨发育不良(尤其是 JATD)相似的胸廓发育异常,因此很容易导致误诊[20,58]。

● 多指畸形

大部分 SRPS II 型、SRPS V 型(目前只有两例报道)、EVC 和 OFD IV 型患者会出现多指畸形,SRPS I 型和 SRPS III 型患者出现多指畸形也很常见。但是,在 SRPS IV 型和 JATD 患者中,多指畸形则很少见[18-20,27,59]。通常,MSS 或者 CED 患者无多指畸形[10,11]。

● 骨盆

在 JATD 和 EVC 患者中,骨盆常具有非常典型的放射学征象,即在患者 1 岁内有小髂骨、三叶草形的骨盆,髋臼顶部有刺状突起物[8,14];但是在 MSS 或森森布伦纳综合征患者中不会出现上述表现[10],可用于鉴别合并肾脏疾病的 JATD 与 MSS、CED。但是,骨盆的放射学征象在患者 1 岁以后变得不明显。因此,当发现婴儿期后的患者缺乏上述典型的骨盆异常表现也不能排除 JATD 和 EVC 的诊断。SRPS I 型和 III 型患者的骨盆与 JATD 和 EVC 很相似,但是 SRPS II 型患者的骨盆表现正常[1,23,34]。

● 骨骺

JATD 和 MSS 患者在 1 岁以后常可见指骨锥形骨骺[10,20]。SPRS I 型患者长骨的末端呈点状[1],而 SRPS III 型和 V 型患者的长骨骨骺末端呈圆形[6,34]。

● 胫骨发育不良

SRPS I 型和 OFD IV 型患者常伴有较小且为椭圆形的胫骨,但是 SRPS IV 型患者无该表现[59]。

● 唇腭裂

在 SRPS II 型、SRPS IV 型和 OFD IV 型患者中可以观察到唇和(或)腭裂[2,5,28]。

- 其他颅面部异常

CED 患者常出现颅缝早闭导致的长颅、内眦距离过长、内眦赘皮、宽鼻梁、大而深的耳朵，这些特点使其能很容易与 JATD 和 MSS 患者相鉴别[11]。SRPS Ⅲ 型患者具有短颅底、前额突出和鼻梁扁平的特征[34]，这些特征在 SRPS 的其他亚型中并没有看到。

骨骼系统之外的临床表现

- 眼

视网膜疾病的临床表现在 MSS 患者中常见[10]。尽管高达 50% 的 JATD 患者进行 ERG 检查时有异常[18]，但是有视网膜异常临床表现的 JATD 患者很少被报道[20,35]。CED 患者被报道具有眼部异常的临床表现[46]，但是未见 EVC 患者眼部异常的相关报道。由于 SRPS 患者常在出生后不久便死亡，因此 SRPS 是否合并视网膜病变目前仍然未知。视网膜疾病在 OFD Ⅳ 型患者中未见报道，但 Ades 等人在 1994 年报道了一例患病胎儿合并眼缺损[28]。

- 肾

与视网膜疾病类似，所有 MSS 患者和许多 CED 患者会合并肾脏疾病[10,11]，但是大部分 JATD 患者没有肾脏疾病的临床表现[18,20,35]。据报道，2 个 SRPS Ⅴ 型患儿中的 1 个合并肾囊肿[45]，OFD Ⅳ 型[28]、SPRS Ⅰ 型患者[1]也合并肾脏囊肿。肾脏疾病表现不是 EVC 患者的特征性表现。

- 肝和胰腺

纤毛类软骨发育异常患者，尤其是 SRPS Ⅰ 型、SRPS Ⅴ 型、JATD、CED、MSS、OFD Ⅳ 型患者，可有肝、胰腺的损伤和纤维化[1,6,10,28,41,51]，但不是 EVC 和韦耶面部发育不全患者的特点。目前没有关于肝、胰腺表现患者的大样本队列研究结果的长期数据，但是大部分肝酶升高的患者似乎不会进展为肝衰竭，胰腺疾病似乎也很少表现出症状。

- 心脏

结构性心脏缺陷是 EVC 患者[52]常见的特征，主要表现为房间隔缺损。JATD[20] 和 CED[51]患者也可以合并结构性心脏缺陷，而在 MSS 患者中不常见[10]。先天性心脏发育异常在 SPRS Ⅰ 型（大血管转位）[1]和 SPRS Ⅳ 型[17]患者中也有报道。

- 大脑

纤毛类软骨发育不良性疾病可能和中枢神经系统异常有关，尽管许多存活下来的患者（尤其是 JATD 患者）心理-运动发育表现正常[18,20]。然而，一些 JATD 患者有朱伯特综合征（Joubert syndrome）的某些临床表现[60]，并且在 MSS 综合征刚被人们报道时，有几个患者表现出共济失调[9]（未行大脑影像学检查）。Perrault 等人没有发现上述现象，他对患者进行头颅 MRI[51]检查时得到的是正常的结果，尽管其中几个患者表现出发育延迟[10]。由于目前发现的这些合并大脑异常的患者均来自近亲家庭，所以有学者认为患者大脑发育异常可能发生于某些特殊患者中。Amar 在几例 CED 患者中也发现了大脑发育迟缓[51]。大脑的发育异常在 SRPS Ⅳ 型[61]、SRPS 其他亚型和 OFD Ⅳ 型[28,62,63]患者中也常出现。

- 外胚层相关的器官异常(甲、头发和牙齿)

牙齿和甲的异常在 EVC、韦耶面部发育不全和 CED 患者中均可以出现,但是不出现在 JATD 和 MSS 患者中[10,11,18,20,52,56]。

- 舌

OFD Ⅳ型患者可以看到分叶状舌[30]。

- 偏侧缺陷

偏侧缺陷似乎不是纤毛类软骨发育不良性疾病共同的临床表现。目前为止,只有SRPS Ⅴ型患者具有肠的旋转不良(尤其是盲肠)[6],以及 1 例 JATD 患者有盲肠扭转不良[18]的报道。

- 听力受损

相对于厄舍综合征(Usher syndrome)等其他类型的纤毛病,纤毛类软骨发育不良很少有听力损伤,除了 OFD Ⅳ型——1989 年 Nevin 和 Thomas 报道了 1 例双侧耳聋的OFD Ⅳ型患者[30]。

诊断

纤毛类软骨发育不全综合征的诊断主要依靠临床观察、影像学和超声检查(尤其是对于胎儿期的患者)。

临床观察与患者的病史

纤毛类软骨发育不全患者共同的临床表现主要是在出生时或者儿童早期身材矮小、四肢短小、手指短小和胸廓狭窄(婴儿常合并腹部膨隆)。如果患儿出现多指畸形,则强烈提示是纤毛类软骨发育不良。上述临床表现在 JATD 患者中很少发生,在 MSS 和 CED患者中通常缺乏。当患者合并甲和牙齿发育不良等外胚层发育缺陷的症状时提示 EVC/CED。CED 患者常具有头发异常的病史,可能有长头、内眦距离过长、内眦赘皮等头面部异常的表现,但这些在 EVC 患者中并未发现。EVC 患者具有的多指畸形在 CED 患者中未见报道。肾脏和(或)视网膜及肝脏的受累提示患者是 MSS、JATD 或者 CED。分叶状舌是 OFD Ⅳ型有别于其他纤毛类软骨发育不良的特征性临床表现,但是分叶状舌也能出现在其他 OFD 亚型中。虽然房间隔缺损在 EVC 患者中较为常见,但也能出现在其他纤毛类软骨发育不良亚型患者中。SRPS Ⅰ～Ⅴ型患者胸廓狭窄,导致肺发育不良,从而严重影响呼吸功能,最后导致患者胎儿期死亡。CED(尤其是 MSS)患者呼吸困难的程度似乎较轻微,但在 JATD 患者中其严重程度的变异性较大。如前所述,对于表现为胸廓狭窄的患者,应该特别注意正确诊断 SDS。但正确做出诊断在年轻患者中可能会很困难,因为年轻的 SDS 患者的胰腺外分泌不足、骨髓功能衰竭症状可能还不明显。

放射学

放射学检查对纤毛类软骨发育不全的诊断至关重要。我们可以通过一些影像学特征来区分此类疾病的不同亚型,但是因为纤毛病的临床表现具有重叠性,故或许并不总是行之有效[59]。许多患者(除了韦耶面部发育不全患者)表现出短而水平的肋骨,长骨变短;

但是一些骨盆的异常,如小的髂骨、三叶草形的髋臼顶和髋臼刺状突起只出现在 JATD、EVC、SRPS Ⅰ 型和 SRPS Ⅲ 型患者中。不规则的骨骺主要出现在 SRPS Ⅰ 型和 SRPS Ⅲ 型患者中。SRPS Ⅱ 型患者的髂骨更大但是没有髋臼刺状突起。SRPS Ⅱ 型患者与 OFD Ⅳ 型患者一样,均具有胫骨的发育不良,但是 OFD Ⅳ 型患者的肋骨常较前者更长。尽管 JATD 和 MSS 患者指(趾)骨的骨骺呈圆锥状,但 JATD 患者通常具有典型的骨盆异常,而后者未见于 CED 患者。由于 JATD 患者 1 岁后会有圆锥状骨骺的影像学表现,因此可以有助于 JATD 与 EVC 的鉴别[19,23,59]。虽然最好在出生后 12 个月内对患者的骨盆形态进行检查①,但是圆锥状的骨骺常只在患者 1 岁以后才出现。

肺功能的评估

合并胸廓狭窄和(或)呼吸系统疾病的患者常需要行肺活量和多导睡眠监测以评估其肺功能和肺容积。

超声

由于许多纤毛类软骨发育不良患者胎儿时期便会出现股骨变短、胸廓狭小和多指畸形,因此产前超声在诊断纤毛类软骨发育不良中具有重要作用。超声可以发现异常的时间取决于疾病的严重程度。一些畸形严重的胎儿早在孕 12 周便可被检出[63],但对于一些较轻的患者,股骨变短在孕 18 周以后才比较明显[64]。而且,肾脏强回声、肾囊肿、腭裂、心脏发育缺陷和肝脏纤维化也可以在出生前被诊断。

对所有怀疑为纤毛类软骨发育不良的患者,应该常规予以出生后的腹部超声和头颅超声检查。当超声检查提示具有肾脏强(小)回声、肾脏囊肿、肝脏囊肿和肝纤维化的超声征象,以及胰腺畸形(如果可能)和大脑畸形时,应该高度怀疑此类疾病,同时也应该注意患者有无偏侧缺陷情况。当患者合并肾脏异常时,应该考虑 MSS、JATD 或者 CED[18,63,65],而 EVC 患者合并肾脏异常并不常见[10,11,20,64]。

同样,应该给患者行心脏超声检查以明确患者是否合并心脏结构缺陷,尤其当体检发现心脏杂音时。心脏发育缺陷常见于 EVC 患者,在 CED 患者中也有报道,但在 JATD 和 MSS 患者中则很罕见[10,18,20,51,66]。

眼底镜和视网膜电图检查

纤毛类软骨发育不良患者应该到眼科专科就诊。由于 ERG 能早期发现患者的视网膜病变、能比眼底镜更早地发现视力损害问题、无创且无痛,因此似乎是此类患者的首选眼科检查项目。值得注意的是,婴儿期患者的视网膜很可能没有发育完全[67]。当 ERG 发现异常或患者无法做 ERG 时,应该行眼底镜检查。由于并非所有合并视网膜病变的纤毛类软骨发育不良患者的眼底均异常[10](未发表的数据),因此即使患者眼底镜检查正常也不能排除患者视网膜病变的可能。

实验室检查

一旦怀疑患者是纤毛类软骨发育不良,应该对患者的肾脏、肝脏和胰腺功能相关的实

---

① 由于许多典型的骨盆异常表现在 1 岁前出现。——译者注

验室指标进行分析,具体包括电解质、肌酐、尿素氮、肝脏的转氨酶[谷草转移酶(aspartate transaminase,AST)和谷丙转移酶(alanine aminotransferase,ALT)]、碱性磷酸酶(alkaline phosphatase,APT)、总胆红素和结合胆红素、γ-谷氨酰转肽酶(gamma glutamyl transpeptidase,GGT)[35]。JATD 和非纤毛类软骨发育不良——SDS 鉴别时,可以检查患者的血尿淀粉酶以鉴别患者的胰腺功能是否异常。当患者存在反复感染时,应该明确患者是否存在中性粒细胞减少、血小板减少症和贫血。应该常规对患者行尿液分析检查,排除血尿和蛋白尿。对于有呼吸系统疾病的患者,应该进行血气分析检查[18]。

遗传学检测

目前,已知致病基因突变引起的病例所占的比例在不同亚型中不尽相同:绝大部分 EVC 患者是由于 *EVC1* 和 *EVC2* 基因突变导致的[68],超过 2/3 的 SRPS Ⅱ 型患者携带有 *NEK1* 和 *DYNC2H1* 基因的致病突变[69]。大约 50% 的 MSS 患者是 *IFT40* 基因突变导致的,50% 的 OFD Ⅳ 型患者是 *TCTN3* 基因突变导致的[63]。JATD 在遗传上更具异质性,约 50% 的患者携带 *DYNC2H1* 基因突变等已知基因突变[18,20](尚未发表的数据)。同样,在 CED 患者中也发现了多个致病基因。

由于此类疾病具有很多临床表型和基因型相互重叠的亚型,而且有些致病基因很长(如 *DYNC2H1* 基因含有 90 个外显子),故此前难以建立临床基因诊断方法。随着 NGS 技术的引入,有望对特定的基因组合进行测序分析(或者以全外显子测序的方式),极大地促进了纤毛类软骨发育不良性疾病的遗传学诊断。单个致病基因的检测在诊断 EVC(*EVC1* 基因和 *EVC2* 基因)、SRPS Ⅱ 型(*NEK1* 基因)、OFD Ⅳ 型(*TCTN3* 基因)、SRPS Ⅴ 型(*WDR35* 基因),以及伴有肾脏和视网膜受累的 MSS 和 JATD(*IFT40* 基因)病例方面的成功率比较高,但是对于其他病例的诊断,分析基因组合(gene panel analysis)的方法更为可行。对那些检测常见的致病基因后没有发现突变的患者,建议行更广泛的 NGS 检测。由于多达 10% 的患者是由于致病基因编码区的缺失造成的,进行比较基因组杂交(comparative genomic hybriddisation,CGH)微阵列分析时常容易遗漏一些小的缺失突变,因此强烈推荐对此类患者采用基于 NGS 原始数据的拷贝数变异分析。遗传分析应该在熟悉纤毛类软骨发育不良的研究中心进行。当患者具有染色体重排的临床特征时,建议对患者采用染色体核型和荧光原位杂交分析。

临床转化的诊断:患者成纤维细胞的免疫荧光和电镜分析

如在本章随后介绍的那样,引起纤毛类软骨发育不良的基因突变可以导致纤毛发生和(或)IFT 的缺陷。这些缺陷有时候可以通过对患者成纤维细胞进行免疫荧光显微镜和电子显微镜检测发现。尽管这项工作看起来非常费力而且很难建立标准化分析方法,但这在有些情况下对明确所鉴定到的遗传缺陷与功能的关系方面可能会有帮助,例如观察纤毛超微结构的缺陷、*IFT 53* 或 *IFT 88* 标记的 IFT 颗粒(IFT particles)或 Hh 信号通路组分在纤毛顶端的积聚(图 3.1)[20,70-72]。

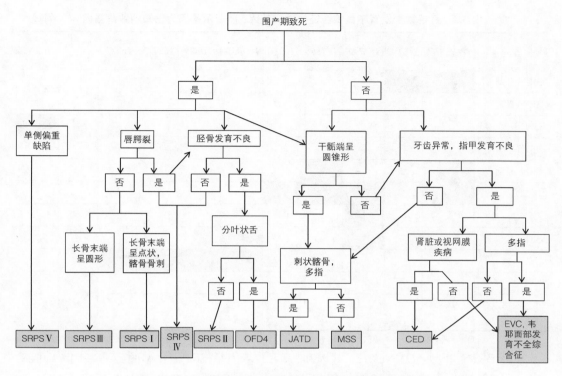

图 3.1 纤毛类软骨发育不良综合征的鉴别诊断简易图

致病基因

除了韦耶面部发育不全是常染色体显性遗传外,其余所有纤毛类软骨发育不良性疾病都是常染色体隐性遗传。SRPS 不同亚型之间、JATD 和 SRPS 特定亚型之间,以及 JATD 和 MSS 之间均存在具有相同致病基因的情况,其中只有 JATD 和 MSS 像是真正的等位基因病。在其他类型纤毛病中,一个基因可以导致多种综合征,如巴尔得-别德尔综合征(Bardet-Biedl syndrome)、朱伯特综合征和梅克尔-格鲁伯综合征(Meckel-Gruber syndrome)均可以由 *CEP290* 基因突变引起。与此类似,有些基因的突变也可以引起不同类型的纤毛类软骨发育不良性疾病,如 *DYNC2H1* 基因突变引起 SRPS Ⅱ 型、SRPS Ⅲ 型和 JATD[66,69,72,73],*IFT80* 基因突变引起 JATD 和 SRPS Ⅲ 型[74,75],*IFT140* 基因突变引起 JATD 和 MSS[10,20]。*TTC21B* 基因突变可以引起朱伯特综合征和肾消耗病,但一例 JATD 患者也被鉴定出该突变[76],而 *WDR35* 基因突变则可引起 SRPS Ⅴ 型和 CED[6,77]。据报道在一例 SRPS Ⅱ 型患者中出现过两个不同基因杂合突变[72]。在纤毛类软骨发育不良综合征中是否也会出现与巴尔得-别德尔综合征及其他纤毛病中类似的"三基因遗传"现象[78]目前还不清楚。但是,与其他纤毛病相似,"突变负荷"(即各种纤毛病致病基因的突变总数)可能也会导致纤毛类软骨发育不良性疾病[20]。与其他遗传异质性纤毛病类似,NGS 技术的引入也革命性地促进了在科研机构内对纤毛类软骨发育不良性疾病进行分型和致病基因的发现,不久后还可用于临床诊断(表 3.2)。

表 3.2　纤毛软骨发育不良综合征的致病基因：所展示基因为已知的致病基因

	DYNC2H1	NEK1	IFT140	IFT80	TTC21B	WDR35	WDR19	IFT122	IFT43	EVC1, EVC2	TCTN3
SRPS Ⅱ型	■	■									
SRPS Ⅳ型											
OFD Ⅳ型											■
SRPS Ⅰ型											
SRPS Ⅲ型	■			■							
JATD	■		■	■	■		■				
MSS			■								
SRPS Ⅴ型			■			■	■				
CED						■	■	■	■		
EVC										■	
韦耶面部发育不全										■	

（1）SRPS Ⅱ型：*DYNC2H1* 基因和 *NEK1* 基因是 SRPS Ⅱ型的致病基因[72]，似乎导致了绝大部分病例的发生[69]。据报道，在 1 例 SRPS Ⅱ型患者中发现了 *NEK1* 和 *DYNC2H1* 双基因杂合突变的情况[72]。

（2）SRPS Ⅲ型：SPRS Ⅲ型的致病基因主要有 *DYNC2H1* 基因[66,73]和 *IFT80* 基因[74]。

（3）SRPS Ⅴ型：*WDR35* 基因的纯合突变可以引起 SRPS Ⅴ型[6]。

（4）OFD Ⅳ型：*TCTN3* 基因突变引起多达 50％的 OFD Ⅳ型[63]。

（5）JATD：大约有 50％的患者是由 *DYNC2H1* 基因突变引起（此基因的突变在高加索人中的发生率比非高加索人更高）。*IFT80* 基因是人们发现的第一个 JATD 的致病基因[74]，但 *IFT80* 基因突变的频率在 JATD 患者中很低[18]（未发表的数据）。*WDR19* 基因[71]和 *TTC21B* 基因[76]突变均只见于个别患者中。*IFT140* 基因突变在 JATD 患者中的总体占比很低，但它是导致很多 JATD 患者合并肾脏和视网膜营养不良疾病的主要原因[37]。

（6）Mainzer-Saldin 综合征：*IFT140* 基因突变见于约 50％被研究的患者中[10,20]。

（7）CED：CED 也有很高的遗传异质性，已发现的致病基因包括 *IFT22* 基因、*IFT43* 基因、*WDR19* 基因和 *WDR35* 基因。将来可能会有更多致病基因被发现[12,70,71,77]。

（8）EVC：主要由 *EVC1* 和 *EVC2* 基因的纯合突变引起。其中 *EVC1* 基因突变导致 EVC 发生的患者占所有 EVC 患者的 75％，*EVC2* 基因突变占 25％[68,79,80]。

（9）韦耶面部发育不全：*EVC1* 和 *EVC2* 基因的常染色体显性突变被认为可以引起此类疾病[68,79]。

（10）SRPS Ⅰ型和 SRPS Ⅳ型：此两种疾病的致病基因目前仍然不清楚。

相关纤毛缺陷

引起纤毛类软骨发育不良性疾病的致病基因,除了 *NEK1* 基因、*EVC1* 基因和 *EVC2* 基因,均编码参与 IFT 的蛋白质[6,10,66,70,71,73,74,77,79-81]。*EVC1* 和 *EVC2* 定位于纤毛的基底部[81],似乎不参与 IFT。*NEK1* 基因则编码一个调控细胞周期依赖性纤毛发生的丝/苏氨酸激酶[72]。

IFT 能使纤毛的结构组分和参与信号传导的蛋白质沿纤毛轴丝到达其目的地,最远可达纤毛顶端(这一过程称为正向 IFT,需要 IFT-B 复合物)。由于纤毛内部没有蛋白质合成的细胞器,微管组分、动力臂蛋白、受体等蛋白质均在细胞质中产生,并沿微管被转运到纤毛基体,然后再依次被装载到 IFT 颗粒上,通过 IFT 沿纤毛轴丝运输。IFT 也将蛋白质分子从纤毛顶部转运到纤毛基部、胞浆和细胞核中(该过程称为反向 IFT,需要 IFT-A 复合物)。IFT 复合物在此作为驱动 IFT 的分子马达(驱动蛋白负责正向 IFT,胞质动力蛋白 2 负责反向 IFT)与需要被转运的蛋白质之间的"货物适配器(cargo adapter)"[82-84]。因此,编码 IFT 组分的基因突变会导致这一沿纤毛轴丝的运输发生缺陷。在极端情况下,可以严重到使纤毛结构不能形成或维持,这种情况在文献中常被称为纤毛发生缺陷[65]。在病情较轻的患者中,利用免疫荧光技术可在培养的细胞中观察到纤毛组分在纤毛内聚集[20,70](图 3.2)。

纤毛缺陷的生理效应

由于 IFT 为纤毛结构形成和维持所必需的,因此在 *IFT* 基因突变[66,71]或 *NEK1* 基因突变[72]的软骨发育不良患者的成纤维环细胞中可观察到纤毛变短或完全缺失。纤毛的长度常可以通过免疫荧光染色和扫描电镜来检测[37,70]。由于纤毛被认为既可将胞外信号传递到细胞内,又可将胞内信号传递到纤毛[88],不难想象,初级纤毛的缺乏定会显著干扰细胞信号传递[65,89,90]。

但是,并非所有携带 *IFT* 基因突变或 *DYNC2H1* 基因(编码 IFT 马达蛋白)突变的患者都表现出纤毛形成缺陷。在有些编码反向 IFT 蛋白的基因突变的患者中,皮肤成纤维细胞中纤毛的数目和长度均正常,但 IFT 组分在纤毛顶端聚集。这表明即使非常小的变化也可干扰纤毛的细胞信号通路并引起发育缺陷[20,70]。我们经常会发现,与敲除相同基因的小鼠的表型相比,如 *DYNC2H1* 基因敲除小鼠[91]比人类患者的表型更严重。这有可能因为小鼠有真正的基因缺失突变,而人类患者通常不会同时携带含有无义突变的两个等位基因,很可能仅有亚效等位突变(hypomorphic)[20,92,93]。

骨骼

Hh 信号通路对骨骼发育中软骨细胞的增殖、分化和随后的成骨过程都有重要影响[94]。利用敲除 *EVC* 基因(*EVC1* 基因和 *EVC2* 基因的突变可以引起人类 EVC)、*DYNC2H1* 基因和 *IFT80* 基因(*DYNC2H1* 基因和 *IFT80* 基因的突变引起 JATD 和 SRPS Ⅲ型)构建的纤毛类软骨发育不良性疾病小鼠模型表明 IFT 缺陷可以导致 Hh 信

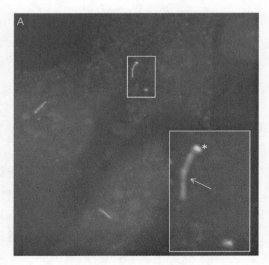

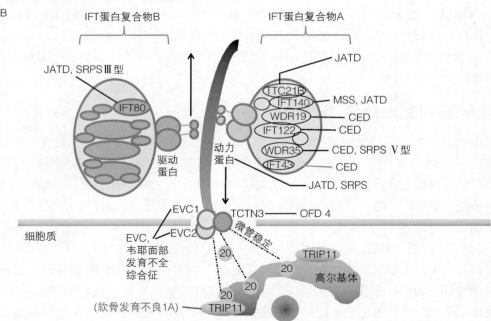

图3.2 软骨细胞纤毛和纤毛类软骨发育不良综合征致病基因所编码蛋白质的定位。A. 软骨细胞纤毛：用抗乙酰化微管蛋白(acetylated tubulin)抗体染色标记纤毛轴丝(箭头)和抗 γ-微管蛋白(γ-tubulin)抗体标记基体和中心粒(星号)，然后用荧光显微镜拍摄。B. IFT的示意图，显示了纤毛类软骨发育不良的致病基因。大多数与纤毛类软骨发育不良有关的基因编码负责反向运输的IFT-A复合物和动力蛋白2的组分(DYNC2H1即是动力蛋白2的组分)，而编码负责正向运输的IFT-B复合物和驱动蛋白2组分的基因迄今为止仅在JATD和SRPS III型患者中检测到突变。EVC1、EVC2和TCTN3并非IFT复合物的一部分，但定位于纤毛的基底部。*TRIP11*基因突变能导致软骨发育不良1A(achondrogenesis 1A)[85]。软骨发育不良1A目前尚未被归为纤毛病，尽管TRIP11能将IFT20锚定在高尔基膜上，且IFT20在微管稳定中发挥作用并可能参与将其他IFT组分运输到纤毛基部[86,87]

号通路失衡,由此引起骨骼发育过程中生长板软骨细胞增殖过早停止,导致软骨细胞分化。由于生长板软骨细胞不能正常分裂,骨的生长也严重减缓甚至停滞[81,91,93](图3.3)。

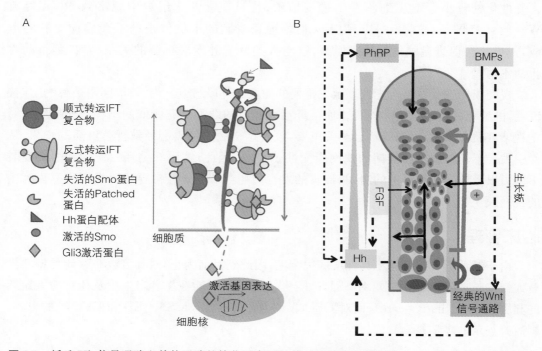

图3.3 纤毛 Hh 信号通路和其他通路的简化示意图及其对骨骼发育的影响。A. Hh 信号通路依赖于完整的纤毛和有功能的 IFT[95,96]。该信号通路组分——Smo 蛋白(Smoothened 蛋白)和 Patched 蛋白定位于纤毛中,需要正向 IFT 将其定位到纤毛顶部。Hh 配体结合受体 Patched 蛋白后,可释放 Smo 蛋白。激活的 Smo 蛋白能使 SUFU(未画出)释放激活的 Gli3,后者被转运到细胞核中激活参与软骨形成和成骨分化基因的表达[97]。B. 发育和生长过程中骨的生长受不同信号通路的影响。Hh、骨形态发生蛋白(bone morphogenic protein,BMP)、成纤维细胞生长因子(fibroblast growth factor,FGF)和甲状旁腺激素(parathyroid hormone,PhRP)是骨骼细胞增殖和分化的主要调节因子。Hh 和 BMP 以相反的浓度梯度行使功能,而 FGF 信号通路能抑制软骨细胞增殖[98]。在干骺端,经典 Wnt 信号通路抑制软骨细胞前体细胞的增殖,但在生长板区域,经典 Wnt 信号通路却诱导软骨细胞的增殖和分化[99]。不同的信号通路相互连接,而信号通路之间的失衡会导致细胞过早分化,从而使细胞增殖过早停止,正如在Hh 信号通路阻滞诱发的纤毛类软骨发育不良性疾病中观察到的那样[81,91,93] ②

肾和眼睛

肾脏和视网膜疾病在纤毛病患者中很常见[65,89,90],并且也会出现在纤毛类软骨发育不良性疾病中,尤其是 JATD[20,100] 和 CED[11] 的亚型 MSS 中[9,10]。与软骨细胞一样,肾小管细胞也具有初级纤毛,且纤毛蛋白质的缺失可以使小鼠出现肾囊肿[101-104]。初级纤毛可能通过参与诱导细胞的定向分裂和建立 PCP 使肾小管在三维空间中有序地延长[105,106],从而在肾小管发育中发挥关键作用[107]。*IFT80* 基因亚效等位突变的小鼠不出现肾脏异常的表型,迄今为止人的 *IFT80* 基因突变也是如此[74,93](尚未发表的数据)。在肾脏中条件性敲除

---

② 这部分内容较陈旧,因而错误颇多。建议对 Hh 信号通路的分子机制感兴趣的读者阅读最新的综述。——审校者注

IFT140 基因的小鼠出现早期肾囊肿[92]，而这与 *IFT140* 基因突变的 JATD 和 MSS 患者的表型相似[10,20]。*IFT140* 基因敲除小鼠肾小管细胞有丝分裂纺锤体轴的定向正常，未囊性化的肾小管上皮细胞发生过度增殖，且只在囊性化组织中观察到 Hh 和经典 Wnt 信号上调[92]，这提示 Hh 和 Wnt 信号通路受到的干扰似乎都不会启动囊肿的形成，但可能会促进囊肿的进展。但是，这与人类肾囊肿发病机制的关系如何，到目前为止尚不清楚。

视网膜光感受器由对光处理至关重要的内段和外段组成。内、外段间由被称为"连接纤毛"的狭窄的桥状结构相连接。连接纤毛与经典的纤毛具有相似的结构。连接纤毛对于视紫红质在内、外段间的转运至关重要，该转运机制的障碍会导致视紫红质的积累，从而引发光感受器凋亡和长期的视网膜变性[108,109]。因此，编码纤毛蛋白质的基因突变时不仅可以导致含初级纤毛的组织、器官的发育障碍[65,110]，还经常导致以视网膜退化为主的视网膜疾病。

临床管理

由于纤毛类软骨发育不良性疾病很罕见，因此到目前为止，对其多数非致死类型并没有大样本长期随访的研究。对 SRPS Ⅰ～Ⅴ型来说，只能在患者出生后及死亡前做短期的和缓治疗（palliative care）；而对 OFD Ⅳ型、JATD[18,35]、MSS、CED 和 EVC[64]的患者，则需要复杂的多学科诊治。

骨骼

● 胸廓

大部分纤毛类软骨发育不良综合征（除了韦耶面部发育不全，其不影响胸廓）患者的主要致死原因是胸廓狭窄导致肺组织发育不良而引起的心脏和呼吸功能衰竭。大部分患儿的死亡发生在围产期和 1 岁内。1 岁内死亡的患儿的死亡原因常是呼吸道感染导致的呼吸困难[18-20]。因为目前对围产期死亡的 SRPS 类型没有治疗方法，所以对于受影响的家庭通常建议采取干扰妊娠的方式。针对病情不太严重的 JATD 患者则已开发了一些有效的治疗方法，通常需要儿童呼吸内科和胸外科医生组成的多学科诊治团队对其共同治疗。多数 MSS 和 CED 患者的呼吸道感染症状很轻。

出生后患儿呼吸情况不理想时可采用包括插管和机械通气、通过面罩或鼻通气管进行持续气道正压通气（continuous positive airway pressure，CPAP）和（或）供氧的急性治疗。如果患者正在进行机械通气或者气道正压通气，在规定的时间内不能脱机时，可以进行气管切开。对于有些只有晚上才需要呼吸机支持的患者，则可以在经验丰富的护士的指导下进行家庭护理。在任何时候都应该积极预防患者的呼吸道感染。当许多患者"顺利闯过"1 岁前因其胸廓狭窄导致的症状，后期很少需要进行有创的呼吸替代治疗[20,35,64]。但是，通过上述保守治疗仍然无法达到足够的气体交换时，肺部发育不良可以危及患者的生命。在这些情况下，全球少数高度专业化的医疗中心可能会进行胸廓扩张手术。由于此类手术的风险非常高，只考虑在其他治疗方法均没有效果的患者中进行[35,111-115]。

因此,应定期评估患者肺功能,包括肺活量、肺容积测量,以及多导睡眠图[18]。

- 多指(趾)畸形

根据多指(趾)对患者肢体功能的影响,可以在患儿出生后不久进行手术切除。

- 髋、关节和脊柱

在出版本书时,还没有大规模和长期的临床随访对此类患者进行研究,但是患者在成年后合并继发性髋关节发育不良、脊柱侧凸、颈椎病、腰椎管狭窄症和骨性关节炎的概率很高。因为纤毛类软骨发育不良患儿骨盆结构异常多见,所以有必要对所有纤毛类软骨发育不良新生儿和婴儿进行髋关节 X 线筛查。有上述骨骼系统临床表现的患儿应该尽早至骨科就诊[18,20,64]。

- 身材矮小和生长激素的治疗

由于目前没有太多关于患者身高指标的报道,纤毛类软骨发育不良患者成年后的身高常很难预测。有报道称 EVC 患者的身高常在 119～167 cm[18,20,64]。尽管很多 JATD 患者在出生时、婴儿期和儿童早期身高较矮,但是除了部分发展为 ESRF 的患者身高较矮,许多患者似乎能在后期赶上,因为他们成年时的身高到达了正常水平[18,20]。不建议给纤毛类软骨发育不良患者(如 EVC)[64]和非纤毛类软骨发育不良患者使用生长激素治疗,因为根据之前对软骨发育不全(achondroplasia)、软骨发育不良(hypochondroplasia)和甲-软骨发育不良综合征(nail-cartilage hypoplasia)的疗效来看,生长激素只是短期内对患者有效[116-118]。

视网膜

与合并肾脏疾病的情况类似,MSS 患者和具有 *IFT140* 基因突变的 JATD 患者在疾病的进程中患有视网膜疾病的概率更大。肾脏疾病出现的年龄变异较大,甚至可以出现在患儿 1 岁时[10,20]。尽管由 *DYNC2H1* 基因突变导致的 JATD 患者合并视网膜疾病的概率比 *IFT140* 基因突变导致的 JATD 患者更低[37],但是他们均需要检测视网膜,因为 Baujat 等人发现 JATD 患者 ERG 检测的阳性率超过 50%[18]。目前,其他基因突变导致的 JATD 患者患视网膜疾病的风险尚不明确。理想状态下,由于 ERG 检测视网膜疾病的敏感性比眼底镜和根据视网膜营养不良的临床表现进行诊断的更高,因此其应该作为患者的定期检测项目[67]。

肾

对纤毛类软骨发育不良的患者应该定期检测肾脏血液指标和复查肾脏超声,尤其是 MSS、CED 和由 *IFT140* 基因突变导致的 JATD 患者。但是,*DYNC2H1* 基因突变导致的 JATD 患者患肾脏疾病的风险常很低[18,20]。目前,由 *WDR19*、*TTC21B*、*IFT80* 基因突变仅在个别或者极少数的病例中被报道,因此无法预测这些患者肾脏疾病的风险。对具有肾脏疾病的患者应首先予以支持治疗,必要时可以进行透析和肾脏移植。

肝和胰腺

应同时监测肝酶、肾功能检查（指标）和腹部超声。当患者的超声检查报告异常或者出现胰腺疾病相关的临床症状时，应该检测患者的胰酶。如果超声检查和（或）血液检查发现肝脏异常，腹部 MRI 检查很可能有助于诊断并推荐行肝脏活检。尽管关于患者自然病程等的相关报道非常有限，但是似乎多数 JATD 和 CED 患者会合并轻度肝脏疾病[18,20,35]。只有 1 例患者肝功能异常进展至需要行肝移植和 1 例 JATD 的患者因肝脏疾病而死亡的报道[41,119]。MSS 和 EVC 患者出现肝脏疾病的情况似乎并不多见[10,64]。OFD Ⅳ 型患者的临床转归目前还很难预测。有学者发现，熊去氧胆酸可以改善 JATD 患者的肝脏功能[18,35,120]。

心脏

心脏发育缺陷主要发生于 EVC 患者。对其治疗时，应根据心脏学指南（cardiological guideline）来决定是进行保守治疗还是手术治疗，以及在牙科手术时需要注意（感染性）心内膜炎的预防。心脏疾病会显著减少 EVC 患者的寿命[62,64,121]。

胃肠道和营养

尽管目前文献中并没有将胃肠道症状作为相关的临床特征，许多婴儿期 JATD 患者被报道可以出现严重的胃食管反流和"吞咽问题"。目前其发生的确切病理生理机制仍然不清楚，推测可能是由于患者胸廓狭小导致其腹内压升高所致。保守治疗可以缓解症状，保守治疗无效时可以插入鼻胃管，必要时可行经皮内镜胃造瘘术。

目前，没有关于纤毛类软骨发育不良性疾病患者晚年"生活方式疾病"，如 2 型糖尿病、高血压、肥胖发生率的数据，但应建议患者采用健康的生活方式，因为一些患者会因为胸廓狭窄和其他骨骼方面的问题导致活动的意愿减少，而使得继发性并发症的发生率增加，正如在其他先天性骨骼发育不良疾病（如软骨发育不良）中观察到的那样[122]。

牙齿发育不良

EVC 新生儿的牙齿异常很可能会引起患儿的喂养问题，当出现这种情况时，应该给予患儿拔牙处理。颅颌面受累的 EVC 和 CED 老年患者可能也需要接受口腔科治疗或者进行口腔手术[64]。

神经发育

JATD 和 MSS 患者神经发育似乎通常是正常的，而 CED 患者常表现出异常。但是有些特殊的 JATD 患者具有朱伯特综合征（神经发育异常相关）的临床和影像学表现。MSS 患者合并共济失调的病例也被报道过[9,44]。因此，对有发育延迟和（或）神经症状的患者，应请儿童神经科医生评估并进行头颅 MRI 检查。

遗传咨询

鉴于纤毛类软骨发育不良的遗传学特点，所有患者都应该进行遗传咨询。通常所有纤毛类软骨发育不良患者的父母下一次妊娠时"再次出现（再次怀有该病患者）"概率为

25%,除了韦耶面部发育不全患者——当其父母一方为携带者时妊娠时的"再次出现"概率为50%,而在新生突变的家系中,该概率非常低。孕前的基因检测适用于致病基因明确的家庭成员,来自这些家庭的成员也可以知道自己胚胎植入前遗传学诊断的结果以及是否能捐献精子或卵子。由于有同一基因突变的不同家族的患者以及携带相同突变基因的兄弟姐妹之间临床表现的差异较大[20],因此即使知道基因突变的类型也很难预测其之后妊娠时(胎/患儿)准确的表型。

心理影响

纤毛类软骨发育不良对于患者家庭有显著的精神/心理方面的影响。妊娠后期流产、新生儿期或者婴儿期死亡常会让一些家庭出现心理创伤,并且大部分家庭都担心下次妊娠时会"再次出现"。由于纤毛类软骨发育不良的遗传特性可以引起一些家长的负罪感。通常,患者需要在离家比较远的护理中心进行数年的住院治疗,这可能会使照顾患者的兄弟姐妹变得困难,并会给患者(儿)的家庭带来一定的人力和经济负担。由于此类疾病很罕见,目前没有大型的长期随访研究,因此也无法告诉此类患者家属疾病的预后如何。目前,在英国,除了 EVC 患者,没有其他(纤毛类软骨发育不良性疾病相关的)患者的支持小组。当患者呼吸困难问题被解决后,相关的视网膜和肾脏疾病的症状可能在生命后期才会出现。不知道"将来还会发生什么"也让患者及家属承受着很大的精神压力。对于患者自己来说,尽管胸廓体积会随着年龄增长逐渐增加但是异常的外形会一直存在,这些异常的外形会给他们带来一定的心理负担。对所有女性患者来说,胸廓的容量可能不足以满足妊娠时气体交换的需要,这可能会使妊娠变成危及生命安全的事件,也可能会导致症状比较严重的患者无法怀孕(未发表的数据)。目前,没有关于纤毛类软骨发育不良性疾病患者生育相关的数据发表,因此患者的生育能力是否受影响还未知,尤其是男性患者,因为精子鞭毛和纤毛的组成高度相似[65]。应该给所有纤毛类软骨发育不良的家庭提供心理支持。

总体而言,纤毛类软骨发育不良性疾病需要多学科长期的临床管理,最好由与患者(表现关系)最密切的学科来协调。患者应该在具有纤毛类软骨发育不良诊治经验的机构进行治疗且该机构内应该具有所有学科。此类患者的诊疗常需要(儿童)呼吸内科、心血管内科、肾内科、眼科、骨科、普外科、消化内科、营养科医师,以及遗传病学家、精神科医师。可以与巴尔得-别德尔综合征、原发性纤毛运动障碍及其他罕见的纤毛病患者一样,建立纤毛类软骨发育不良诊疗的国家级和(或)区域性的多学科的临床专病中心(表3.3)。

致谢

非常感谢 Suzanne Rix(伦敦大学学院儿童健康研究所分子医学部)、Melita Irving(伦敦 Guy's 医院临床遗传学科)同我们对该章内容进行讨论;感谢伊斯坦布尔的 Hulya Kayserili(土耳其伊斯坦布尔大学医学院医学遗传学系)和 Bernhard Zabel (德国弗莱堡大学医院儿科遗传学科)提供临床图像;感谢英国行为医学研究中心(Action Medical Research UK)提供基金支持(RTF-1411),使我能够研究 JATD。

表 3.3　纤毛病的临床随访推荐

	SRPS	JATD	MSS	EVC	CED	OFD Ⅳ型
体格检查	1）3）	1）2）3）	1）2）3）	1）2）3）	1）2）3）	1）2）3）
姑息治疗	常需要	不需要				取决于严重程度
肺部评估		1）2）或6）3）	1）6）3）	1）6）3）	1）6）3）	1）6）3）
肾脏评估		1）2）3）	1）2）3）	1）3）	1）2）3）	1）2）3）
肝脏检查		1）2）3）	1）2）3）	1）3）	1）2）3）	1）3）
胰腺评估	为了明确临床表现	1）3）	1）3）		1）3）	1）3）
眼科检查		1）A，B，C 5）A 3）B，C	1）A，B，C 5）A 3）B，C	1）A，B，C 3）B，C	1）A，B，C 5）A 3）B，C	1）A，B，C 5）A 3）B，C
心血管检查		1）3）	1）3）	1）3）4）		
听力检测		3）	3）	3）	3）	1）2）或5）3）
骨科评估		1）3）	1）3）	1）3）	1）3）	1）3）
头颅 MRI		3）	1）3）	3）	1）3）	1）3）

注：1）在诊断时；2）每年，直到 15～18 岁；3）根据症状；4）根据心脏病学指南；5）每 2～3 年；6）如果合并肺部疼痛则每 6 个月。眼科检查：A，ERG；B，眼底镜；C，视力评估。肝与胰腺检查：腹部超声与抽血化验。肾脏评估：超声，血与尿化验。心血管检查：心脏听诊，听诊异常时行超声心动图检查。骨科评估：诊断时或 6 个月时进行脊柱 MRI，6～10 岁时根据适应证进行脊柱和髋部 X 线检查。建议用超声排除髋关节发育不良。体格检查应包括肺部听诊、腹部检查、神经肌肉评估、人体测量（站高、坐高、四肢节段长度、体重和胸围）、动脉血压、呼吸参数和背部静态检查。

来源：Baujat G and Merrer LM, Ellis van Creveld syndrome, *Orphanet Journal of Rare Diseases*, Volume 2, Issue 27, pp. 1750 - 1172, Copyright © 2007 Baujat and Le Merrer; licensee BioMed Central Ltd and Baujat G et al., Asphyxiating thoracic dysplasia: clinical and molecular review of 39 families, *Journal of Medical Genetics*, Volume 50, Issue 2, pp. 91 - 98, Copyright © 2012 by the BMJ Publishing Group Ltd.[18]

（李新华 译）

参考文献

［1］Saldino, R. M.& Noonan, C. D. 1972. Severe thoracic dystrophy with striking micromelia, abnormal osseous development, including the spine, and multiple visceral abnormalities. *Am J Roentgenol* 114, 257 - 263.

［2］Majewski, F., Pfeiffer, R. A., Lenz, W., Muller, R., Feil, G. & Seiler, R. 1971. Polysyndaktylie, verkuerzte Gliedmassen, und Genitalfehlbildungen: Kennzeichen eines selbstaendigen Syndroms? *Z Kinderheilk* 111, 118 - 138.

［3］Verma, I. C., Bhargava, S. & Agarwal, S. 1975. An autosomal recessive form of lethal chondrodystrophy with severe thoracic narrowing, rhizoacromelic type of micromelia, polydactyly and genital anomalies. *Birth Defects Orig Art Ser* XI (6), 167 - 174.

［4］Naumoff, P., Young, L. W., Mazer, J. & Amortegui, A. J. 1977. Short - rib - polydactyly syndrome type III. *Radiology* 122, 443 - 447.

［5］Beemer, F. A., Langer Jr, L. O., Klep-de Pater, J. M., Hemmes, A. M., Bylsm, J. B., Pauli, R. M., et al. 1983. A new short rib syndrome: Report of two cases. *Am J Med Genet* 14, 115 - 123.

［6］Mill, P., Lockhar, P. J., Fitzpatrick, E., Mountford, H. S., Hall, E. A., Reijns, M. A. M., et al. 2011. Human and mouse mutations in WDR35 cause short-rib polydactyly syndromes due to abnormal ciliogenesis. *Am J Hum Genet* 88，508－515.

[7] Jeune，M.，Beraud，C. & Carron，R. 1955. Asphyxiating thoracic dystrophy with familial characteristics. *Arch Fr Pediatr* 12，886－891.

[8] Maroteaux，P. & Savart，P. 1964. Asphyxiating thoracic dystrophy. Radiological study and relation to the Ellis－van－Creveld syndrome. *Ann Radiol*（*Paris*）7，332－338.

[9] Mainzer，F.，Saldino，R. M.，Ozonoff，M. B. & Minagi，H. 1970. Familial nephropathy associated with retinitis pigmentosa，cerebellar ataxia and skeletal abnormalities. *Am J Med* 49，556.

[10] Perrault，I.，Saunier，S.，Hanein，S.，Filhol，E.，Bizet，A. A.，Collins，F.，et al. 2012. Mainzer－Saldino syndrome is a ciliopathy caused by IFT140 mutations. *Am J Hum Genet* 90，864－870.

[11] Levin，L. S.，Perrin，J. C. S.，Ose，L.，Dors，J. P.，Miller，J. D. & McKusick，V. A. 1977. A heritable syndrome of craniosynostosis，short thin hair，dental abnormalities，and short limbs: Cranioectodermal dysplasia. *J Pediatr* 90，55－61.

[12] Walczak－Sztulpa，J.，Eggenschwiler，J.，Osborn，D.，Brown，D. A.，Emma，F.，Klingenberg，C.，et al. 2010. Cranioectodermal dysplasia，Sensenbrenner syndrome，is a ciliopathy caused by mutations in the IFT122 gene. *Am J Hum Genet* 86，949－956.

[13] Ellis，R. W. & van Creveld，S. 1940. A syndrome characterized by ectodermal dysplasia，polydactyly，chondro－dysplasia and congenital morbus cordis: report of three cases. *Arch Dis Child* 15，65－84.

[14] Langer Jr，L. O. 1968. Thoracic－pelvic－phalangeal dystrophy: Asphyxiating thoracic dystrophy of the newborn，infantile thoracic dystrophy. *Radiology* 91，447－456.

[15] Weyers，H. 1952. Ueber eine korrelierte Missbildung der Kiefer und Extremitatenakren（Dysostosis acro－facialis）. *Fortschr Roentgenstr* 77，562－567.

[16] Oberklaid，F.，Danks，D. M.，Mayne，V. & Campbell，P. 1977. Asphyxiating thoracic dysplasia. Clinical，radiological，and pathological information on 10 patients. *Arch Dis Child* 52，758－765.

[17] Kovacs，N.，Sarkany，I.，Mohay，G.，Adamovich，K.，Ertl，T.，Kosztolanyi，G.，et al. 2006. High incidence of short rib－polydactyly syndrome type IV in a Hungarian Roma subpopulation. （Letter）*Am J Med Genet* 140A，2816－2818.

[18] Baujat，G.，Huber，C.，El Hokayem，J.，Caumes，R.，Do Ngoc Thanh，C.，David，A.，et al. 2013. Asphyxiating thoracic dysplasia: Clinical and molecular review of 39 families. *J Med Genet* 50，91－98.

[19] Huber，C. & Cormier－Daire，V. 2012. Ciliary disorder of the skeleton. *Am J Med Genet*，*C*，*Semin 555 Med Genet* 160，165－174.

[20] Schmidts，M.，Arts，H. H.，Bongers，E. M. H. F.，Yap，Z.，Oud，M. M.，Anthony，D.，et al.，and the UK10K Consortium. 2013. Exome sequencing identifies DYNC2H1 mutations as a common cause of asphyxiating thoracic dystrophy（Jeune syndrome）without major polydactyly，renal or retinal involvement. *J Med Gene* 50，309－323.

[21] Chen，H.，Yang，S. S.，Gonzalez，E.，Fowler，M. & Al Saadi，A. 1980. Short rib－polydactyly syndrome，Majewski type. *Am J Med Genet* 7，215－222.

[22] Spranger，J. W.，Langer，L. O.，Weller，M. H. & Herrmann，J. 1974. Short rib－polydactyly syndromes and related conditions. *Birth Defects Orig Art Ser* X（9），117－123.

[23] Spranger，J. W.，Brill，P. W. & Poznanski，A. K. 2002. *Bone Dysplasias: An atlas of genetic disorders of the skeleton*，2nd edition. ISBN－0－19－521474－9. Oxford University Press，New York.

[24] Beighton，P.，Giedion，A.，Gorlin，R.，Hall，J.，Horton，B.，Kozlowski，K.，et al. 1992. International Working Group on Constitutional Diseases of Bone. International classification of osteochondrodysplasias. *Am J Med Genet* 44，223－229.

[25] Lin，A. E.，Doshi，N.，Flom，L.，Tenenholz，B. & Filkins，K. L. 1991. Beemer－Langer syndrome with manifestations of an orofaciodigital syndrome. *Am J Med Genet* 39，247－251.

[26] Passarge，E. 1983. Familial occurrence of a short rib syndrome with hydrops fetalis but without polydactyly.（Letter）Am J Med Genet 14，403－405.

[27] Yang，S. S.，Roth，J. A. & Langer，L. O. 1991. Short rib syndrome Beemer－Langer type with polydactyly: A multiple congenital anomalies syndrome. *Am J Med Genet* 39，243－246.

[28] Ades, L. C., Clapton, W. K., Morphett, A., Morris, L. L. & Haan, E. A. 1994. Polydactyly, campomelia, ambiguous genitalia, cystic dysplastic kidneys, and cerebral malformation in a fetus of consanguineous parents: A new multiple malformation syndrome, or a severe form of oral-facial-digital syndrome type IV? *Am J Med Genet* 49, 211–217.

[29] Baraitser, M. 1986. The orofaciodigital (OFD) syndromes. *J Med Genet* 23, 116–119.

[30] Nevin, N. C. & Thomas, P. S. 1989. Orofaciodigital syndrome type IV: Report of a patient. *Am J Med Genet* 32, 151–154.

[31] Marec, B. L., Passarge, E., Dellenbach, P., Kerisit, J., Signargout, J., Ferrand, B., et al. 1973. Les formes neonatales lethales de la dysplasie chondro-ectodermique. *Ann Radiol* 16, 19–26.

[32] Richardson, M. M., Beaudet, A. L., Wagner, M. L., Malini, S., Rosenberg, H. S. & Lucci, J. A. 1977. Prenatal diagnosis of recurrence of Saldino-Noonan dwarfism. *J Pediatr* 91, 467–471.

[33] Bernstein, J., Brough, A. J. & McAdams, A. J. 1974. The renal lesion in syndromes of multiple congenital malformations. Cerebrohepatorenal syndrome; Jeune asphyxiating thoracic dystrophy; tuberous sclerosis; Meckel syndrome. *Birth Defects Orig Artic Ser* 10, 35–43.

[34] Naumoff, P. 1980. Personal Communication. Pittsburgh, Pa. 2/18/1980.

[35] de Vries, J., Yntema, J. L., van Die, C. E., Crama, N., Cornelissen, E. A. & Hamel, B. C. 2010. Jeune syndrome: Description of 13 cases and a proposal for follow-up protocol. *Eur J Pediatr* 169, 77–88.

[36] Herdman, R. C. & Langer, L. O. 1968. The thoracic asphyxiant dystrophy and renal disease. *Am J Dis Child* 116, 192–201.

[37] Schmidts, M., Frank, V., Eisenberger, T., Al Turki, S., Antony, D., Rix, S., et al. 2013. Combined NGS approaches identify mutations in the intraflagellar transport gene IFT140 in skeletal ciliopathies with early progressive kidney disease. *Hum Mut* 34, 714–724.

[38] Allen, A. W., Moon, J. B., Hovland, K. R. & Minckler, D. S. 1979. Ocular findings in thoracic-pelvic phalangeal dystrophy. *Arch Ophthalmol* 97, 489–492.

[39] Bard, L. A., Bard, P. A., Owens, G. W. & Hall, B. D. 1978 Retinal involvement in thoracic-pelvic phalangeal dystrophy. *Arch Ophthalmol* 96, 278–281.

[40] Hopper, M. S. C., Boultbe, J. E. & Watson, A. R. 1979. Polyhydramnion associated with congenital pancreatic cysts and asphyxiating thoracic dysplasia: A case report. *S Afr Med J* 56, 32–33.

[41] Yerian, L. M., Brady, L. & Hart, J. 2003. Hepatic manifestations of Jeune syndrome (asphyxiating thoracic dystrophy). *Semin Liver Dis* 23, 195–200.

[42] Popovic-Rolovic, M., Calic-Perisic, N., Bunjevacki, G. & Negovanovic, D. 1976. Juvenile nephronophthisis associated with retinal pigmentary dystrophy, cerebellar ataxia, and skeletal abnormalities. *Arch Dis Child* 51, 801–803.

[43] Robins, D. G., French, T. A. & Chakera, T. M. 1976. Juvenile nephronophthisis associated with skeletal abnormalities and hepatic fibrosis. *Arch Dis Child* 51, 799–801.

[44] Giedion, A. 1979. Phalangeal cone shaped epiphysis of the hands (PhCSEH) and chronic renal disease—the conorenal syndromes. *Pediatr Radiol* 8, 32–38.

[45] Kannu, P., McFarlane, J. H., Savarirayan, R. & Aftimos, S. 2007. An unclassifiable short rib-polydactyly syndrome with acromesomelic hypomineralization and campomelia in siblings. *Am J Med Genet A* 143A, 2607–2611.

[46] Eke, T., Woodruff, G. & Young, I. D. 1996. A new oculorenal syndrome: Retinal dystrophy and tubulointerstitial nephropathy in cranioectodermal dysplasia. (Letter) *Br J Ophthalmol* 80, 490–491.

[47] Lang, G. D., & Young. I. D. 1991. Cranioectodermal dysplasia in sibs. *J Med Genet* 28, 424.

[48] Fry, A. E., Klingenberg, C., Matthes, J., Heimdal, K., Hennekam, R. C. & Pilz, D. T. 2009. Connective tissue involvement in two patients with features of cranioectodermal dysplasia. *Am J Med Genet A*. 149A, 2212–2215.

[49] Konstantinidou, A. E. 2009. Cranioectodermal dysplasia: A probable ciliopathy. *Am J Med Genet*

A 149A，2206 - 2211.

［50］Zaffanello，M.，Diomedi-Camassei. F.，Melzi，M. L.，Torre，G.，Callea，F. & Emma，F. 2006. Sensenbrenner syndrome：A new member of the hepatorenal fibrocystic family. *Am J Med Genet* 140A，2336 - 2340.

［51］Amar，M. J. A.，Sutphen，R. & Kousseff，B.G. 1997. Expanded phenotype of cranioectodermal dysplasia（Sensenbrenner syndrome）. *Am J Med Genet* 70，349 - 352.

［52］McKusick，V. A.，Egeland，J. A.，Eldridge，R. & Krusen，D. E. 1964. Dwarfism in the Amish. I. The Ellis-van Creveld syndrome. *Bull Johns Hopkins Hosp* 115，306 - 336.

［53］Blackburn，M. G. & Belliveau，R. E. 1971. Ellis-van Creveld syndrome：A report of previously undescribed anomalies in two siblings. *Am J Dis Child* 122，267 - 270.

［54］Zangwill，K. M.，Boal，D. K. B. & Ladda，R. L. 1988. Dandy-Walker malformation in Ellis-van Creveld syndrome. *Am J Med Genet* 31，123 - 129.

［55］Curry，C. J. R. & Hall，B. D. 1979. Polydactyly，conical teeth，nail dysplasia，and short limbs：A new autosomal dominant malformation syndrome. *Birth Defects Orig Art Ser* XV（5B），253 - 263.

［56］Roubicek，M. & Spranger，J. 1984. Weyers acrodental dysostosis in a family. *Clin Genet* 26，587 - 590.

［57］Burn，J.，Dezateux，C.，Hall，C. M. & Baraitser，M. 1984. Orofaciodigital syndrome with mesomelic limb shortening. *J Med Genet* 21，189 - 192.

［58］Keogh S. J.，McKee S.，Smithson S. F.，Grier D. & Steward C. G. 2012. Shwachman-Diamond syndrome：a complex case demonstrating the potential for misdiagnosis as asphyxiating thoracic dystrophy（Jeune syndrome）. *BMC Pediatr* 3，48.

［59］Elçioglu，N. H. & Hall，C. M. 2002. Diagnostic dilemmas in the short rib-polydactyly syndrome group. *Am J Med Genet* 111，392 - 400.

［60］Lehman，A. M.，Eydoux，P.，Doherty，D.，Glass，I. A.，Chitayat，D.，Chung，B. Y.，et al. 2010. Co-occurrence of Joubert syndrome and Jeune asphyxiating thoracic dystrophy. *Am J Med Genet A* 152A，1411 - 1419.

［61］Lurie，I. W. 1994. Further delineation of the Beemer-Langer syndrome using concordance rates in affected sibs. *Am J Med Genet* 50，313 - 317.

［62］Digilio，M. C.，Giannotti，A.，Pagnotta，G.，Mingarelli，R. & Dallapiccola，B. 1995. Joint dislocation and cerebral anomalies are consistently associated with oral-facial-digital syndrome type IV. *Clin Genet* 48，156 - 159.

［63］Thomas，S.，Legendre，M.，Saunier，S.，Bessieres，B.，Alby，C.，Bonniere，M.，et al. 2012. TCTN3 mutations cause Mohr-Majewski syndrome. *Am J Hum Genet* 91，372 - 378.

［64］Baujat，G. & Merrer，L. M. 2007. Ellis van Creveld syndrome. *Orphanet J Rare Dis* 2，1750 - 1172.

［65］Fliegauf，M.，Benzing，T. & Omran，H. 2007. When cilia go bad：Cilia defects and ciliopathies. *Nat Rev Mol Cell Biol* 8，880 - 893.

［66］Merrill，A. E.，Merriman，B.，Farrington-Rock，C.，Camacho，N.，Sebald，E. T.，Funari，V. A.，et al. 2009. Ciliary abnormalities due to defects in the retrograde transport protein DYNC2H1 in short-rib polydactyly syndrome. *Am J Hum Genet* 84，542 - 549.

［67］Camuglia，J. E.，Greer，R. M.，Welch，L. & Gole，G. A. 2011. Use of the electroretinogram in a paediatric hospital. *Clin Experiment Ophthalmol* 39，506 - 512.

［68］D'Asdia，M. C.，Torrente，I.，Consoli，F.，Ferese，R.，Magliozzi，M.，Bernardini，L.，et al. 2012. Novel and recurrent EVC and EVC2 mutations in Ellis-van Creveld syndrome and Weyers acrofacial dysostosis. *Eur J Med Genet* 56，80 - 87.

［69］El Hokayem，J.，Huber，C.，Couve，A.，Aziza，J.，Baujat，G.，Bouvier，R.，et al. 2012. NEK1 and DYNC2H1 are both involved in short rib-polydactyly Majewski type but not in Beemer Langer cases. *J Med Genet* 49，227 - 233.

［70］Arts，H. H.，Bongers，E. M.，Mans，D. A.，van Beersum，S. E.，Oud，M. M.，Bolat，E.，et al. 2011. C14ORF179 encoding IFT43 is mutated in Sensenbrenner syndrome. *J Med Genet* 48，

390 - 395.

[71] Bredrup, C., Saunier, S., Oud, M. M., Fiskerstrand, T., Hoischen, A., Brackman, D., et al. 2011. Ciliopathies with skeletal anomalies and renal insufficiency due to mutations in the IFT-A gene WDR19. *Am J Hum Genet* 89, 634 - 643.

[72] Thiel, C., Kessler, K., Giessl, A., Dimmler, A., Shalev, S. A., von der, H. S., et al. 2011. NEK1 mutations cause short-rib polydactyly syndrome type majewski. *Am J Hum Genet* 88, 106 - 114.

[73] Dagoneau, N., Goulet, M., Genevieve, D., Sznajer, Y., Martinovic, J., Smithson, S., et al. 2009. DYNC2H1 mutations cause asphyxiating thoracic dystrophyand short rib - polydactyly syndrome, type III. *Am J Hum Genet* 84, 706 - 711.

[74] Beales, P. L., Bland, E., Tobin, J. L., Bacchelli, C., Tuysuz, B., Hill, J., et al. 2007. IFT80, which encodes a conserved intraflagellar transport protein, is mutated in Jeune asphyxiating thoracic dystrophy. *Nat Genet* 39, 727 - 729.

[75] Cavalcanti, D. P., Huber, C., Sang, K. H., Baujat, G., Collins, F., Delezoide, A. L., et al. 2011. Cormier-Daire V. Mutation in IFT80 in a fetus with the phenotype of Verma - Naumoff provides molecular evidence for Jeune - Verma - Naumoff dysplasia spectrum. *J Med Genet* 48, 88 - 92.

[76] Davis, E. E., Zhang, Q., Liu, Q., Diplas, B. H., Davey, L. M., Hartley, J., et al. 2011. TTC21B contributes both causal and modifying alleles across the ciliopathy spectrum. *Nat Genet* 43, 189 - 196.

[77] Gilissen, C., Arts, H. H., Hoischen, A., Spruijt, L., Mans, D. A., Arts, P., et al. 2010. Exome sequencing identifies WDR35 variants involved in Sensenbrenner syndrome. *Am J Hum Genet* 87, 418 - 423.

[78] Katsanis, N., Ansley, S. J., Badano, J. L., Eichers, E. R., Lewis, R. A., Hoskins, B. E., et al. 2011. Triallelic inheritance in Bardet - Biedl syndrome, a Mendelian recessive disorder. *Science* 293, 2256 - 2259.

[79] Ruiz-Perez, V. L., Ide, S. E., Strom, T. M., Lorenz, B., Wilson, D., Woods, K., King, L., et al. 2000. Mutations in a new gene in Ellis - van Creveld syndrome and Weyers acrodental dysostosis. *Nat Genet* 24, 283 - 286.

[80] Ruiz-Perez, V. L., Tompson, S., Blair, H., Espinoza-Valdez, C., Lapunzina, P., Silva, E., et al. 2003. Mutations in two nonhomologous genes in a head-to-head configuration cause Ellis-van Creveld syndrome. *Am J Hum Genet* 72, 728 - 732.

[81] Ruiz-Perez, V. L., Blair, H. J., Rodriguez-Andres, M. E., Blanco, M. J., Wilson, A., Liu, Y. N., et al. 2007. Evc is a positive mediator of Ihh-regulated bone growth that localises at the base of chondrocyte cilia. *Development* 134, 2903 - 2912.

[82] Cole, D. G. & Snell, W. J. 2009. SnapShot: Intraflagellar transport. *Cell* 137, 784.

[83] Hao, L., Efimenko, E., Swoboda, P. & Scholey, J. M. 2011. The retrograde IFT machinery of *C. elegans* cilia: Two IFT dynein complexes? *PLoS One* 6, e20995.

[84] Rosenbaum, J. L. & Witman, G. B. 2002. Intraflagellar transport. *Nat Rev Mol Cell Biol*: 3, 813 - 825.

[85] Smits, P., Bolton, A. D., Funari, V., Hong, M., Boyden, E. D., Lu, L., et al. 2010. Lethal skeletal dysplasia in mice and humans lacking the golgin GMAP - 210. *New Engl J Med* 362, 206 - 216.

[86] Follit, J. A., San Agustin, J. T., Xu, F., Jonassen, J. A., Samtani, R., Lo, C. W., et al. 2008. The Golgin GMAP210/TRIP11 anchors IFT20 to the Golgi complex. *PLoS Genet* 4, e1000315.

[87] Follit, J. A., Xu, F., Keady, B. T. & Pazour, G. J. 2009. Characterization of mouse IFT complex B. *Cell Motil Cytoskeleton* 66, 457 - 468.

[88] Ishikawa, H. & Marshall, W. F. 2011. Ciliogenesis: Building the cell's antenna. *Nat Rev Mol Cell Biol* 12, 222 - 234.

[89] Baker, K. & Beales, P. L. 2009. Making sense of cilia in disease: The human ciliopathies. *Am J Med Genet*, *C*, *Semin Med Genet* 151C, 281 - 295.

［90］ Jenkins, D. & Beales, P. L. 2012. Genes and mechanisms in human ciliopathies, in *Emery & Rimoin's Principles and Practice of Medical Genetics*, ed. by Korf, B., Pyeritz, R. & Rimoin, D. Elsevier.

［91］ Ocbina, P. J., Eggenschwiler, J. T., Moskowitz, I. & Anderson, K. V. 2011. Complex interactions between genes controlling trafficking in primary cilia. *Nat Genet* 43, 547 – 553.

［92］ Jonassen, J. A., Sanagustin, J., Baker, S. P. & Pazour, G. J. 2012. Disruption of IFT complex A causes cystic kidneys without mitotic spindle misorientation. *J Am Soc Nephrol* 23, 641 – 651.

［93］ Rix, S., Calmont, A., Scambler, P. J. & Beales, P. L. 2011. An Ift 80 mouse model of short rib polydactyly syndromes shows defects in hedgehog signalling without loss or malformation of cilia. *Hum Mol Genet* 20, 1306 – 1314.

［94］ Kronenberg, H. 2003. Developmental regulation of the growth plate. *Nature* 423, 332 – 336.

［95］ Huangfu, D., Liu, A., Rakeman, A. S., Murcia, N. S., Niswander, L. & Anderson, K. V. 2003. Hedgehog signalling in the mouse requires intraflagellar transport proteins. *Nature* 426, 83 – 87.

［96］ Goetz, S. C., Ocbina, P. J. & Anderson, K. V. 2009. The primary cilium as a Hedgehog signal transduction machine. *Methods Cell Biol* 94, 199 – 222.

［97］ Quinlan, R. J., Tobin, J. L. & Beales, P. L. 2008. Modeling ciliopathies: Primary cilia in development and disease. Curr Top Dev Biol 84, 249 – 310.

［98］ Long, F. & Ornitz, D. M. 2013. Development of the endochondral skeleton. *Cold Spring Harbor Perspect Biol* 5, pii: a008334, doi: 10.1101/cshperspect.a008334.

［99］ Liu, F., Kohlmeier, S, & Wang, C. Y. 2008. Wnt signalling and skeletal development. *Cell Signal* 20, 999 – 1009.

［100］ Bernstein, J., Brough, A. J. & McAdams, A. J. 1974. The renal lesion in syndromes of multiple congenital malformations. Cerebrohepatorenal syndrome; Jeune asphyxiating thoracic dystrophy; tuberous sclerosis; Meckel syndrome. *Birth Defects Orig Artic Ser* 10, 35 – 43.

［101］ Davenport, J. R., Watts, A. J., Roper, V. C., Croyle, M. J., van Groen, T., Wyss, J. M., et al. 2007. Disruption of intraflagellar transport in adult mice leads to obesity and slow-onset cystic kidney disease. *Curr Biol* 17, 1586 – 1594.

［102］ Hossain, Z., Ali, S. M., Ko, H. L., Xu, J., Ng, C. P., Guo, K., et al. 2007. Glomerulocystic kidney disease in mice with a targeted inactivation of Wwtr1. *Proc Natl Acad Sci U.S.A.* 104, 1631 – 1636.

［103］ Lin, F., Hiesberger, T., Cordes, K., Sinclair, A. M., Goldstein, L. S., Somlo, S., et al. 2003. Kidney-specific inactivation of the KIF3A subunit of kinesin-II inhibits renal ciliogenesis and produces polycystic kidney disease. *Proc Natl Acad Sci* U.S.A. 100, 5286 – 5291.

［104］ Moyer, J. H., Lee-Tischler, M. J., Kwon, H. Y., Schrick, J. J., Avner, E. D., Sweeney, W. E., et al. 1994. Candidate gene associated with a mutation causing recessive polycystic kidney disease in mice. *Science* 264, 1329 – 1333.

［105］ Fischer, E., Legue, E., Doyen, A., Nato, F., Nicolas, J. F., Torres, V., et al. 2006. Defective planar cell polarity in polycystic kidney disease. *Nat Genet* 2038, 21 – 23.

［106］ Patel, V., Li, L., Cobo-Stark, P., Shao, X., Somlo, S., Lin, F., et al. 2008. Acute kidney injury and aberrant planar cell polarity induce cyst formation in mice lacking renal cilia. *Hum Mol Genet* 17, 1578 – 1590.

［107］ Lienkamp, S. S., Liu, K., Karner, C. M., Carroll, T. J., Ronneberger, O., Wallingford, J. B., et al. 2012. Vertebrate kidney tubules elongate using a planar cell polarity-dependent, rosette-based mechanism of convergent extension. *Nat Genet* 44, 1382 – 1387.

［108］ Krock, B. L., Mills-Henry, I. & Perkins, B. 2009 Retrograde intraflagellar transport by cytoplasmic dynein-2 is required for outer segment extension in vertebrate photoreceptors but not arrestin translocation. *Invest Opthalmol Vis Sci* 50, 5463 – 5471.

［109］ Marszalek, J. R., Liu, X., Roberts, E. A., Chui, D., Marth, J. D., Williams, D. S., et al. 2000. Genetic evidence for selective transport of opsin and arrestin by kinesin-II in mammalian photoreceptors. *Cell* 102, 175 – 187.

[110] Pazour, G. J., Baker, S. A., Deane, J. A., Cole, D. G., Dickert, B. L., Rosenbaum, J. L., et al. 2002. The intraflagellar transport protein, IFT88, is essential for vertebrate photoreceptor assembly and maintenance. *J Cell Biol* 157, 103 - 114.

[111] Davis, J. T., Davis, J. T., Ruberg, R. L., Leppink, D. M., McCoy, K. S. & Wright, C. C. 1995. Lateral thoracic expansion for Jeune's asphyxiating dystrophy: A new approach. *Ann Thorac Surg* 60, 694 - 696.

[112] Davis, J. T., Heistein, J. B., Castile, R. G., Adler, B., Mutabagani, K. H., Villalobos, R. E., et al. 2001 Lateral thoracic expansion for Jeune's syndrome: Midterm results. *Ann Thorac Surg* 72, 872 - 878.

[113] Davis, J. T., Long, F. R., Adler, B. H., Castile R.G. & Weinstein S., 2004. Lateral expansion for Jeune syndrome: Evidence of rib healing and new bone formation. *Ann Thorac Surg* 77, 445 - 448.

[114] Sharoni, E., Erez, E., Chorev, G., Dagan O. & Vidne B.A., 1998 A chest reconstruction in asphyxiating thoracic dystrophy. *J Pediatr Surg* 33, 1578 - 1581.

[115] Todd, D. W., Tinguely, S. J. & Norberg, W. J. 1986. A thoracic expansion technique for Jeune's asphyxiating thoracic dystrophy. *J Pediatr Surg* 21, 161 - 163.

[116] Bocca, G., Weemaes, C. M., van der Burgt, I. & Otten, B. J. 2004. Growth hormone treatment in cartilage-hair hypoplasia: Effects on growth and the immune system. *J Pediatr Endocrinol Metab* 17, 47 - 54.

[117] Harada, D., Yamanaka, Y., Ueda, K., Shimizu, J., Inoue, M., Seino, Y., et al. 2005. An effective case of growth hormone treatment on cartilage-hair hypoplasia. *Bone* 36, 317 - 322.

[118] Key, L. L. & Gross, A. 1996. Response to growth hormone in children with chondrodysplasia. *J Pediatr* 128 (5 Pt 2), S14 - 7.

[119] Hennekam, R. C. M., Beemer, F. M., Gerards, L. J. & Cats, B. 1983. Thoracic pelvic phalangeal dystrophy (Jeune syndroom). *Tijdschr Kindergeneeskd* 51, 95 - 100.

[120] Labrune, P., Fabre, M. & Trioche, P. 1999. Jeune syndrome and liver disease: Report of three cases treated with ursodeoxycholic acid. *Am J Med Genet* 87, 324 - 328.

[121] Katsouras, C. S., Thomadakis, C. & Michalis, L. K. 2003. Cardiac Ellis-van Creveld syndrome. *Int J Cardiol* 87, 315 - 316.

[122] Wright, M. J. & Irving, M. J. 2012. Clinical management of achondroplasia. *Arch Dis Child* 97, 129 - 134.

4 朱伯特综合征和朱伯特综合征相关疾病

Joubert syndrome and Joubert syndrome-related disorders

Victoria Harrison，Andrea H. Németh

病名由来

1969 年，Marie Joubert 和他的同事[1]报道了四个兄弟姐妹（four siblings）均具有与小脑蚓部部分或完全发育不良相关的发作性呼吸增强、异常眼动、共济失调和智力障碍的症状。第五例则是与上述四人没有血缘关系的单发病例，此例患者除了具有发作性呼吸增强和小脑蚓部发育不良的临床表现外还具有多指畸形等其他异常。

1977 年，Boltshauser 和 Isler[2]报道了来自两个家庭的 3 个患儿，并把此类疾病称为朱伯特综合征（Joubert syndrome），也有人称其为朱伯特-布尔豪瑟综合征（Joubert-Bolthauser syndrome，JBTS），但近年来 JBTS 这一简写被越来越多地采用。上述 8 例患者的共同特点包括严重的智力障碍、新生儿时期异常呼吸方式、肌张力减退和不同程度的小脑蚓部发育不良。在上述 8 例患者中，4 例具有舌突出（tongue protrusion），其他 4 例具有异常的眼球运动。他们还有小头畸形、枕部脑脊膜膨出、共济失调和多指畸形的临床表现。患者的父母有血缘关系和（或）兄弟姐妹共同患病强烈提示这是一种常染色体隐性遗传病并存在广泛的表型变异。

随后，更多的朱伯特综合征患者被报道，而且描述了很多额外的临床表现（additional clinical features），进一步丰富了最初的那些表型。此病的临床诊断标准在 1992 年被提出[3]，表明除了呼吸异常和（或）眼球运动异常，如需确诊患者还应存在小脑蚓部发育不良、肌张力减退和发育迟缓的症状。而且，根据是否存在视网膜营养不良，患者可被进一步分为朱伯特综合征 A 型和 B 型。

随着放射学技术的发展，患者更多大脑畸形的细节相继显现。1997 年，"磨牙征"（molar tooth sign）首先被用于描述中脑和后脑在大脑轴向位的异常[4]（图 4.1[5]）。因此，目前经典的朱伯特综合征的主要诊断标准为出现"磨牙征"、肌张力减退至共济失调和智力水平低下。视网膜病变的出现具有变异性。

需要注意的是，尽管"磨牙征"是经典朱伯特综合征的诊断标准，但是其也能出现在一些与经典朱伯特综合征症状重合的现在被统称为朱伯特综合征相关疾病（Joubert syndrome-related disorder，JSRD）的患者中。这些疾病具有各种各样非神经系统的临床表现（包括肾脏、肝脏和口-面部的异常），也有各种由来和名称，但它们不太可能代表独立的疾病类型。相反，它们代表了与各种潜在的纤毛缺陷相关的疾病表型的变异。

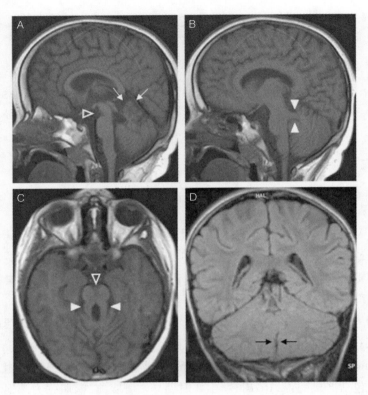

图 4.1　朱伯特综合征相关疾病患者大脑 MRI。A. 正中矢状 T1 加权显示中脑变薄，脚间窝相应增大（黑色粗箭头）。同时可见小脑蚓部发育不良（细箭头）。B. 旁矢状位 T1 加权显示小脑上脚增厚且结构紊乱（粗箭头）。C. 轴向 T1 加权显示加深的脚间窝（开放箭头）和异常的小脑上脚（粗箭头）组成的"磨牙征"。D. 冠状FLATR 显示小脑中线裂（黑色细箭头），提示小脑下蚓部发育不全

改编自：Brancati F, Dallapiccola B and Valente EM, Joubert syndrome and related disorders, *Orphanet Journal of Rare Diseases*, Volume 5, p. 20, Copyright © 2010. Licensed under BioMed Central Open Access license agreement.

流行病学

　　朱伯特综合征很罕见，其确切的发病率目前尚不清楚。发病率数值间差异较大，目前使用最多的数值为所有新生儿的十万分之一，这一数值可用于遗传咨询[6,7]。由于许多症状轻微的儿童和成人并未获得诊断，所以实际发病率可能更高。

　　此类疾病在不同种族的人群中均有报道。由于 JBTS/JSRD 是常染色体隐性遗传病，此类疾病常在近亲结婚的家庭中被发现，所以我们在采集病史时应该注意询问这一点。第一个被 Joubert 及其同事报道的病例[1]来自加拿大的一个法裔家庭，患儿的父母在九代前有共同的祖先。随后，在法裔加拿大人群中发现了诸多基因突变，而且魁北克的圣劳伦斯河区域（Saint Lawrence region of Quebec）JBTS 的发病率很高。利用 NGS 对圣劳伦斯河区域和魁北克其他地区少数朱伯特综合征家族进行研究，鉴定出了 *C5orf42* 基因、*CC2D2A* 基因和 *TMEM231* 基因的复合杂合突变，其中包括在没有血缘关系的个体中发

现的若干复发性突变[8,9]。

在阿什肯纳兹犹太人（Ashkenazi Jewish）中还发现了单一始祖突变（founder mutation）。来自 8 个家庭的 13 个患者的 11 号染色体具有相同的纯合突变区域。对此区域的 14 个基因进行测序，发现 *TMEM216* 基因有一个单位点突变（c.35G>T，R12L）。所有患者该基因均为纯合突变而其父母均为杂合突变。对 2 766 个来自相同种族的健康人群进行的研究发现有 30 人携带 *TMEM216* 基因的杂合突变，表明在此群体中该突变的携带率可能为 1/92[10]。

临床特点

神经系统

所有朱伯特综合征患儿均会出现肌张力减退的症状且从新生儿时期开始变得明显。这可能导致患者自发运动减退，继而导致体位性斜头畸形。肌张力减少是许多神经发育性疾病共有的非特异性的临床表现，它是提示朱伯特综合征诊断的额外的临床特征。

患者运动发育的进程也会延迟，一项研究表明 91% 的朱伯特综合征患者能翻身的年龄平均在 10 月龄，73% 的患者能正常坐立的年龄在 19 月龄，以及 50% 的患者约在 47 个月大时能走路[11]。对 18 个患者进行分析发现，其中有 12 个患者在 22 个月到 10 岁时才能独立行走[12]。更严重的患者可能需要依靠轮椅出行。

患者能独立行走时，常呈宽基步态且步态不稳。对 15 个患者进行各种测试（单边负重、串联步伐和平衡控制测试）发现其中 14 例患者具有共济失调和平衡能力的异常[4]。

患者的智力障碍和行为

尽管此类患者的智力受损变异性大（正常到重度受损）[7,11-13]，但患者的智力通常是中度受损。由于患者的表达能力和运动功能受损严重，因此，常很难对患者的认知功能进行正确评估。患者的接受能力障碍常不严重[12,14,15]。发育延迟并不是朱伯特综合征的显著特征，当患者出现此表现时必须立刻再次对患者进行评估[15]。

Gitten 及其同事利用父母反馈的间接评估方法［儿童发育调查（Child Development Inventory）]对 32 个 14～204 月（平均 68.7 月）龄的 JBTS 患儿进行评估，分析患儿的社交、语言、适应能力，以及运动、认知水平和学术发展水平[14]。患者的平均发育年龄是 19 月龄（比实际年龄低 63%）。年长的患儿似乎比年幼的患儿与实际年龄的差距更大。但是，患者大脑受累的严重性和低能水平与患者大脑的 MRI 表现不呈正比。

Mria 及其同事报道，61% 朱伯特综合征患者大约在出生后 26 个月（±4.9 个月）能开口说出第一个词，75% 的患者在 44 个月时能说出一个句子[11]。在另外一个队列研究中发现，73% 的患者 5 岁以后才可以清晰表达，大约在 6 岁时能在不同程度的帮助下去普通学校上学[12]。

目前有非常有限的数据表明孤独症是朱伯特综合征患者的行为学表型之一。Ozono 等人及其同事发现 11 个患者中有 3 个患者（27%）满足 DSM-Ⅳ 的标准而被诊断为孤独症[16]，还有一位患者被诊断为广泛性发育障碍。Takahashi 及其同事用半结构式家庭历史访谈和孤独症行为列表对 31 例 JBTS 患者进行评估,但最终发现没有患者能达到孤独症的临床诊断标准[17]。眼球运动异常所致缺少眼神接触和口部运动功能异常导致的表达能力发育延迟与孤独症患者社交困难的表现类似,所以容易引起误诊[18]。因此,作者认为做出孤独症的诊断时应该非常谨慎,尤其是在孤独症的诊断早于朱伯特综合征的情况下。

另外,有些朱伯特综合征患儿的父母发现他们具有易怒、极度活跃、攻击性及依赖性强的性格特点[12,19]。

呼吸

伴或不伴呼吸暂停的阵发性呼吸增强现象在新生儿时期常见,但是并非在所有 JBTS 患者中均会发生。也有呼吸暂停导致患儿早期死亡的报道[11,20]。患者的呼吸异常多随着患者的年龄增长好转或者彻底消失。在年龄更大的患儿中,只有当他们生病或者精神压力较大时,呼吸异常的症状才会明显表现出来[1]。

Hodgkins 及其同事发现在 18 例患者中,有 13 例具有间歇性呼吸暂停[12]。其中,有 10 例患者的症状只短暂地持续了大约 3 个月;有 1 例患者由于出现严重的间歇性呼吸过速而需要在儿童重症监护室进行几周的治疗;有 1 例患者需要在自己家里接受氧疗;另外 1 例患者具有发作性呼吸暂停,直至 18 月龄。

眼睛

朱伯特综合征患者具有各种各样的眼睛与动眼肌群异常的临床表现。常见的眼球运动异常包括扫视起始延迟或失败,也被称为动眼失用症(oculomotor apraxia,OMA)(通常与甩头或转头有关),原发性位置眼球震颤(通常是跷跷板样运动,但也可以表现为钟摆样运动)和平滑追踪异常[21-24],眼球震颤和 OMA 常在出生时就存在,并可能随着年龄增长而改善[7,21]。

扫视异常和眼球震颤的快相与脑干潜在缺陷有关,而平滑追踪和前庭-眼反射消失可部分由小脑蚓部发育不全解释[22,23]。由于动眼神经通路常在脑干和小脑穿过中线,临床结果表明视交叉存在异常,但可能在头颅 MRI 上表现得不明显[24]。

部分特殊类型的朱伯特综合征患者可以合并色素异常症和视网膜营养不良。若患者很小的时候出现上述症状,则可能很难与合并视网膜营养不良的莱伯先天性黑矇(Leber congenital amaurosis,LCA),尤其是早发型 LCA 患者进行鉴别,这时应该对怀疑是朱伯特综合征的患者存在的其他临床表现进行仔细研究[18]。迟发型的视网膜色素发育不良患者的临床表现可以从儿童期开始出现,通常病程变异性更大[3]。JSRD 患者的眼部表现通常为视网膜色素变性(以视杆细胞缺乏为主的临床表现伴视网膜骨针样色素沉积和夜盲),这与巴尔得-别德尔综合征(Bardet-Biedl syndrome,BBS)患者通常表现为视杆-视锥细胞营养不良(伴有中央彩色视觉缺失的视网膜黄斑变性)的临床表现不同。

朱伯特综合征患者的一个大样本队列研究表明,19% 的患者有脉络膜缺损;在患有被称为 COACH 综合征(见"表型范围")的特殊类型的 JSRD 患者中,71% 的患者合并脉络膜缺损。如果病变累及黄斑或视神经,可造成患者视力明显受损[7,18]。朱伯特综合征患者其他眼睛异常的临床表现包括:视力敏感度下降、上睑下垂、视神经发育不良、散光、斜视、动眼神经部分麻痹、白内障、眼部纤维化和视神经盘新生物[12,22,23]。

肾

大约 16%～30% 的 JBTS 患者合并肾脏疾病[3,11,18]。由于患者肾脏受累严重程度受年龄影响较大,因此合并肾脏疾病的发生率的变异性也较大。过去把患者合并的肾脏疾病分为两种不同的类型:

(1) 青少年肾消耗病(Juvenile nephronophthisis):常出现在患者的儿童期(或稍晚)伴(肾脏)尿浓缩功能受损(失盐性肾衰竭)。患者的症状和体征包括多饮、多尿、贫血、生长缓慢、血肌酐水平升高和肾脏回声增强。当患者的肾脏疾病进展为 ESRF 时,患者肾脏变小且肾瘢痕形成。

(2) 囊性肾病:可被分为出生前和出生后两种。囊肿为多囊,囊腔较小且主要分布在皮质,受累肾脏常合并慢性间质性炎症和肾纤维化[12]。

肾消耗病和囊性发育异常目前被认为是患者肾脏疾病发展过程中的一部分,是某一阶段肾脏疾病特异性的临床表现[25]。有 1 例朱伯特综合征合并肾脏疾病患者的临床表现与 ARPKD 类似的报道。ARPKD 的典型临床表现有肾脏增大、广泛的微囊肿、早发且严重的高血压和先天性肝纤维化[26]。

肝

患者肝脏异常可以无症状,也可以表现为转氨酶升高,显著门脉高压的临床症状和体征(肝、脾肿大,食管静脉曲张,腹水和上消化道出血)和(或)腹部影像学异常(肝脏回声增强、肝囊肿和肝内胆管扩张)。在出生时,上述症状常不明显,到 20 岁以后才比较典型。有极少数患者的肝纤维化可进展为终末期肝衰竭而需要行肝移植[7,18]。

畸形

患者可出现面部畸形但是不具特异性[4,11]。患者的面部畸形具体包括内眦赘皮、鼻梁和鼻尖突出、鼻梁上翘、双颞部狭窄的长脸、下唇外翻的"梯形"嘴、耳垂增厚、上睑下垂、眉毛抬高(也可能呈弓形),偶尔伴有下垂倾斜的耳朵。据观察表明,随着孩子年龄的增长,脸会变得更长、更窄,下巴更突出[27]。

当患者出现唇和(或)腭裂、上唇中央凹痕、舌和唇系带的软组织肿瘤,可以导致一个面部畸形面容,提示 JSRD 中的 OFD Ⅵ 型或 Varadi-Papp 综合征,都是面部畸形的表现[28]。

其他

JBTS 患者多指畸形的发病率约 10%～20%[13,18]。可以见到轴前多指畸形,但是轴后多指畸形更常见。OFD Ⅵ 型患者可出现中轴多指[28]。JBTS 患者的其他骨骼异常包括圆锥状骨骺、胸廓狭小和脊柱侧凸[7]。

一些纤毛病患者被报道合并结构性心脏发育缺陷,但在 JSRD 患者中不常见。目前发现的 JSRD 患者的心脏异常包括动脉导管未闭[29]、左上腔静脉持续性扩张[30]、严重的先天性主动脉瓣狭窄、二尖瓣和主动脉瓣缺损及房间隔缺损[31]。

JBTS 患者也可见各种内分泌失调,包括独立出现的生长激素或甲状腺激素缺乏,甚至可见垂体功能障碍[7]。

JBTS 患者的其他非典型的临床表现包括甲状腺发育不良引起的先天性甲状腺功能低下[32]、累及颅颈椎的进行性脊柱侧凸[33]、十二指肠闭锁[12]、先天性巨结肠和声带麻痹[11]。

表型范围

JBTS 和 JSRD 因出现"磨牙征"而被定义。据此可以推测，这两种疾病属于小脑发育异常相关的纤毛病。

除了 JBTS，当"磨牙征"出现在以下疾病中时，均应该考虑 JSRD。

（1）小脑-眼-肾综合征（cerebellar-ocular-renal syndrome，CORS）。

（2）Senior-Loken 综合征（Senior-Løken syndrome，SLS）：与肾发育不良相关的眼部异常。

（3）Dekaban-Arima 综合征（Dekaban-Arima syndrome，DKA）：与肝脏纤维化相关的眼部异常。

（4）COACH 综合征：小脑蚓部发育不良/过度发育、智力发育不良、先天性共济失调、眼睛发育缺陷和肝脏纤维化。

（5）OFD：（至少）由 9 个亚型组成的疾病。其特点包括：中线口裂、分叶状舌、错构瘤和手指的异常（多指、手指过短和并指）。有些患者还合并多囊性肾病和中枢神经系统的异常，如脑积水和小脑异常。

OFD 综合征的其中一类为 Varadi-Papp 综合征，是匈牙利的 Varadi-Papp 医生在吉普赛人群中发现的一种表现为多指、唇腭裂、舌错构瘤和精神运动迟滞的疾病，后人为了纪念他便以他的名字命名该疾病。Varadi-Papp 综合征现在也称为 OFD Ⅵ型。目前有 2 个 OFD Ⅵ型患者被发现有 TMEM216 基因突变，但是还有许多患者仍未进行分子诊断[34]。

OFD Ⅰ型是由 OFD1 基因突变引起的 X 连锁常染色体显性遗传病。由于当男性患者出现多囊性肾病时常致死，因此临床上见到的患者几乎全是女性。OFD1 基因编码位于中心体的纤毛蛋白[35,36]。OFD1 基因的隐性突变与有"磨牙征"表现的 X 连锁的朱伯特综合的相关性最近才被人们证实。OFD Ⅰ型患者间临床表现的差别较大，主要包括严重的意识损害、各种视网膜变性、轴后多指、呼吸暂停、生长迟缓和面部畸形（如轻度多毛、低位耳、宽鼻梁、人中和上颌弓、厚唇）。此外，还有肥胖、视神经萎缩、癫痫、大头畸形、额骨突出和内眦赘皮、囊性肾病（需要肾移植治疗）及小脑回增多。已发现 OFD1 基因的移码和整码（缺失）突变[37-39]。

尽管条件不同，但是因为下列疾病也能出现"磨牙征"，故被认为属于 JSRD。

（1）梅克尔-格鲁伯综合征（Meckel-Gruber syndrome，MKS）：一种常染色体隐性遗传病，经常在胚胎期致死，主要特点为枕部脑膨出、多囊性肾病和多指畸形。

（2）巴尔得-别德尔综合征：属于常染色体隐性遗传病，以轴后多指、视网膜营养不良、躯体性肥胖、男性性腺功能减退、女性泌尿生殖器畸形、智力缺陷和肾脏异常为主要特点。

（3）Cogan 先天性动眼失用症（Cogan-type congenital oculomotor apraxia）：一种常染色体隐性遗传病，其特征为眼球水平随意运动（horizontal voluntary eye movement）缺

陷伴抽搐。有些患者有小脑蚓部发育不良、明显的"磨牙征"，偶尔发展为肾消耗病。上文提及的后一个患者，因为有"磨牙征"，所以应该被诊断为 JSRD。

（4）莱伯先天性黑矇：一种早发的视网膜退行性疾病，好发于婴儿期或者极早的儿童期。当患者的视力下降和眼球追踪缺失比较明显时，人们才会发现其视力损伤。可表现出畏光、眼球震颤、反应迟钝、瞳孔对光反射消失、圆锥形角膜和高度远视。患儿具有以用手擦、揉、压眼睛为特征的手眼征（oculodigital sign）。发育迟缓在有视力障碍的患者中并不罕见，但当被诊断为 LCA 的患者存在或者出现神经症状时，临床医生应对患者进行头颅 MRI 检查，同时注意鉴别是否具有其他纤毛病，如 BBS 和 JRSD（它们可能会被忽略）。尽管有些学者把 LCA 归类为 JSRD，但是 LCA 可以单独存在且可以由非纤毛基因（non-cilial gene）突变引起。那些确实有其他特征的患者可能不应该被诊断为 LCA，要修改诊断以反映患者的其他特征和（或）遗传缺陷。

表 4.1 总结了每种疾病的关键特征，但除了表中列出的内容还有很多例外，这再次反映出纤毛病复杂且临床表现多变的特点。

表 4.1　朱伯特综合征及相关疾病的主要临床特征

	JBTS	CORS	DKA	SLS	COACH	BBS	MKS	OFD Ⅵ	XLJS	Cogan
"磨牙征"	+	+	+/-	+/-	+/-	+/-	+/-	+/-	+/-	+/-
肌张力减退	+	+	+/-	+/-	+/-	+/-	NA	+/-	+	+
认知损害	+	+	+/-	+/-	+/-	+/-	NA	+/-	+/-	+/-
呼吸增强/呼吸暂停	+	+/-	+	—	—	—	NA	—	—	—
眼球运动麻痹	—	—	—	—	—	—	NA	—	—	—
视网膜变性	+/-	+	+	+	—	+		—	+	—
多小脑回	+/-	—	—	—	—	—		—	—	—
囊性肾萎缩	—	+	+	—	—	+		+	—	—
肾消耗病	—	+	+	+	—	+/-		—	—	+/-
眼缺损	—	—	—	—	+	—	+/-	—	—	—
肝纤维化	—	—	—	—	+	+/-		—	—	—
脑室水肿	—	—	—	—	+	—		—	—	—
多指畸形	—	—	—	—	—	+	+	+	+	—
肥胖	—	—	—	—	—	+	NA	—	—	—
舌错构瘤	—	—	—	—	—	—		+	—	—
舌系带短小	—	—	—	—	—	—		+	—	—
口面裂	—	—	—	—	—	—	+/-	+	—	—

由于 JSRD 患者的许多非神经症状常随着年龄增加而逐渐出现,因此需要到孩子年龄更大些的时候才能获得准确的临床诊断。遗传学测试对促进 JBTS 或 JSRD 的特异性诊断方面有相当大的用处,具体内容见"遗传学"部分。NGS 的出现也可帮助临床医生进行诊断。

除了 JBTS/JSRD 临床表现的异质性很明显,导致这些疾病的(异常)纤毛蛋白质的表型谱可包括没有典型"磨牙征"的疾病。例如,引起 JSRD 的基因突变也可以引起其他纤毛病,但在缺乏"磨牙征"时,它们并不被归为 JSRD。

(1) 肾消耗病。

(2) 莱伯先天性黑矇。

(3) Cogan 眼球运动障碍。

(4) OFD Ⅰ、Ⅳ、Ⅵ型:包括 Mohr-Majewski 综合征(短肋多指畸形合并胫骨发育不良、包括囊性发育不良性肾病在内的额外的临床特征,以及包括枕部膨出的大脑发育畸形,因此上述症状与 MKS 的临床表现部分重合)。

(5) 肢端-胼胝体综合征(acrocallosal syndrome,ACLS):是一种合并先天性胼胝体发育不良的常染色体隐性遗传病,偶尔合并无脑畸形和(或)丹迪-沃克畸形、器官距离过远征、轴后多指畸形和轴前多趾畸形。

(6) 脑积水综合征(hydrolethalus syndrome,HLS):常染色体隐性遗传胚胎致死性综合征,主要表现为轴后多指、轴前多趾、小颌畸形、脑积水或伴枕骨锁孔缺损的无脑畸形。

(7) MORM 综合征:以精神发育迟滞、肥胖、先天性视网膜营养不良和男性阴茎短小为特点的常染色体隐性遗传病。

表 4.2 展示了目前已知的 JBTS/JSRD 等位基因病。

表 4.2　朱伯特综合征及相关疾病的主要致病基因

基因名	该基因突变患者占朱伯特综合征患者的比例	检测到的突变	别　　名	等位基因病
AHI1	约 7%～10%	序列变异	JBTS3, Jouberin	
ARL13B	<1%	序列变异	JBTS8, ARL2L1	
C5orf42	未知	序列变异	JBTS17	
CC2D2A	约 10%	序列变异	JBTS9	MKS
CEP41	<1%	序列变异	JBTS15,睾丸特异基因 A14 蛋白	
CEP290	约 10%	序列变异,外显子、多外显子或全基因缺失	JBTS5,NPHP6,BBS14	BBS
INPP5E	未知	序列变异	JBTS1	MORM 综合征

续 表

基因名	该基因突变患者占朱伯特综合征患者的比例	检测到的突变	别　名	等位基因病
KIF7	未知	序列变异	JBTS12	HLS,肢端-胼胝体综合征,大头畸形,多发性骨骺发育不良,典型的面部特征[40]
NPHP1	约1%～2%	序列变异,常见的约290 kb缺失加上其他外显子、多外显子或全基因缺失突变	JBTS4, Nephrocystin 1	NPHP
OFD1	罕见(X连锁)	序列变异	JBTS10	OFD Ⅰ型,伴有脑水肿和心脏异常的非经典的OFD
RPGRIP1L	2%～4%	序列变异	JBTS7	MKS
TCTN1	未知	序列变异	JBTS13	—
TCTN2	未知	序列变异	?	MKS
TCTN3	未知	序列变异	JBTS18	OFD Ⅳ型(Mohr-Majewski综合征),MKS
TMEM67	约10%	序列变异	JBTS6,MKS3	—
TMEM138	未知	序列变异,外显子、多外显子或全基因缺失	JBTS16	
TMEM216	约3%	c.218G>T	JBTS2	OFD Ⅳ型[34]
TMEM237	<1%	序列变异	JBTS14	MKS
TMEM231	—	—	JBTS20	
TTC21B	未知	序列变异	JBTS11	*无JBTS/JSRD病例的报道,JATD,NPHP
ZNF423	未知	序列变异	JBTS19,NPHP14	

改编自：Parisi M and Glass I, Joubert syndrome and Related Disorder. In Pagon RA, Bird TD, Dolan CR, Stephens K, Adam MP（eds.）, *GeneReviews*™ at GeneTests Medical Genetics information Resource（database online）. Cpoyright © University of Washington, Seattle, 1997－2013. Avaliable at http://www.genetests.org.

　　尽管 JSRD 诊断的核心特征是"磨牙征"且合并肌张力减退并逐渐进展为共济失调、智力低下、呼吸和(或)眼球运动异常,但根据是否存在额外的临床特征,还可进一步将患者分为经典 JBTS 或某种特殊类型的 JSRD。在最初诊断时临床特征可能不那么显著,但由于临床表现会随时间而演化,可能只有等患儿到达一定年龄后才能确定其精确的 JSRD 类型。

　　包括 Valente 及其同事[13]在内的许多学者按不同的标准对 JSRD 进行了分类(表 4.3)。

表 4.3　朱伯特综合征和 JSRD 的临床亚型①

疾病临床亚型名称	除了主要标准之外的必需的临床表现	强相关的临床特征	其他名字	基因(加粗的为主要致病基因)
单纯或者经典的朱伯特综合征	—		JS, A 型 JS	许多基因
朱伯特综合征合并视网膜病变	视网膜营养不良（包括 LCA）	—	B 型 JS	**AHI1** **CEP290** TMEM216 TMEM138 INPP5E CEP41
朱伯特综合征合并肾脏疾病	NPHP(包括囊性肾病)	—		*RPGRIP1L* CC2D2A CEP290 NPHP1 AHI1 TMEM216 TMEM138 TMEM237 OFD1
朱伯特综合征合并眼肾病	视网膜营养不良（包括 LCA）和 NPHP	CHF（偶发）	B 型 JS, CORS, Senior–Løken 综合征, Dekaban–Arima 综合征	**CEP290** CC2D2A AHI1 RPGRIP1L NPHP1 TMEM216 TMEM237
朱伯特综合征合并肝脏疾病	CHF	眼缺损及 NPHP	COACH 综合征, 非犹太人综合征 (gentile syndrome)	**TMEM67** CC2D2A RPGRIP1L CEP290 INPP5E
朱伯特综合征合并口面指异常	舌错构瘤, 口腔系带, 多指	唇/腭裂	Varadi–Papp 综合征, OFD Ⅵ型	*TMEM216* OFD1 KIF7

诊断

　　临床上，当患者出现肌张力减退、眼球震颤、眼球运动障碍、发育迟缓和发作性呼吸异常的临床表现时应该高度怀疑朱伯特综合征。上述临床表现常在患者刚出生的几个月比

① 目前已知的多数朱伯特综合征的致病基因（如该表中列出的 *AHI1*、*CC2D2A*、*CEP290*、*NPHP1*、*RPGRIP1L*、*TMEM67*、*TMEM138*、*TMEM216* 和 *TMEM237* 基因）编码的都是纤毛过渡区的结构蛋白。——审校者注

较明显，随着年龄增长能自发缓解。这些临床表现可能较隐匿，找到"磨牙征"是诊断的关键[4]。为了能清楚地看到患者是否有"磨牙征"，除了标准的轴向、冠状位和矢状位成像外，还需要利用高分辨率 MRI（3 mm 厚度）从中脑到脑桥后窝行轴向扫描。头颅的影像应由神经放射科专科医生进行评估。由于 JSRD 罕见，"磨牙征"可能被忽略。

"磨牙征"主要包括以下几点。

（1）比正常更深的后脑脚间窝。

（2）突出或者显著增厚的小脑上脚。

（3）不同程度的小脑蚓部发育不良伴第四脑室扩张。

在矢状位上，小脑上脚的方向异常（矢状位）且可见小脑上蚓部发育不良（旁矢状位）。在冠状位上，可以发现小脑下蚓部发育不良。

除了"磨牙征"，JSRD 患者还存在其他大脑结构的异常且可能比想象的更常见。其主要包括胼胝体发育不良、脑积水、脑膨出、后颅窝囊肿（也称丹迪-沃克发育不良综合征）、多脑回畸形、异位畸形、海马畸形、小脑小叶组织紊乱、颞叶发育不良、非特异性白质 T2 高信号，脑室肿大、周围池脂肪瘤、脑脊髓炎、双侧大尾状核、高信号的苍白球和脑实质囊肿[1,3,41-43]。目前展示 JSRD 患者基因型和表型之间的关联的资料非常少，但有一篇文献报道 CC2D2A 基因突变患者的脑室扩大和癫痫的发生率比较高[44]。

通过检查患者是否有"磨牙征"有助于排除孤立性的小脑蚓部发育不全、丹迪-沃克异常和脑桥小脑的发育不良等其他后脑部疾病。其他需要与之鉴别的疾病可能包括：CHARGE 综合征［眼缺损（主要是视网膜），心脏发育缺陷，后鼻孔闭锁，生长和（或）发育迟缓，生殖缺陷，耳畸形和（或）耳聋］和先天性糖基化障碍综合征（carbohydrate-deficient glycoprotein syndrome）。

神经病理学上的异常与患者放射学和临床表现常一致。其特征主要包括各种程度小脑蚓部发育不良、小脑中线结构劈裂、小脑核团碎裂、浦肯野样神经元异位，一些脑桥和脊髓结构畸形和视交叉异常[13,15,45]。弥散张量成像和纤维示踪成像技术表明上部小脑柄处无交叉，深部小脑核团位置常偏向一侧，脊髓尾部皮质脊髓束不交叉[46]。

有意义的特征

JRSD 和 BBS 为揭示发育不良和退化机制提供了非常有趣的角度。JSRD 和 BBS 均存在静态的非进展性智力损害和小脑发育不良（提示发育障碍），同时伴有其他系统（如视网膜、肝和肾）进展性的迟发型疾病。这就表明不同细胞类型和不同发育阶段对纤毛的要求不同，揭示纤毛在上述过程中发挥作用的机制可能对我们了解纤毛病及纤毛在上述器官中的作用非常重要。

对 JSRD 的分析为与人类基因组密切相关的基因调控的进化研究提供重要的视角。对一些 JBTS 患者家系的关联分析发现了 11 号染色体上的一个突变位点且约半数患者存在 TMEM216 基因（又称 JBTS 基因）突变。然而，其他患者即使均具有与 TMEM216 基因突变患者相似的眼缺损、视网膜营养不良、肾消耗病及偶有枕部脑膨出的临床表现，但是均不具有 TMEM216 基因突变。经过进一步的分析，人们发现这部分患者存在

TMEM138 基因突变，*TMEM138* 基因与 *TMEM216* 基因相邻且功能未知。该基因与 *TMEM216* 基因没有同源性，但二者以头尾相接的方式位于 11 号染色体上。进一步分析表明，两个基因的这种相邻排列在两栖动物向爬行动物转变时（大约 3.4 亿年前）便已发生。这种排列方式有利于基因间调节序列调控这两个基因的协同表达。这两个基因都为纤毛发生所需，可能参与保障从高尔基体到纤毛基部的囊泡运输。TMEM216 主要位于高尔基加工后沿着微管分布的囊泡中和纤毛基部的高尔基复合体中，而 TMEM138 则定位在相邻但不重合的囊泡中②。斑马鱼中用反义吗啉环寡核苷酸抑制基因表达的实验表明，在这两个基因进化为彼此关联之前，它们有不同的功能（在大脑和心脏发育中）[47]。这项工作除了为两个纤毛基因的调控提供了深入见解，还为理解非编码区基因调控的进化提供了一个模型。

遗传学

经典的朱伯特综合征是常染色体隐性遗传病，因此应告知患儿父母再次怀孕有 25％ 的概率生出患病婴儿。朱伯特综合征的患者很少生育，但如果打算生育，近亲结婚的夫妇生出患儿的风险会很高。在评估家系的时候也应该注意有无近亲结婚的情况存在。除了常染色体隐性遗传外，还有少数 JSRD 患者是 X 连锁遗传的（*OFD1* 基因突变所致的 JSRD），因此对此疾病进行遗传咨询时应该特别注意有无此种情况的存在。也有研究提示部分患者可能是由显性突变引起的，但目前还没有被证实。

与许多纤毛病一样，JBTS/JRSD 在临床和遗传学上都是异质性的。越来越多基因被发现可以引起 JSRD，但每种致病基因引起的患者只占朱伯特综合征患者很小一部分（1％～10％）。在写本章时，已发现有 20 种基因可以引起朱伯特综合征相关疾病（表 4.2）[8-10,37,47-65]。引起朱伯特综合征的第 21 个基因——*TTC21B* 基因编码纤毛蛋白质，也称为 JBTS11，但在朱伯特综合征患者中只发现它的杂合突变。在热纳胸廓发育不良综合征和肾消耗病患者中也发现了该基因的两个突变位点，但是其杂合突变如何引起 JBTS 仍然不清楚[54]。JBTS 患者中出现频率最高的致病基因包括 *AHI1* 基因（约 10％）、*CC2D2A* 基因（约 10％）、*TMEM67* 基因（约 10％）、*RPGRIP1L* 基因（约 2％～ 4％）和 *TMEM216* 基因（约 3％）[6,13,18,66]，而其他致病基因占比则较低[38,66-70]（表 4.2）。据估计，大约有 50％ 患者的致病基因是目前已知的基因，这就表明还有许多致病基因仍然没有被发现[25]。有学者在 3 个家庭中发现编码锌指结构蛋白的非纤毛基因 *ZNF423* 突变可以引起朱伯特综合征。其中 1 个家庭中的患者被明确诊断为朱伯特综合征。另外 2 个家庭中的患者具有小脑蚓部发育不全、肾脏异常的临床表现，其中 1 个合并舌肿瘤[52]。这 3 个病例中有 2 例是杂合突变，作者认为这些突变属于显性负性突变。但是，由于得不到患者父母的 DNA，无法证实这些突变是新的显性突变（非罕见的良性杂合多态性或存在另一个尚未确定的突变的单一隐性突变）。ZNF423 与 PARP1 相互作用，招募 MRE11 和 ATM 到 DNA 损伤位点。ZNF423 也能直接与 CEP290 相互作用，如果得

---

② 目前认为 TMEM216 和 TMEM138 都是纤毛过渡区的组分。——审校者注

到证实，这些数据将成为 DNA 修复和纤毛功能之间联系的第一个证据[52]。

JBTS/JSRD 的致病基因有很多不同的突变类型。在 *AHI1* 基因和 *CEP290* 基因上发现的几乎所有突变都是无效突变（null mutation）或者截断突变（truncating mutation），而 *INPP5E* 基因和 *ARL13B* 基因中只能见到错义突变。这提示有些基因的无效突变（null alleles）可能是胚胎期致死的[71]。我们对每种基因亚型和变异的类型进行了总结（表 4.2）[25]。

基因型和临床表现之间有相关性，但是对基因检测的策略来说价值有限。比如，合并视网膜营养不良的朱伯特综合征的致病基因有 *AHI1* 基因、*CEP290* 基因、*TMEM216* 基因、*TMEM138* 基因、*INPP5E* 基因和 *CEP41* 基因。合并肝脏疾病的朱伯特综合征的致病基因有 *TMEM67* 基因、*CC2D2A* 基因、*RPGRIP1L* 基因、*CEP290* 基因和 *INPP5E* 基因。但从表 4.3 可以看出，实际上还是有很显著的重叠。

在 NGS 技术——一种对大量基因进行高通量测序的技术——出现以前，通常采用桑格测序进行基因的连续检测，许多地方仍然在使用这种方法。如果采用一代测序方法进行基因检测，那么临床表现和基因型的相关性可能有助于基因检测策略的选择。例如，当患者合并视网膜营养不良时，首先选择检测的基因应该是 *CC2D2A* 基因而不是 *AHI1* 基因（因为多数 *AHI1* 基因突变的患儿不合并视网膜营养不良的临床表现）。如果患者出现肾脏或者肝脏的疾病，首先对 *TMEM67* 基因进行检测是合理的。但是这种基因检测方法的难点在于并不是所有疾病特征都是在幼年时出现的，系列检测（serial testing）的方法非常昂贵且耗时。此外，在患儿的父母做出生育决定的时候，在所有临床特征明显表现出来之前可能需要进行分子诊断，而要测试哪些基因还不能确定。基于以上原因，JBTS/JSRD 非常适合利用 NGS 进行多基因平行检测。然而，目前关于利用 NGS 检测 JBTS/JSRD 致病基因的报道很少。我们目前没有发表的数据表明，NGS 用于 JBTS/JSRD 的基因诊断非常高效。也有人利用外显子测序对其进行基因检测[39]，但是应用并不广泛；在这篇文章中，作者发现 *INPP5E* 基因突变可能是朱伯特综合征的罕见病因，这也充分体现了多基因平行检测的优势。另外一种临时策略是直接检测已知可以引起朱伯特综合征和纤毛病的致病基因，一些纤毛病的诊疗中心正在开展这方面的工作③。

除了上述提及的各种主要的致病基因的突变外，也不断有证据表明基因修饰效应在 JSRD 的发生、发展中具有重要作用（也称为上位效应）。2007 年，Tory 及其同事[72]报道了 13 个没有血缘关系的肾消耗病患者，其中至少 1 例与朱伯特综合征相关的以神经系统表现为主的患者存在 *NPHP1* 基因的纯合或复合杂合突变。在 *CEP290*（*NPHP6*）基因和 *AHI1* 基因中发现了预计具有破坏性的附加突变（additional mutation），与正常对照组和无神经系统损害的与 *NPHP1* 基因突变有关的肾消耗病相比，有神经系统损害的与 *NPHP1* 基因突变有关的肾消耗病患者 *AHI1* 变异（R830W）出现的频率显著增加，这表明 *NPHP1* 基因突变的表型（可能还有其他临床表现）可以被其他基因影响。*AHI1* 变异（R830W）会加重疾病严重程度的结论在另外一个临床研究及对小鼠模型的研究中获

---

③　http://www.ouh.nhs.uk/services/referrals/genetics/genetics-laboratories/default.aspx.

得证实[73]，其中 *AHI1* 基因杂合突变加重了 *NPHP1* 基因纯合突变导致的视网膜变性的严重程度[73]。另外一个相似的例子是 *RPGRIP1L* 的等位基因 *A229T* 的突变，其在具有视网膜表型的 JSRD 患者中出现的比例较高[73,74]。

除了非常具有代表性的朱伯特综合征某些致病基因的单核苷酸多态性，也有其他朱伯特综合征致病基因突变的报道。在一个携带两个 *TMEM67* 基因突变位点的朱伯特综合征患者中发现了 *KIF7* 基因杂合截断突变的存在，在携带两个 *CEP41* 基因突变位点的患者中也发现了 *CEP290* 基因的杂合突变，上述现象提示纤毛病中可能存在"突变负荷"效应[53,60]。此效应在 BBS 患者中也有报道，但是关于这些附加突变的具体意义仍然具有争议[75,76]。

从实际的角度来看，在将这些关于基因突变或附加突变的数据用于临床实践之前，还需要做很多工作。例如，识别那些患视网膜或肾脏疾病风险最高的患者。这些工作也有临床意义，如某些类型的 JRSD 可能适合基因治疗。因此，识别那些有风险的患者可能是有益的。

相关纤毛缺陷

纤毛是突出于细胞表面的天线状结构，由被称为轴丝的细胞骨架微管组成，并通过中心体④衍生的基体锚定在细胞上。纤毛可分成两类：初级纤毛（或称静纤毛）和动纤毛。初级纤毛的轴丝具有 9 组二联体微管（9+0 型轴丝），而缺乏 9+2 型动纤毛中存在的两根中央微管。动纤毛存在于呼吸道、输卵管、脉络丛和脑室管膜上皮细胞，而初级纤毛则存在于几乎所有脑细胞及包括肾小管上皮、胆管上皮和视网膜光感受器在内的许多组织中[13]。纤毛拥有一种被称为 IFT 的转运系统，它能让蛋白质以正向和反向运输的方式在纤毛内上下移动。目前为止，除了一个蛋白质（ZNF423）外，所有能引起 JSRD 的蛋白质都通过影响纤毛形成和稳定性而在初级纤毛复合体中直接发挥作用。例如，*ARL13B* 基因突变可以导致纤毛变短及畸形[77]；敲除 *AHI1* 基因能抑制纤毛的形成，同时也影响物质从高尔基体到初级纤毛基底部的转运[78]；*RPGRIP1L* 基因突变影响纤毛形成和稳定性[79]；*KIF7* 基因突变影响微管的动力学和高尔基体的形态[53]；CEP290 为 Rab8 的纤毛定位所必须，而这又对纤毛发生很关键[80]。

初级纤毛（有时候又叫作感觉纤毛）具有广泛的功能，包括感受影响细胞增殖、极性，神经生长、分化，以及组织维持的多种细胞外信号。尽管关于初级纤毛在信号传导中的作用目前还有很多未知，但是目前已经证实其参与 Wnt/PCP、Shh 和磷脂酰肌醇这些发育中关键的信号通路。

除了了解蛋白质的特异性功能，人们还提出了纤毛蛋白质组（ciliome）或者纤毛网络的概念[70,81]。这让人们可以通过分析能与已知的导致 JBTS 的蛋白发生相互作用的新蛋白而找到新的 JBTS 致病基因。*ATXN10* 基因隐性突变的鉴定是一项有趣的新发现，这些突变被报道与肾消耗病、癫痫和大脑萎缩有关[70]。*ATXN10* 基因的显性突变与一种

---

④ 应为中心粒，因有些纤毛细胞（如多纤毛细胞）完全没有中心体。——审校者注

罕见的神经退行性疾病——脊髓小脑共济失调 10 型相关,如果两者的相关性获得证实,则可能把纤毛功能与迟发性神经退行性疾病联系起来。

纤毛缺陷的生理效应

近年来,人们在认识初级纤毛功能的基本细胞机制方面取得了巨大的进展。然而,揭示这些基本的细胞过程与纤毛病的临床表现之间的联系还很艰难。

最简单的是视网膜光感受器退化的机制。光感受器是高度特化的细胞,能把光信号转换成电信号输出。光信号转导的过程便发生在光感受器高度特化的初级纤毛(即外段)中。光感受器外段由多层膜盘组成,它们通过连接纤毛与内段相连。膜盘内含有光转导所需的关键蛋白质,如视紫红质,这些蛋白质都在内段翻译,必须通过连接纤毛运输到外段。连接纤毛具有 9+0 排列的微管、基体和纤毛根丝(rootlet),这些初级纤毛的典型结构。膜盘由连接纤毛顶端的质膜外翻形成,然后与质膜分离组成外段。位于最顶端的膜盘脱落后被视网膜色素上皮(retinal pigment epithelium,RPE)细胞吞噬,而新的视盘在外段的基底部出现。膜盘的更新贯穿生命的始终,IFT 转运系统经连接纤毛进行的蛋白质运输也是如此,该系统每分钟可运输 2 000 个视蛋白分子。视蛋白运输受损会导致光感受器退化,因此很容易理解纤毛发生和稳定性缺陷也可导致光感受器退化。

另一个展示纤毛缺陷的生理效应的例子涉及非经典 Wnt/PCP 信号参与多囊性肾病的可能的机制。这方面的研究提示在肾脏形态发生过程中,有丝分裂纺锤体定向错误,如横向生长(代替了正常的纵向生长)会导致肾小管生长方向紊乱,导致肾小管扩张或囊肿形成[82]。

纤毛在大脑发育中的作用较为复杂。小脑的早期发育依赖于外颗粒层颗粒细胞祖细胞的增殖,这个过程由位于下层的浦肯野细胞产生的 Shh 信号驱动。成熟小脑最终结构的形成需要细胞间的相互作用、外部颗粒层细胞向内径向迁移形成内部颗粒层。朱伯特综合征胎儿中 Shh 依赖性颗粒细胞祖细胞增殖受损,这影响了整个小脑的发育,而非只是引起小脑蚓部发育不良[83]。Wnt 信号通路的缺陷则可以解释小脑中线融合不完全引起的小脑蚓部发育不良[84]。

临床管理

朱伯特综合征的诊断可以促使医生对患者(如果诊断是在终止妊娠后做出的,则是患者的父母)进行多学科讨论。如上文所述,在诊断患者为朱伯特综合征前应该仔细对患者进行评估,仔细检查广泛的 JSRD 相关的临床表现以确保临床诊断的准确性。一旦确诊,患者应该去儿科/神经内科和遗传医学科就诊,同时也可以去看肾脏、肝脏和眼科专家。如有需要,可能还应该去呼吸内科、风湿科、心血管内科、内分泌科和某些外科专科就诊。

通常,患者会在普通医院接受治疗,重要的是应由一名专家带头安排后续治疗。尤为重要的是,由于患者肾脏、肝脏和眼睛的并发症可以在最初确诊后的很多年后才会出现,所以早期识别非常重要。将患儿转至成人治疗团队时应仔细交接,避免患者在长期的随访中失访。朱伯特综合征及相关疾病的网站上的信息表可以指导临床医生对患者进行治疗,可供医生参考(http://www.jsrdf.org/)。临床检查表见表 4.4。

表 4.4 JBTS/JSRD 临床管理和治疗的核查表

MRI 检查辨别有无"磨牙征"和其他脑畸形	◆ 从中脑到脑桥通过后颅窝的薄层(3 mm)轴向扫描,以及标准的轴向、冠状和矢状扫描
病史	◆ 包括所有血缘关系和流产病史的三代家系图谱 ◆ 发育情况:微笑、爬行、走路、正常社交的年龄 ◆ 肾脏损害症状:极度口渴、多尿、乏力、恶心、厌食、头晕、乏力、体重减轻、发热 ◆ 视力障碍的症状:缺乏视觉注意力、眼睛视物不能固定和跟随、手脚笨拙、摔倒、色弱、夜盲、视野狭窄或视野缺损、在学校阅读困难或看黑板困难 ◆ 中枢神经系统异常症状:头痛、癫痫发作、恶心、呕吐 ◆ 其他:行为障碍、社交障碍
体格检查	◆ 身高、体重、头围、血压 ◆ 颅骨:骨发育异常,常提示脑积水等 ◆ 面部:舌结节/错构瘤/系带,唇腭裂等面部畸形 ◆ 四肢:多指、并指、短指,骨发育不良 ◆ 胸部:呼吸频率和规律性 ◆ 腹部:肝、脾肿大 ◆ 眼睛:是否存在斜视、上睑下垂、眼球运动异常、眼缺损,眼底镜检查有无视网膜色素变性、黄斑变性 ◆ 神经:是否存在共济失调特征(如共济失调、肌张力障碍、眼球震颤),肌张力减少或增加,头围增加或脑积水 ◆ 外生殖器和内分泌:男性阴茎大小、任何生长发育缺陷情况、月经不调、肥胖
常规检查	◆ 血尿、电解质、肌酐 ◆ 血胆红素和肝酶 ◆ 全血细胞计数,包括血小板计数和凝血功能 ◆ 血尿、蛋白尿,晨尿渗透压 ◆ 基因检测* ◆ 每年腹部超声检查(肝、肾) ◆ 儿科医生团队或其他医生评估其生长发育情况 ◆ 言语治疗师治疗后的语言和吞咽情况
必要时专科就诊	◆ 应尽早进行多导睡眠记录,尤其是有呼吸暂停或呼吸急促病史者 ◆ ERG,视觉诱发电位,光学相干断层扫描 ◆ 必要时行视网膜活检 ◆ 必要时腹部 MRI 和活检
专科处理	◆ 必要时行矫正斜视或上睑下垂的外科手术 ◆ 矫正屈光不正 ◆ 如果合并弱视,转诊至弱视专科医生 ◆ 呼吸暂停的监测和治疗,特别是新生儿期,偶尔需要机械通气 ◆ 严重喂食困难可行鼻胃管或胃造瘘术

专科处理	◆ 运动迟缓的早期物理治疗 ◆ 至神经外科检查脑积水、脑室 ◆ 肾病或其他可能需要透析或移植的肾损害,终末期肾病并发症(如贫血、高血压等)的专科治疗 ◆ 门脉高压症的胃肠/肝病专科治疗,避免使用肝毒性药物 ◆ 多指畸形、唇腭裂、舌错构瘤、心脏疾病的外科矫正
定期的专科就诊	◆ 长期儿科就诊:直到需要按照成人治疗 ◆ 生长发育评估:至少每年一次,直到学龄 ◆ 眼科(神经和视网膜):每年一次 ◆ 肾脏专科:每年一次 ◆ 临床遗传学:明确基因诊断和指导所有生育问题
其他专科就诊	◆ 内分泌 ◆ 神经外科 ◆ 整形科

* 如果不能立即获得临床遗传学咨询,应该进行常规检测。

除了正确进行临床诊断,也应该尽可能地明确患者的基因诊断。因为明确患者的基因诊断对希望知道将来生育风险的家庭来说意义重大,也对提醒临床医生注意可能的长期后遗症有重要的意义。目前,由于大部分基因检测只用于实验室,因此基因检测还非常困难⑤。但是,NGS 技术为同时检测多个基因的序列提供了可能。在过去的两年中,已知的 JRSD 致病基因的数量增加了 1 倍,但我们仍不清楚它们在病例中所占的比例。据推测,目前有约 50% 的患者有已知基因的突变,但还需要进一步的研究来明确[25,85]。

一旦朱伯特综合征的诊断成立,应该安排患者进行一系列的检查以明确他们具体的临床表现(表 4.4)。

从新生儿期

应该考虑给予患儿(尤其是新生患儿)呼吸暂停监测。可以给患儿辅助吸氧治疗,对于呼吸功能严重障碍的患者应予以气管插管和(或)呼吸机机械通气。当患者夜间出现阻塞性睡眠呼吸暂停时应该进行常规的睡眠检查,如有需要可行夜间无创通气。

眼科评估应该在就诊时的初步检查中进行,如果就诊当时没有进行眼科检查,则应该在患者确诊后进行,而且应该在确诊后每年进行一次。患者视网膜的异常可呈进行性加重,如果有任何可疑的情况,应该定期行 ERG 检查。若患者出现上睑下垂和斜视,则可能需要行手术治疗。屈光不正可通过佩戴眼镜矫正。视网膜变性可伴有囊性黄斑水肿,囊性黄斑水肿可加速视力恶化,这种情况下可以用乙酰唑胺进行治疗。因此,建议专科医生定期对患者的视网膜进行评估。

---

⑤　目前已经成为主流。——译者注

诊断时应进行基础肾脏检查，包括尿素和电解质。还应该常规对患者进行肾脏超声检查，以判断患者是否存在结构性肾脏异常，如肾囊性发育不良。即使患者在确诊时没有肾脏结构异常，也应该定期监测患者的肾功能。JSRD 患者常见的肾脏异常是肾消耗病。青少年肾消耗病患者表现的多饮、多尿，主要是肾脏的尿液浓缩能力下降和钠盐严重丢失造成的。尿液的浓缩能力减弱主要表现为患者尿液的渗透压下降（晨尿渗透压＜400 mosm/kg）。尿钠的丢失很可能会引起患者低钠血症和低容量血症，最终导致患者生长发育迟缓。临床医生应该对患者生长发育和血压情况进行定期监测，尽管患者血压在肾衰竭发生之前常保持正常。同样地，尽管患者一般很少出现或者不出现血尿或蛋白尿，但也应该定期监测是否有血尿或蛋白尿。一旦开始出现肾脏损害，就会出现贫血、代谢性酸中毒、厌食、恶心和虚弱，这些典型的临床表现。肾脏超声可能提示患者肾脏大小正常，但常可见肾实质高回声和皮质-髓质分化丧失。在晚期，患者肾髓质内常会出现小囊肿。肾活检显示肾小管严重损伤（光镜下）。肾消耗病能进展为 ESRF，以致于需要进行肾脏透析和（或）肾移植。ESRF 也可能导致患者贫血、高血压和肾性骨病等并发症。

婴儿期肾消耗病与儿童期早期出现的肾消耗病不同，不仅肾脏病变出现的时间不一样，其组织学特征也不同。尽管这些患者会出现集合管的囊性扩张，但是青少年肾消耗病患者常没有肾小管基底膜的典型改变。超声检查通常显示肾脏中度增大，严重高血压在患者中常见。

肝

虽然肝纤维化不像视网膜或肾脏疾病那么常见，但它可能危及生命，因此对有肝脏疾病临床表现（如肝、脾肿大，肝酶增高）的患者都需要由肝脏疾病专家随访。即使无明显症状，患者也应该每年到肝脏专科评估是否有门脉高压、静脉曲张出血、脾脏功能亢进、进展性胆管炎，以及较少发生的胆结石、胆管炎、胆管癌和肝癌。当患者出现发热、上腹疼痛、转氨酶升高和其他胆道标志物［谷丙转氨酶（gamma glutamyl transpeptidase，GGT）］升高时，提示可能有胆管炎，应该及时评估并开始给予抗感染治疗。一些患者可能出现不明原因的、反复发作的革兰阴性菌感染性败血症。应该监测患者的血小板和白细胞计数，它们会随着患者门静脉高压的加重而降低。

在患者获得确诊后和此后的每年，应该行肝功能和超声检查。如果上述检查发现异常，应转诊给专科医生，同时避免使用肝毒性药物。肝纤维化可进展并导致终末期肝衰竭。罕见但严重的肝脏并发症患者常需要行门体静脉分流术和肝脏移植。

其他系统

JBTS 患者的脑积水很罕见，但当患者出现头颅快速增大、囟门鼓胀或者提示颅内压升高的症状时，应立即进一步检查并转诊给神经外科医生。先天性心脏病也很罕见，但是一旦出现病情会很严重。如果患者出现任何可疑的心脏症状，应该进行心电图和心脏超声检查。当检查发现有异常时，应该建议其至心脏专科就诊。

年长的儿童

应该定期对患儿的生长和发育情况进行评估。脊柱侧凸在肌张力过低的患儿中较为常见,应该进行定期监测,尤其是当患儿处于更快速的生长期时(例如青春期)更应该关注患者的脊柱侧凸情况。儿童的语言功能和语言表达能力应该接受言语治疗师的评估。如果认为患儿吞咽不安全,应予鼻胃管和(或)胃造瘘及营养支持。已在 JBTS 患者中观察到过癫痫发作,如果怀疑有此症状,应请儿科神经学家进行诊断和治疗。对于持续性癫痫,应该予以常规的抗癫痫药物。多指畸形通常不影响功能,但也可以进行手术治疗。如果出现可疑的(垂体功能相关的)临床症状,应考虑检查垂体功能及请内分泌科医生会诊。物理治疗、康复治疗和矫形器治疗可能有益于患者的健康。由于在表达性语言方面⑥存在特殊困难,使用辅助设备和(或)手语有助于交流。

出生前

朱伯特综合征患儿的父母再次妊娠时大约有 25% 的概率生出朱伯特综合征患儿,因此建议此类患儿父母接受产前检查。当患儿出生的概率与常染色体遗传规律不一致时,应该考虑其是否为伴性遗传。如果家族突变是已知的,可以在妊娠中适当的时间进行胎儿绒毛膜活检和羊膜穿刺活检。如果在怀孕前没有进行分子诊断,超声或 MRI 可识别患儿是否存在复发的异常征象。超声检查发现颅后窝异常或其他与 JBTS 相关的特征(如多指畸形、囊性肾病)时,则高度怀疑朱伯特综合征。但是由于超声的敏感性较低且患者的临床表现变异较大,因此推荐对难以诊断的胎儿进行正常或模糊 MRI 检查。在胎儿 17～18 周的原肠胚时期,"磨牙征"便能出现,常在妊娠后期才变得更显著。当"磨牙征"不明显时,测量脑桥和中脑交界处所占比例可以提高胎儿 MRI 扫描的准确性[86,87]。但是,考虑到头颅 MRI 扫描可能无法检测到所有情况,因此,如果有条件最好对胎儿进行基因检测。

在已知突变基因的患者家庭中,应与夫妇二人讨论是否进行植入前的基因诊断,如果患者家属选择进行胎盘植入前的基因诊断,可以至专科医院就诊。

在患者没有家族史的情况下,常规超声扫描可能会发现颅后窝异常。诊断朱伯特综合征时应该注意与其他相似的疾病相鉴别,特别注意观察胎儿是否存在头颅以外的异常特征。胎儿 MRI 检查可能有助于进一步明确异常的性质,如果患儿父母选择继续妊娠,应在产后进行仔细的临床检查和放射学评估。如果患儿父母选择终止妊娠,应对胎儿尸体进行检查并且尽可能留下 DNA 以长期保存。这将有助于下次怀孕时在遗传咨询中对其做出精确的基因诊断。

小结

朱伯特综合征和 JSRD 是复杂的纤毛病,常需要与相关的专科医生共同进行诊断和管理。这些疾病的遗传学基础正在被确定,这将有助于诊断和遗传咨询。虽然需要更多的研究来了解纤毛缺陷与其生理后果之间的联系,但纤毛缺陷的机制正在被破解。

(李新华 译)

---

⑥ 口语、手语或书面语(书写)等。——译者注

参考文献

［1］ Joubert, M., Eisenring, J. J., Robb, J. P. & Andermann, F. 1969. Familial agenesis of the cerebellar vermis. A syndrome of episodic hyperpnea, abnormal eye movements, ataxia, and retardation. *Neurology* 19, 813 – 825.

［2］ Boltshauser, E. & Isler, W. 1977. Joubert syndrome: Episodic hyperpnea, abnormal eye movements, retardation and ataxia, associated with dysplasia of the cerebellar vermis. *Neuropadiatrie* 8, 57 – 66.

［3］ Saraiva, J. M. & Baraitser, M. 1992. Joubert syndrome: A review. *Am J Med Genet* 43, 726 – 731.

［4］ Maria, B. L., Hoang, K. B., Tusa, R. J., Mancuso, A. A., Hamed, L. M., Quisling, R. G., et al. 1997. "Joubert syndrome" revisited: Key ocular motor signs with magnetic resonance imaging correlation. *J Child Neurol* 12, 423 – 430.

［5］ Brancati, F., Dallapiccola, B. & Valente, E. M. 2010. Joubert syndrome and related disorders. *Orphanet J Rare Dis* 5, 20.

［6］ Kroes, H. Y., Van Zon, P. H., Fransen Van De Putte, D., Nelen, M. R., Nievelstein, R. J., Wittebol-Post, D., et al. 2008. DNA analysis of AHI1, NPHP1 and CYCLIN D1 in Joubert syndrome patients from the Netherlands. *Eur J Med Genet* 51, 24 – 34.

［7］ Parisi, M. A. 2009. Clinical and molecular features of Joubert syndrome and related disorders. *Am J Med Genet, Part C, Sem Med Genet* 151C, 326 – 340.

［8］ Srour, M., Hamdan, F. F., Schwartzentruber, J. A., Patry, L., Ospina, L. H., Shevell, M. I., et al. 2012a. Mutations in TMEM231 cause Joubert syndrome in French Canadians. *J Med Genet* 49, 636 – 641.

［9］ Srour, M., Schwartzentruber, J., Hamdan, F. F., Ospina, L. H., Patry, L., Labuda, D., et al. 2012b. Mutations in C5ORF42 cause Joubert syndrome in the French Canadian population. *Am J Hum Genet* 90, 693 – 700.

［10］ Edvardson, S., Shaag, A., Zenvirt, S., Erlich, Y., Hannon, G. J., Shanske, A. L., et al. 2010. Joubert syndrome 2 (JBTS2) in Ashkenazi Jews is associated with a TMEM216 mutation. *Am J Hum Genet* 86, 93 – 97.

［11］ Maria, B. L., Boltshauser, E., Palmer, S. C. & Tran, T. X. 1999a. Clinical features and revised diagnostic criteria in Joubert syndrome. *J Child Neurol* 14, 583 – 590; discussion 590 – 591.

［12］ Hodgkins, P. R., Harris, C. M., Shawkat, F. S., Thompson, D. A., Chong, K., Timms, C., et al. 2004. Joubert syndrome: Long-term follow-up. *Dev Med Child Neurol* 46, 694 – 699.

［13］ Valente, E. M., Brancati, F. & Dallapiccola, B. 2008. Genotypes and phenotypes of Joubert syndrome and related disorders. *Eur J Med Genet* 51, 1 – 23.

［14］ Gitten, J., Dede, D., Fennell, E., Quisling, R. & Maria, B. L. 1998. Neurobehavioral development in Joubert syndrome. *J Child Neurol* 13, 391 – 397.

［15］ Maria, B. L., Quisling, R. G., Rosainz, L. C., Yachnis, A. T., Gitten, J., Dede, D., et al. 1999b. Molar tooth sign in Joubert syndrome: Clinical, radiologic, and pathologic significance. *J Child Neurol* 14, 368 – 376.

［16］ Ozonoff, S., Williams, B. J., Gale, S. & Miller, J. N. 1999. Autism and autistic behavior in Joubert syndrome. *J Child Neurol* 14, 636 – 641.

［17］ Takahashi, T. N., Farmer, J. E., Deidrick, K. K., Hsu, B. S., Miles, J. H. & Maria, B. L. 2005. Joubert syndrome is not a cause of classical autism. *Am J Med Genet, Part A* 132, 347 – 351.

［18］ Doherty, D. 2009. Joubert syndrome: Insights into brain development, cilium biology, and complex disease. Sem Pediatr Neurol 16, 143 – 154.

［19］ Fennell, E. B., Gitten, J. C., Dede, D. E. & Maria, B. L. 1999. Cognition, behavior, and development in Joubert syndrome. *J Child Neurol* 14, 592 – 596.

［20］ Steinlin, M., Schmid, M., Landau, K. & Boltshauser, E. 1997. Follow-up in children with Joubert syndrome. *Neuropediatrics* 28, 204 – 211.

［21］ Lambert, S. R., Kriss, A., Gresty, M., Benton, S. & Taylor, D. 1989. Joubert syndrome. *Arch Ophthalmol* 107, 709 – 713.

[22] Sturm, V., Leiba, H., Menke, M. N., Valente, E. M., Poretti, A., Landau, K., et al. 2010. Ophthalmological findings in Joubert syndrome. *Eye* 24, 222 - 225.

[23] Tusa, R. J. & Hove, M. T. 1999. Ocular and oculomotor signs in Joubert syndrome. *J Child Neurol* 14, 621 - 627.

[24] Weiss, A. H., Doherty, D., Parisi, M., Shaw, D., Glass, I. & Phillips, J. O. 2009. Eye movement abnormalities in Joubert syndrome. *Invest Ophthalmol Vis Sci* 50, 4669 - 4677.

[25] Parisi, M. & Glass, I. 1993. Joubert Syndrome and Related Disorders. 2003 Jul 9 [Updated 2013 Apr 11]. In: Pagon RA, Bird TD, Dolan CR, et al., editors. GeneReviews™[Internet]. Seattle (WA): University of Washington, Seattle; 1993. Available from: http://www.ncbi.nlm.nih. gov/books/NBK1325/

[26] Gunay-Aygun, M., Parisi, M. A., Doherty, D., Tuchman, M., Tsilou, E., Kleiner, D. E., et al. 2009. MKS3 - related ciliopathy with features of autosomal recessive polycystic kidney disease, nephronophthisis, and Joubert syndrome. *J Pediatr* 155, 386 - 92 e1.

[27] Braddock, S. R., Henley, K. M. & Maria, B. L. 2007. The face of Joubert syndrome: A study of dysmorphology and anthropometry. *Am J Med Genet Part A*, 143A, 3235 - 3242.

[28] Poretti, A., Vitiello, G., Hennekam, R. C., Arrigoni, F., Bertini, E., Borgatti, R., et al. 2012. Delineation and diagnostic criteria of oral-facial-digital syndrome type VI. *Orphanet J Rare Dis* 7, 4.

[29] Peker, E., Kirimi, E., Sal, E., Ceylan, A., Ustyol, L. & Caksen, H. 2009. Joubert syndrome associated with patent ductus arteriosus in a newborn infant. *Genet Couns* 20, 289 - 292.

[30] Elmali, M., Ozmen, Z., Ceyhun, M., Tokatlioglu, O., Incesu, L. & Diren, B. 2007. Joubert syndrome with atrial septal defect and persistent left superior vena cava. *Diagn Intervent Radiol* 13, 94 - 96.

[31] Karp, N., Grosse-Wortmann, L. & Bowdin, S. 2012. Severe aortic stenosis, bicuspid aortic valve and atrial septal defect in a child with Joubert syndrome and Related Disorders (JSRD)—a case report and review of congenital heart defects reported in the human ciliopathies. *Eur J Med Genet* 55, 605 - 610.

[32] Graber, J. J., Lau, H. & Sathe, S. 2009. Teaching neuroImages: Molar tooth sign with hypotonia, ataxia, and nystagmus (Joubert syndrome) and hypothyroidism. *Neurology*, 73, e106.

[33] Vogel, T. W., Dlouhy, B. J. & Menezes, A. H. 2012. Craniovertebral junction abnormality in a case of Joubert syndrome. *Child's nervous system: ChNS: Off J Int Soc Pediatr Neurosurg* 28, 1109 - 1112.

[34] Valente, E. M., Logan, C. V., Mougou-Zerelli, S., Lee, J. H., Silhavy, J. L., Brancati, F., et al. 2010. Mutations in TMEM216 perturb ciliogenesis and cause Joubert, Meckel and related syndromes. Nat Genet 42, 619 - 625.

[35] Ferrante, M. I., Giorgio, G., Feather, S. A., Bulfone, A., Wright, V., Ghiani, M., et al. 2001. Identification of the gene for oral-facial-digital type I syndrome. *Am J Hum Genet* 68, 569 - 576.

[36] Romio, L., Fry, A. M., Winyard, P. J., Malcolm, S., Woolf, A. S. & Feather, S. A. 2004. OFD1 is a centrosomal/basal body protein expressed during mesenchymal-epithelial transition in human nephrogenesis. *JASN, J Am Soc Nephrol* 15, 2556 - 2568.

[37] Coene, K. L., Roepman, R., Doherty, D., Afroze, B., Kroes, H. Y., Letteboer, S. J., et al. 2009. OFD1 is mutated in X - linked Joubert syndrome and interacts with LCA5 - encoded lebercilin. *Am J Hum Genet* 85, 465 - 481.

[38] Field, M., Scheffer, I. E., Gill, D., Wilson, M., Christie, L., Shaw, M., et al. 2012. Expanding the molecular basis and phenotypic spectrum of X-linked Joubert syndrome associated with OFD1 mutations. *Eur J Hum Genet* 20, 806 - 809.

[39] Tsurusaki, Y., Kosho, T., Hatasaki, K., Narumi, Y., Wakui, K., Fukushima, Y., et al. 2012. Exome sequencing in a family with an X-linked lethal malformation syndrome: Clinical consequences of hemizygous truncating OFD1 mutations in male patients. *Clin Genet* 83, 135 - 144.

［40］ Ali，B. R.，Silhavy，J. L.，Akawi，N. A.，Gleeson，J. G. & Al-Gazali，L. 2012. A mutation in KIF7 is responsible for the autosomal recessive syndrome of macrocephaly，multiple epiphyseal dysplasia and distinctive facial appearance. *Orphanet J Rare Dis* 7，27.

［41］ Giordano，L.，Vignoli，A.，Pinelli，L.，Brancati，F.，Accorsi，P.，Faravelli，F.，et al. 2009. Joubert syndrome with bilateral polymicrogyria：Clinical and neuropathological findings in two brothers. *Am J Med Genet Part A* 149A，1511–1515.

［42］ Gleeson，J. G.，Keeler，L. C.，Parisi，M. A.，Marsh，S. E.，Chance，P. F.，Glass，I. A.，et al. 2004. Molar tooth sign of the midbrain–hindbrain junction：Occurrence in multiple distinct syndromes. *Am J Med Genet，Part A* 125A，125–134；discussion 117.

［43］ Senocak，E. U.，Oguz，K. K.，Haliloglu，G.，Topcu，M. & Cila，A. 2010. Structural abnormalities of the brain other than molar tooth sign in Joubert syndrome-related disorders. *Diagn Intervent Radiol* 16，3–6.

［44］ Bachmann-Gagescu，R.，Ishak，G. E.，Dempsey，J. C.，Adkins，J.，O'Day，D.，Phelps，I. G.，et al. 2012. Genotype–phenotype correlation in CC2D2A–related Joubert syndrome reveals an association with ventriculomegaly and seizures. *J Med Genet* 49，126–137.

［45］ Yachnis，A. T. & Rorke，L. B. 1999. Neuropathology of Joubert syndrome. *J Child Neurol* 14，655–659；discussion 669–672.

［46］ Poretti，A.，Boltshauser，E.，Loenneker，T.，Valente，E. M.，Brancati，F.，Il'yasov，K.，et al. 2007. Diffusion tensor imaging in Joubert syndrome. *AJNR，Am J Neuroradiol* 28，1929–1933.

［47］ Lee，J. H.，Silhavy，J. L.，Lee，J. E.，Al-Gazali，L.，Thomas，S.，Davis，E. E.，et al. 2012b. Evolutionarily assembled cis-regulatory module at a human ciliopathy locus. *Science* 335，966–969.

［48］ Arts，H. H.，Doherty，D.，Van Beersum，S. E.，Parisi，M. A.，Letteboer，S. J.，Gorden，N. T.，et al. 2007. Mutations in the gene encoding the basal body protein RPGRIP1L，a nephrocystin-4 interactor，cause Joubert syndrome. *Nat Genet* 39，882–888.

［49］ Baala，L.，Romano，S.，Khaddour，R.，Saunier，S.，Smith，U. M.，Audollent，S.，et al. 2007. The Meckel-Gruber syndrome gene，MKS3，is mutated in Joubert syndrome. *Am J Hum Genet* 80，186–194.

［50］ Bielas，S. L.，Silhavy，J. L.，Brancati，F.，Kisseleva，M. V.，Al-Gazali，L.，Sztriha，L.，et al. 2009. Mutations in INPP5E，encoding inositol polyphosphate-5-phosphatase E，link phosphatidyl inositol signaling to the ciliopathies. *Nat Genet* 41，1032–1036.

［51］ Cantagrel，V.，Silhavy，J. L.，Bielas，S. L.，Swistun，D.，Marsh，S. E.，Bertrand，J. Y.，et al. 2008. Mutations in the cilia gene ARL13B lead to the classical form of Joubert syndrome. *Am J Hum Genet* 83，170–179.

［52］ Chaki，M.，Airik，R.，Ghosh，A. K.，Giles，R. H.，Chen，R.，Slaats，G. G.，et al. 2012. Exome capture reveals ZNF423 and CEP164 mutations，linking renal ciliopathies to DNA damage response signaling. *Cell，*150，533–548.

［53］ Dafinger，C.，Liebau，M. C.，Elsayed，S. M.，Hellenbroich，Y.，Boltshauser，E.，Korenke，G. C.，et al. 2011. Mutations in KIF7 link Joubert syndrome with Sonic Hedgehog signaling and microtubule dynamics. *J Clin Invest* 121，2662–2667.

［54］ Davis，E. E.，Zhang，Q.，Liu，Q.，Diplas，B. H.，Davey，L. M.，Hartley，J.，et al. 2011. TTC21B contributes both causal and modifying alleles across the ciliopathy spectrum. *Nat Genet* 43，189–196.

［55］ Delous，M.，Baala，L.，Salomon，R.，Laclef，C.，Vierkotten，J.，Tory，K.，et al. 2007. The ciliary gene RPGRIP1L is mutated in cerebello-oculo-renal syndrome （Joubert syndrome type B） and Meckel syndrome. *Nat Genet* 39，875–881.

［56］ Ferland，R. J.，Eyaid，W.，Collura，R. V.，Tully，L. D.，Hill，R. S.，Al-Nouri，D.，et al. 2004. Abnormal cerebellar development and axonal decussation due to mutations in AHI1 in Joubert syndrome. *Nat Genet* 36，1008–1013.

［57］ Garcia-Gonzalo，F. R.，Corbit，K. C.，Sirerol-Piquer，M. S.，Ramaswami，G.，Otto，E. A.，Noriega，T. R.，et al. 2011. A transition zone complex regulates mammalian ciliogenesis and ciliary membrane composition. *Nat Genet* 43，776－784.

［58］Gorden, N. T., Arts, H. H., Parisi, M. A., Coene, K. L., Letteboer, S. J., Van Beersum, S. E., et al. 2008. CC2D2A is mutated in Joubert syndrome and interacts with the ciliopathy－associated basal body protein CEP290. *Am J Hum Genet* 83，559－571.

［59］Huang, L., Szymanska, K., Jensen, V. L., Janecke, A. R., Innes, A. M., Davis, E. E., et al. 2011. TMEM237 is mutated in individuals with a Joubert syndrome related disorder and expands the role of the TMEM family at the ciliary transition zone. *Am J Hum Genet* 89，713－730.

［60］Lee, J. E., Silhavy, J. L., Zaki, M. S., Schroth, J., Bielas, S. L., Marsh, S. E., et al. 2012a. CEP41 is mutated in Joubert syndrome and is required for tubulin glutamylation at the cilium. *Nat Genet* 44，193－199.

［61］Noor, A., Windpassinger, C., Patel, M., Stachowiak, B., Mikhailov, A., Azam, M., et al. 2008a. Addendum. CC2D2A, encoding a coiled－coil and C2 domain protein, causes autosomal－recessive mental retardation with retinitis pigmentosa. *Am J Hum Genet* 83，656.

［62］Noor, A., Windpassinger, C., Patel, M., Stachowiak, B., Mikhailov, A., Azam, M., et al. 2008b. CC2D2A, encoding a coiled－coil and C2 domain protein, causes autosomal－recessive mental retardation with retinitis pigmentosa. *Am J Hum Genet* 82，1011－1018.

［63］Parisi, M. A., Bennett, C. L., Eckert, M. L., Dobyns, W. B., Gleeson, J. G., Shaw, D. W., et al. 2004. The NPHP1 gene deletion associated with juvenile nephronophthisis is present in a subset of individuals with Joubert syndrome. *Am J Hum Genet* 75，82－91.

［64］Thomas, S., Legendre, M., Saunier, S., Bessieres, B., Alby, C., Bonniere, M., et al. 2012. TCTN3 mutations cause Mohr－Majewski syndrome. *Am J Hum Genet* 91，372－378.

［65］Valente, E. M., Silhavy, J. L., Brancati, F., Barrano, G., Krishnaswami, S. R., Castori, M., et al. 2006. Mutations in CEP290, which encodes a centrosomal protein, cause pleiotropic forms of Joubert syndrome. *Nat Genet* 38，623－625.

［66］Parisi, M. A., Doherty, D., Eckert, M. L., Shaw, D. W., Ozyurek, H., Aysun, S., et al. 2006. AHI1 mutations cause both retinal dystrophy and renal cystic disease in Joubert syndrome. *J Med Genet* 43，334－339.

［67］Brancati, F., Iannicelli, M., Travaglini, L., Mazzotta, A., Bertini, E., Boltshauser, E., et al. 2009. MKS3/TMEM67 mutations are a major cause of COACH syndrome, a Joubert syndrome related disorder with liver involvement. *Hum Mut*, 30，E432－E442.

［68］Castori, M., Valente, E. M., Donati, M. A., Salvi, S., Fazzi, E., Procopio, E., et al. 2005. NPHP1 gene deletion is a rare cause of Joubert syndrome related disorders. *J Med Genet* 42，e9.

［69］Putoux, A., Thomas, S., Coene, K. L., Davis, E. E., Alanay, Y., Ogur, G., et al. 2011. KIF7 mutations cause fetal hydrolethalus and acrocallosal syndromes. *Nat Genet* 43，601－606.

［70］Sang, L., Miller, J. J., Corbit, K. C., Giles, R. H., Brauer, M. J., Otto, E. A., et al. 2011. Mapping the NPHP－JBTS－MKS protein network reveals ciliopathy disease genes and pathways. *Cell*, 145，513－528.

［71］Lee, J. E. & Gleeson, J. G. 2011. Cilia in the nervous system: Linking cilia function and neurodevelopmental disorders. *Curr Opin Neurol* 24，98－105.

［72］Tory, K., Lacoste, T., Burglen, L., Moriniere, V., Boddaert, N., Macher, M. A., et al. 2007. High NPHP1 and NPHP6 mutation rate in patients with Joubert syndrome and nephronophthisis: Potential epistatic effect of NPHP6 and AHI1 mutations in patients with NPHP1 mutations. *JASN*, *J Am Soc Nephrol* 18，1566－1575.

［73］Louie, C. M., Caridi, G., Lopes, V. S., Brancati, F., Kispert, A., Lancaster, M. A., et al. 2010. AHI1 is required for photoreceptor outer segment development and is a modifier for retinal degeneration in nephronophthisis. *Nat Genet* 42，175－180.

［74］Khanna, H., Davis, E. E., Murga－Zamalloa, C. A., Estrada－Cuzcano, A., Lopez, I., Den Hollander, A. I., et al. 2009. A common allele in RPGRIP1L is a modifier of retinal degeneration in ciliopathies. *Nat Genet* 41，739－745.

［75］Abu－Safieh, L., Al－Anazi, S., Al－Abdi, L., Hashem, M., Alkuraya, H., Alamr, M., et al.

2012. In search of triallelism in Bardet-Biedl syndrome. *Eur J Hum Genet* 20, 420 - 427.

[76] Katsanis, N., Ansley, S. J., Badano, J. L., Eichers, E. R., Lewis, R. A., Hoskins, B. E., et al. 2001. Triallelic inheritance in Bardet-Biedl syndrome, a Mendelian recessive disorder. *Science* 293, 2256 - 2259.

[77] Li, Y., Wei, Q., Zhang, Y., Ling, K. & Hu, J. 2010. The small GTPases ARL-13 and ARL-3 coordinate intraflagellar transport and ciliogenesis. *J Cell Biol* 189, 1039 - 1051.

[78] Hsiao, Y. C., Tong, Z. J., Westfall, J. E., Ault, J. G., Page-Mccaw, P. S. & Ferland, R. J. 2009. Ahi1, whose human ortholog is mutated in Joubert syndrome, is required for Rab8a localization, ciliogenesis and vesicle trafficking. *Hum Mol Genet* 18, 3926 - 3941.

[79] Coene, K. L., Mans, D. A., Boldt, K., Gloeckner, C. J., Van Reeuwijk, J., Bolat, E., et al. 2011. The ciliopathy-associated protein homologs RPGRIP1 and RPGRIP1L are linked to cilium integrity through interaction with Nek4 serine/threonine kinase. *Hum Mol Genet* 20, 3592 - 3605.

[80] Kim, J., Krishnaswami, S. R. & Gleeson, J. G. 2008. CEP290 interacts with the centriolar satellite component PCM-1 and is required for Rab8 localization to the primary cilium. *Hum Mol Genet* 17, 3796 - 3805.

[81] Inglis, P. N., Boroevich, K. A. & Leroux, M. R. 2006. Piecing together a ciliome. *Trends Genet* 22, 491 - 500.

[82] Hildebrandt, F., Benzing, T. & Katsanis, N. 2011. Ciliopathies. *New Engl J Med* 364, 1533 - 1543.

[83] Aguilar, A., Meunier, A., Strehl, L., Martinovic, J., Bonniere, M., Attie-Bitach, T., et al. 2012. Analysis of human samples reveals impaired SHH-dependent cerebellar development in Joubert syndrome/Meckel syndrome. *Proc Natl Acad Sci U.S.A.* 109, 16951 - 16956.

[84] Lancaster, M. A., Schroth, J. & Gleeson, J. G. 2011. Subcellular spatial regulation of canonical Wnt signalling at the primary cilium. *Nat Cell Biol* 13, 700 - 707.

[85] Sattar, S. & Gleeson, J. G. 2011. The ciliopathies in neuronal development: A clinical approach to investigation of Joubert syndrome and Joubert syndrome-related disorders. *Dev Med Child Neurol* 53, 793 - 798.

[86] Saleem, S. N. & Zaki, M. S. 2010. Role of MR imaging in prenatal diagnosis of pregnancies at risk for Joubert syndrome and related cerebellar disorders. *AJNR*, *Am J Neuroradiol* 31, 424 - 429.

[87] Saleem, S. N., Zaki, M. S., Soliman, N. A. & Momtaz, M. 2011. Prenatal magnetic resonance imaging diagnosis of molar tooth sign at 17 to 18 weeks of gestation in two fetuses at risk for Joubert syndrome and related cerebellar disorders. *Neuropediatrics*, 42, 35 - 38.

5 巴尔得-别德尔综合征

Bardet-Biedl syndrome

Philip L. Beales，Elizabeth Forsythe

病名由来

1866 年，John Laurence 和 Robert Moon 共同报道了具有视网膜营养不良、肥胖、痉挛性截瘫和认知缺陷症状的一个家族中的四兄妹[1]。20 世纪 20 年代，George Bardet 和 Artur Biedl later 分别报道了几个具有视网膜变性、轴后多指和肥胖三联症的患者[2,3]。不久以后，人们把这种疾病命名为 Laurence-Moon-Bardet-Biedl 综合征。之后，由于 Laurence 和 Moon 发现的家族中有患者出现痉挛性瘫痪，Laurence-Moon-Bardet-Biedl 综合征又被分为 Laurence-Moon 综合征和巴尔得-别德尔综合征（Bardet-Biedl syndrome，BBS）。两类患者之间有重叠的临床表现，提示两者的致病基因可能是等位基因[4]。现在，巴尔得-别德尔综合征是该病常用的标准名称。

流行性与遗传性

BBS 是一种与基因多效性有关的遗传病，在同一家族内和不同家族间，该病的临床表现变异都较大[5,6]。通常认为 BBS 是单基因常染色体隐性遗传病，但也有患者表现为寡基因遗传[7]。发病率在不同群体间变化很大。在北欧，其发病率为 $1/(1.6 \times 10^5)$[6]；而在科威特、加拿大纽芬兰岛一些近亲结婚率高的区域，发病率分别为 1/13 500 和 1/17 500[8,9]。对加拿大纽芬兰岛 BBS 患者家庭的研究显示，在 6 个 BBS 基因位点中至少存在 8 种不同的 BBS 突变，因此该岛屿上的高发病率并非单个创始者突变导致的[10]。

临床特点

尽管临床表现的变异性很大，但一般来说在 10 岁前，BBS 的表型均进展得比较缓慢。所以，多数患者在儿童期晚期或者成年期早期才确诊[4]。

轴后多指（趾）畸形

BBS 患者轴后多指（趾）畸形常见（大约 70%），这可能是患儿在出生时唯一显著的畸形体征[4]。多指（趾）畸形可能发生在四肢，也可能只在上肢或者下肢，还可能合并并指（趾）畸形和（或）短指（趾）畸形。

视锥-视杆细胞营养不良

提示患者为 BBS 的最常见的临床表现是视锥和视杆细胞营养不良。患者常先出现视杆细胞的丢失接着出现视锥细胞的死亡[11]，因此是非典型视网膜营养不良的表现，常伴早期黄斑病变[12]。多数患者刚出生时视力正常,但是6～8岁时慢慢出现夜盲症,接着出现畏光、同向性偏盲(中央视野缺陷)和彩色视觉缺失[11]。患者眼科表型常存在变异,一些患者的病理表现呈逆序,即先出现视锥细胞的死亡然后才出现视杆细胞的丢失[4]。首选视力检查方法是ERG,可在患者2岁前发现一些早期改变,尽管在患者5岁前很难发现非常显著的异常[12]。患者的眼科症状通常在10岁以前就开始出现,但多数患者在20或30岁才失明[13],不过这种疾病确实还存在中度形式。BBS患者还有白内障、屈光不正这样的眼部异常。还应该注意,糖尿病视网膜病变也是导致那些早发和未控制的2型糖尿病患者眼病的一个因素。

肥胖

肥胖则是BBS另外一个主要的临床表现,大约72％～86％的患者合并肥胖[4,5,14-17]。出生体重通常在正常范围内,尽管有证据表明患儿出生时的体重常处于正常或者正常偏上水平[18],但是大约1/3的患者的肥胖在1岁内便出现[18]。成年患者常表现为躯干型肥胖,但儿童患者似乎表现为呈广泛分布的弥漫性肥胖。

2型糖尿病在此类患者中也很常见[4,5,14-17]。糖尿病的发生可能与患者肥胖具有一定相关性且常与高血压、高脂血症、高甘油三酯血症等其他代谢综合征同时存在。

性腺功能减退

性腺功能减退可能表现为男性青春期发育延迟或生殖功能异常,以及女性生殖器发育异常[4,15,19]。这些症状可以独立发生或者伴性激素水平下降。女婴可因为先天性处女膜无孔而出现阴道积水导致腹胀。在BBS女性患者中已观察到很多种生殖器畸形。几乎所有男性患者均不育,但千万不要假设多数女性BBS患者不孕。因此,应该提醒女性BBS患者不应该放弃避孕。

生长发育迟缓或者认知障碍

生长发育迟缓和认知障碍在BBS患者中很普遍。患者常表现为全身器官的发育延迟,但是也可能表现为某些特定组织、器官的发育迟缓[12]。一项对109名BBS患者进行的队列研究发现,大约62％的患者合并认知障碍,其中半数患者需要就读于特殊学校[4]。据报道,BBS患者常表现出不稳定的行为和突然出现的沮丧[4,15,19]。许多患者偏好固定的行为(fixed routine),可能表现出强迫性行为,以及缺乏社会支配地位①[20]。其他人则有更严重的行为表型,发展为自闭症谱系障碍或精神病[20]。

肾脏异常

肾脏异常是BBS患者发病和死亡主要的原因[21]。患者肾脏的临床表现变异很大,但是比较典型的有囊性肾小管疾病和双输尿管畸形、马蹄肾和肾积水等解剖异常[18]。肾脏的解剖异常在胎儿3～6个月时出现,常规超声检查中清晰可见。即使在肾功能接近正常和肾脏结构明显正常的患者中,尿液浓度异常也是普遍存在的,因此了解患者每天的液体摄入量和晚上及白天的排尿频率非常重要[22]。

---

① social dominance,指社会群体中的地位和权力。——译者注

语言功能缺陷

60％的患者会合并语言功能障碍[20]，主要表现为鼻音尖锐和在 4 岁前常不能说出完整含义的句子。有学者认为替换单词的第一个辅音可能是其特征[4,20]。语言障碍可能会因听力损失而变得复杂，据报道，17％～21％的患者有耳聋[4,19]。许多患者因为慢性中耳炎而出现传导性耳聋。一般来说，语言训练对治疗合并语言功能发育延迟的 BBS 患者常有效[20]。患者的语言发育功能延迟或许与腭结构畸形（通常是高腭弓）或腭音发育不全有关，因此推荐早期对患者进行正式的语言和听说能力评估。

其他器官的异常

其他器官，如心脏、胃、肠，也会受到影响。患者心脏异常的类型变异很大。有学者利用心脏超声对来自三个具有强血缘关系的贝都因家族的 22 名患者进行了检查，最终发现50％的患者合并心脏缺陷[23]。但 Beales 及其同事[4]对 109 名患者进行研究，最终发现只有 7％的患者存在心脏缺陷。心脏缺陷包括瓣膜狭窄、动脉导管未闭和心肌病。肝脏异常主要包括肝纤维化和胆管、肝内和肝外管道系统的扩张[12]。

BBS 患者可合并巨结肠病，但是其具体发生率仍不清楚[24]。便秘在儿童和中青年患者中较常见（个人观察的结果）。

牙齿拥挤和高腭弓很常见。其他（牙齿）异常包括牙缺失、咬合紊乱和牙釉质发育不全。有学者在 BBS 的小鼠模型中观察到嗅觉丧失。人们通过对 19 名 BBS 患者进行分析发现，其中 9 名患者存在嗅觉丧失/嗅觉减退[25]。

许多患者具有一定程度的行动笨拙和运动不协调的临床表现。一个队列研究发现，40％的患者有共济失调和协调性差的临床表现。轮替运动障碍，过指试验（79％）、串联行走测试和福格测试异常[4]在患者中普遍存在。

与其他纤毛病重合的临床表现

纤毛病的临床特征上有明显的重叠。尽管 BBS 相关的经典特征有据可查，但其临床表现与阿尔斯特雷姆综合征（Alström syndrome），Mckusick-kauffman 综合征、朱伯特综合征（Joubert syndrome）和梅克尔-格鲁伯综合征（Meckel-Gruber syndrome）等有许多相似之处。但与 BBS 不同，阿尔斯特雷姆综合征患者能合并耳聋，没有多指畸形和显著的学习能力障碍。Mckusick-kauffman 综合征患者泌尿生殖系统异常的患病率很高，但常缺乏 BBS 的肥胖、视杆-视锥细胞营养不良和学习能力障碍。但因为 BBS 患者上述临床表现出现的时间较晚，因此诊断困难的情况仍然存在[26]。

在普通人群中，尽管有研究报道 BBS 致病基因携带者发生肥胖的风险较高[4,10,27,28]，但其发生高血压和糖尿病的风险似乎不会增加[4,10]。BBS 致病基因携带者（obligate carrier）的肾癌、肾脏畸形[29]及视网膜功能不良[30]的发病率显著升高。

值得注意的是，对非 BBS 的体型瘦小和肥胖的高加索人的全基因组测序（genome-wide association studies，GWS）分析表明，*BBS2*、*BBS4* 和 *BBS6* 基因的多态性与普通人群的肥胖发病率密切相关（尽管相关性较弱）[31]。

筛查和诊断

一般来说,除非产前或者出生后的检查提示胎儿具有多指(趾)畸形或者结构性肾脏畸形而怀疑 BBS,否则患者通常不会在视杆-视锥细胞营养不良导致视力损伤前获得诊断。有些 BBS 患者会出现远视、面中部发育不全、下颌后缩等特征性表现[32,33],这些特点在每个人中并不一致,可能隐匿存在。图 5.1 展示了 BBS 患者的各种面部特征。Beales 及其同事[4]制定的改良的诊断标准认为患者必须符合 4 个主要临床特征或者 3 个主要临床特征和 2 个次要临床特征才能被诊断为 BBS。表 5.1 则总结了患者改良的主要临床表现和次要临床表现及对应的发生率。

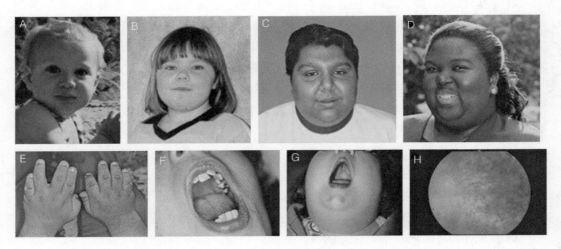

图 5.1　BBS 患者相关畸形特征。A、B、C、D. 患者典型的面部特征。这些特征常不明显且不总是存在,包括深陷的眼睛、器官距离过大、向下倾斜的眼睑、扁平的鼻梁、小嘴、颧骨发育不全和下颌后缩畸形。E. 短指和因切除多指畸形留下的瘢痕。F. 牙齿拥挤。G. 高腭弓。H. 眼底镜显示视杆-视锥细胞营养不良
转载自:Elizabeth Forsythe and Philip L Beales,Bardet-Biedl syndrome,*European Journal of Human Genetics*,Volume 21,pp. 8-13,Copyright © 2013 Macmillan Publishers Limited. Images courtesy of LMBBS Society.

表 5.1　BBS 患者具有诊断意义的临床表现及其占比

特　点	比　例
主要特征	
视杆-视锥细胞营养不良	93%
多指(趾)畸形	63%~81% 四肢全部:21% 仅上肢:9% 仅下肢:21%
肥胖	72%~92%
生殖系统异常	59%~98%

续 表

特 点	比 例
肾脏异常	53%
学习障碍	61%
次要特征	
言语迟缓	54%～81%
发育迟缓	50%～91%
糖尿病	6%～48%
牙齿异常	51%
先天性心脏病	7%
短指/并指	46%～100%/8%～95%
共济失调/动作不协调	40%～86%
嗅觉丧失/嗅觉减退	60%

BBS 的临床诊断需要 4 个主要特征或 3 个主要特征和 2 个次要特征。

转载自：Elizabeth Forsythe and Philip L Beales, Bardet-Biedl syndrome, *European Journal of Human Genetics*, Volume 21, pp. 8-13, Copyright © 2013 Macmillan Publishers Limited. 数据来源：Beales et al., New criteria for improved diagnosis of Bardet-Biedl syndrome: results of a population survey, *Journal of Medical Genetics*, Volume 36, Issue 6, pp. 437-446, Copyright © 1999 by the BMJ Publishing Group Ltd; Rooryck and Lacombe, Bardet-Biedl syndrome, *Ann Endocrinol* (*Paris*), Volume 69, Number 6, pp. 463-71, Copyright © 2008 Elsevier Masson SAS and Putoux et al, Phenotypic variability of Bardet-Biedl syndrome: focusing on the kidney, *Pediatric Nephrology*, Volume 27, Issue 1, pp. 7-15, Copyright © 2011 IPNA.

通过对 16 个 BBS 基因直接测序，80% 的患者可以获得分子学确诊。Billingsley 及其同事[34]提出了一种有效的突变基因筛选方法，即按照 BBS 基因之间和内部致病性突变出现的频率测序。目前，利用 NGS 批量检测（panel test）BBS 和其他纤毛病患者致病基因的方法正在开发，这既能提高检测效率又能减少检测费用。

临床管理

多学科共同参与是实现对此类多表型疾病（基因多效性所致）进行有效管理的基础。尽管关于 BBS 的研究很多，但目前仍然没有特效治疗方法。BBS 患者相关并发症的处理方法与出现类似症状的普通人一致。图 5.2A 总结了 BBS 患者的管理流程。图 5.2B 总结了针对那些高度怀疑但还不满足 BBS 诊断标准的患者的处理方法。

患者应该每 6 个月测量一次血压，一旦发现血压升高则应该增加检测频率。根据具体情况应该予以降血压和降血脂的药物治疗。建议所有患者至少进行一次基线肾脏超声检查，以排除任何明显的畸形。BBS 患者尿崩很常见而且常常会被忽视[22]，因此仔细地询问患者是否合并尿崩的相关症状很重要。患有尿崩症的患者的终末器官（肾）对加压素无反应，因此使用加压素对合并糖尿病的尿崩患者进行治疗的效果并不佳。患者出现肾脏损害时应该至肾脏专科就诊。

详细的眼科检查，包括电生理检查（如 ERG 和视觉诱发反应）和影像学检查（如眼底

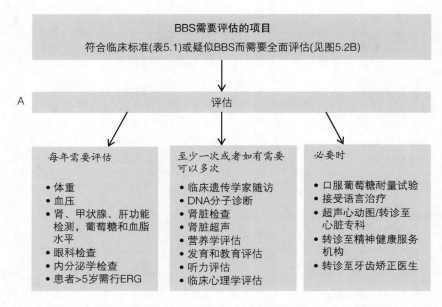

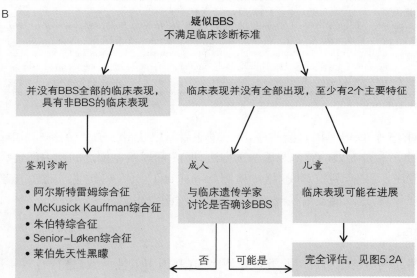

图 5.2 BBS 确诊患者和疑似患者的管理。A. 临床诊断为 BBS 管理方法。B. 对疑似 BBS 患者不符合临床诊断标准的适当的管理方法

摄影和光学相干断层扫描)对判断患者视杆-视锥细胞营养不良的起始、进展和目前的程度具有重要的作用,同时也有利于对患者屈光不正、糖尿病视网膜病变或白内障等问题的早期筛查。视力辅助治疗和行动训练能显著提高失明患者的生活质量。

有效的体重管理对防止 BBS 相关并发症,如患者特别易感的代谢综合征的发生至关重要。运动和饮食回顾有助于减肥策略的制订。

定期对患者进行生长发育和教育情况的评估对确保患者从他们的学习环境中获得最佳效果至关重要。值得注意的是,尽管早期的评估能帮助患者处于最好的教育环境,并不

意味着他们具有像正常人一样的潜能[4]。许多患者合并更为常见的焦虑、抑郁或者行为异常等问题,临床心理学家的评估常能让患者获益。

内分泌科的评估应包括患者糖尿病的症状、体征,必要时进行口服葡萄糖耐量试验。评估甲状腺功能、血脂水平和第二性征的发展是很重要的。如果合适的话可以做进一步的垂体功能测试,并进行激素替代治疗。

根据患者的个人情况和需求,可以建议患者去口腔科就诊,评估患者是否存在牙齿拥挤/牙发育缺失,或者去心内科就诊,评估患者是否合并任何心肌结构异常等。

遗传学

最近十多年,人们对这个曾经谜一样的疾病的研究兴趣空前,由此发现的 16 个 BBS 基因覆盖了大约 80% 临床诊断为 BBS 的患者(表 5.2),还揭示了其病理-病原学机理为初级纤毛功能异常。尽管不同区域致病基因有所差异[14],但疾病主要的致病基因是 *BBS1* 和 *BBS10*,分别占病例的 23.2% 和 20%[6]。一些基因突变的发生似乎具有种族差异性,但是目前还没有发现某种基因突变只发生在某个特定种族的情况。在北欧,*BBS1* M390R 和 *BBS10* C91Lfs X5 是最常见的致病变异。*BBS4*、*BBS5* 和 *TTC8* 基因突变在中东和北非的患者中较为常见[34]。尽管 BBS 被认为是常染色体隐性遗传病,但也有几例患者被报道存在"三等位"遗传模式,即三个 BBS 基因发生突变或当第三个突变基因作为疾病修饰基因发挥作用时导致的临床表型[7,35-38]。

表 5.2 BBS 致病基因

基因	出现频率	位置	功能
BBS1	23%	11q13	BBS 复合物蛋白
BBS2	8%	16q21	BBS 复合物蛋白
BBS3/ARL6	0.4%	3p12-p13	GTP 酶
BBS4	2%	15q22.3-q23	BBS 复合物蛋白
BBS5	0.4%	2q31	BBS 复合物蛋白
BBS6/MKKS	6%	20p12	部分伴侣蛋白复合物
BBS7	2%	4q27	BBS 复合物蛋白
BBS8/TTC8	1%	14q32.1	BBS 复合物蛋白
BBS9/B1	6%	7p14	BBS 复合物蛋白
BBS10	20%	12q21.2	部分伴侣蛋白复合物
BBS11/TRIM32	0.1%	9q31-q34.1	E3 泛素连接酶
BBS12	5%	4q27	部分伴侣蛋白复合物
BBS13/MKS1	4.5%	17q23	中心粒迁移
BBS14/CEP290/NPHP6	1%	12q21.3	基体:RPGR 相互作用

续　表

基　　因	出现频率	位　　置	功　　能
BBS15/WDPCP	1%	2p15	基体：septin 的定位和纤毛的形成
BBS16/SDCCAG8	1%	1q43	基体：与 OFD Ⅰ 相互作用

转载自：Elizabeth Forsythe and Philip L Beales，Bardet-Biedl syndrome，*European Journal of Human Genetics*，Volume 21，pp. 8－13，Copyright © 2013 Macmillan Publishers.
数据来源：Waters and Beales，Bardet-Biedl syndrome，Copyright © 1993；Moor et al.，Clinical and genetic epidemiology of Bardet-Biedl syndrome in Newfoundland：a 22-year prospective，population-based，cohort study，*American Journal of Medical Genetics Part A*，Volume 132，pp. 352－360，Copyirght © 2005 Wiley-Liss, Inc.；Kim et al.，Retinal dysfunction in carriers of Bardet-Biedl syndrome，*Ophthalmic Genetics*，Volume 28，pp. 163－168，Copyright © 2007 Informa Plc.；Heon et al.，Ocular phenotypes of three genetic variants of Bardet-Biedl syndrome，*American Journal of Medical Genetics*，Volume 132A，pp. 283－287，Copyright © 2004 Wiley-Liss, Inc.；Nachury et al.，A core complex of BBS proteins cooperates with the GTPase Rab8 to promote ciliary membrane biogenesis，*Cell*，Volume 129，pp. 1201－1213，Copyright © 2007 Elsevier Inc.；and Jin and Nachury，The BBSome，*Current Biology*，Volume 19，pp. 472－473，Copyright © 2007 Elsevier Inc.

纤毛病之间具有临床表现重叠的现象，最近有研究表明，BBS 和其他纤毛病也具有共同基因突变的现象[39]。例如，在梅克尔-格鲁伯综合征患者中也发现了 *BBS2*、*BBS4* 和 *BBS6* 基因突变。*MKS1* 基因突变导致的梅克尔-格鲁伯综合征患者常合并某些 BBS 的临床特点[40]。在 BBS 和朱伯特综合征患者中均能发现 *MKS3* 基因的突变[41]。这似乎提示，纤毛病的临床表现可能是特异性突变位点和总突变负荷共同作用的结果[41,42]。

基因型-表型的相关性

尽管有研究表明 BBS 轻症患者与 *BBS1* 基因常见的 M390R 位点突变有关，但总体来说 BBS 的基因型和患者临床表现的相关性目前仍然不明确[14]。其他研究报道，特殊眼部疾病[43,44]和更严重的手指异常[43]可能与 *BBS2*、*BBS3* 和 *BBS4* 基因的突变有关，但大规模的临床研究结果并不支持上述结论。同时，相关性的预测因家庭内和家庭间临床表现差异大而变得更为复杂。这种现象支持 BBS 蛋白质在一个共同的细胞过程中相互作用，从而导致不能单纯通过临床表现而区分患者的基因型的假说[39]。

巴尔得-别德尔综合征的生物学

纤毛是大多数脊椎动物细胞表面呈突起状的高度保守的细胞结构，可分为动纤毛和静纤毛（初级纤毛）两类[12,17]（详见第一章）。图 5.3 概括了纤毛的结构及一些纤毛相关的蛋白复合物。静纤毛被认为作为调节信号转导通路的感受器而行使功能[12,17,45]。静纤毛缺陷的主要临床表现为视网膜色素变性、多指、内脏转位、学习障碍，以及肾脏、肝脏和胰腺囊肿[41]。BBS 就属于初级纤毛功能障碍性疾病。

纤毛固着于基体上。基体是一种特化的中心粒，作为纤毛的微管组织中心。纤毛发生和维持由基体与 BBSome 共同调控，而 BBSome 又受伴侣蛋白复合物和 Rab 蛋白家族的调控[45]。这些蛋白质共同促进纤毛内物质转运。而纤毛内物质的双向转运过程则能促进纤毛的形成与维持。

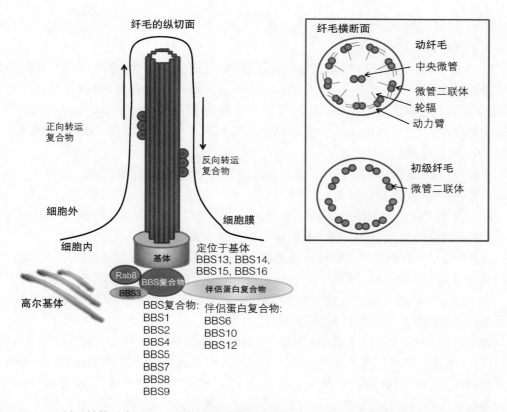

图 5.3 纤毛结构示意图。图示为初级纤毛的纵切面,包括 BBS 致病基因所对应蛋白质的定位。介导 BBS3(一种 GTP 酶)和 Rab 家族成员相互作用的伴侣蛋白复合物参与 BBS 蛋白复合物形成从而参与纤毛形成和纤毛维持。横断面展示了动纤毛(9+2)和初级纤毛(9+0)的结构

转载自:Elizabeth Forsythe and Philip L Beales, Bardet-Biedl syndrome, *European Journal of Human Genetics*, Volume 21, pp.8–13, Copyright © 2013 Macmillan Publishers Limited.

BBS1、*BBS2*、*BBS4*、*BBS5*、*BBS7*、*BBS8* 和 *BBS9* 基因的产物能形成 BBS 复合物②[46-48],*BBS6*、*BBS10* 和 *BBS12* 基因的产物则能形成伴侣蛋白复合物[49](图 5.3)。表 5.2 中其他 BBS 致病基因则被推测有不同的功能。目前并未发现编码 BBS 复合物和伴侣蛋白复合物组分的基因突变引起的表型有区别。

目前,BBS 多效性的分子机制还不完全清楚。BBS 患者的肥胖由多因素导致,既有中枢的神经源性因素又有外周的脂肪源性因素,患者的能量代谢与普通人群中体重相当的肥胖患者的相近[50]。BBS 小鼠模型表明 BBS 基因的缺陷与小鼠食物摄入量增加(神经源性模型)和体力活动减少有关,并有出现瘦素抵抗的证据[51]。瘦素是一种饱腹激素,通过与下丘脑的瘦素受体结合发挥作用。BBS 基因突变小鼠的瘦素水平增高。免疫共沉淀的

---

② 目前已知 BBS 复合物有 8 个亚基,除 BBS1、BBS2、BBS4、BBS5、BBS7、BBS8 和 BBS9,还有 BBS18(也称 BBIP10)。BBS 复合物的主要作用是将纤毛内的膜蛋白"货物"装载到反向 IFT"列车"上,并帮助"货物"穿越过渡区出纤毛,以保障受体等膜蛋白的正常周转。因此,BBS 复合物功能的异常会导致纤毛信号转导通路的异常,从而导致 BBS。——审校者注

实验表明,BBS1 蛋白能与瘦素受体直接相互作用,而 *BBS1* 基因中常见的 M390R 突变却破坏了这种相互作用[52,53]。

Marion 及其同事发现,初级纤毛只短暂地存在于脂肪前体细胞中,且 Wnt 和 Hh 信号通路受体表达于其纤毛膜上[54]。Wnt 和 Hh 信号通路高度保守,对正常发育不可或缺,也能调节脂肪细胞发生。在成脂模型中发现抑制 *BBS10* 和 *BBS12* 基因的表达可促进脂肪细胞发生,这很可能是因为 Wnt 信号通路被破坏了,因为敲低 BBS 基因后无法检测到 Wnt 信号通路的活性[54]。

视杆-视锥细胞营养不良被认为是连接光感受器内、外段的连接纤毛的缺陷导致物质运输异常,从而使光感受细胞凋亡所致[51,55,56]。

Shh 的受体在发育中的肢芽的纤毛上表达[55]。IFT 蛋白被认为可调节 Shh 信号通路[41],而该通路的失调与纤毛病中的肢体发育障碍有关[57]。

mTor 信号通路抑制剂雷帕霉素能缓解 BBS 斑马鱼模型的肾囊肿,提示 BBS 肾脏表现的病理与 mTor 的上游信号有关[33]。

嗅觉减退或者嗅觉缺失主要是因为嗅觉上皮纤毛异常,患者生殖功能低下则部分是精子鞭毛或输卵管上皮细胞纤毛缺陷所致。

由于发现 BBS8 能位于纤毛、基体和中心体[58],才将 BBS 与纤毛功能异常联系起来。随后,数个动物模型也证实了这些发现并加深了人们对 BBS 蛋白功能的认识。小鼠和斑马鱼模型则明确了 BBS 蛋白在 Wnt 信号通路中的功能[41,59]。人们发现 BBS 蛋白在线虫中调节鞭毛内物质转运和脂质稳态,在斑马鱼中则调节胞内运输和中心体功能[60]。BBS 小鼠模型与人类患者具有许多相似的临床表现,因而是 BBS 极好的哺乳动物模型[61]。Simons 及其同事利用基因治疗在 *Bbs4* 基因敲除小鼠模型中成功阻止了视网膜光感受器细胞死亡就是一个范例。同样,小鼠模型中对肥胖的生物学基础的研究进展将有助于开发出控制 BBS 患者肥胖的靶向药物[28,53]。

遗传咨询

总体而言,BBS 遵循常染色体隐性遗传方式。尽管有一些三等位基因遗传的案例报道,但是此类患者的具体致病基因常难以确定且发生率少于 10%[6]。因此,可以根据常染色体隐性遗传病的复发风险向患者和家属提供咨询。生有一个患儿的父母如果再生下一胎,其会有 25% 的概率是 BBS 患者,50% 的概率是无症状的携带者,25% 的概率是不携带致病基因的正常人。

对致病基因明确的家庭,可以对患儿进行胎盘植入前遗传诊断或产前检测。对致病基因未知的高风险家庭,应该在妊娠中期予以胎儿超声检测,仔细观察其是否存在对 BBS 的诊断具有提示意义的多指(趾)畸形和肾脏异常等临床表现[62,63]。

应该告知患者及其家长此类疾病临床表现变异性大的特点。也正是由于患者家庭间和家庭内部的临床表现具有很大的异质性,所以很难对 BBS 患者的个人教育成就、视力下降程度或其他相关的缺陷等情况进行预测。尽管患者通常不孕/育,但是也有一些报道称 BBS 男、女患者生过孩子[4]。

小结

自从十余年前人们发现第一个 BBS 的致病基因以来，到目前为止，BBS 的研究已经取得了很大的进步。目前，人们找到了 16 个能引起 BBS 的致病基因，将来会发掘更多的致病基因。对 BBS 的致病基因进行深入了解有助于增加人们对纤毛病临床表现背后的分子生物学机制的认识。在未来几年里，可能会有更多新的致病基因被发现，临床诊断服务也会进一步改善，以便更快地进行诊断和产前检查。

深入了解导致表型变异的分子生物学机制，可以更准确地预测患病个体可能经历的残疾水平。其中，对可能导致家族内变异和其他致病因素的表观遗传因素的深入认识是必要的一环。

阐明 BBS 临床表现发生的分子病理学基础并对其治疗方法进行深入的研究有助于开发出针对该疾病或者某些局部器官病变，比如囊性肾病、视杆-视锥细胞变性，或者具有普遍调节作用的新的治疗方案。

致谢

这一章主要是基于以下论文完成的且获得了作者的授权：Elizabeth Forsythe and Philip L. Beales，Bardet-Biedl syndrome，*European Journal of Human Genetics*，Volume 21，pp. 8-13，Copyright © 2013 Macmillan Publishers Limited，doi：10.1038/ejhg.2012.115，first published online 20 June 2012.

（李新华 译）

参考文献

［1］Laurence, J. Z. & Moon, R. C. 1995. Four cases of "retinitis pigmentosa" occurring in the same family, and accompanied by general imperfections of development. 1866. *Obes Res*, 3, 400-403.

［2］Bardet, G. 1995. On congenital obesity syndrome with polydactyly and retinitis pigmentosa (a contribution to the study of clinical forms of hypophyseal obesity). 1920. *Obes Res*, 3, 387-399.

［3］Biedl, A. 1995. A pair of siblings with adiposo-genital dystrophy. 1922. *Obes Res*, 3, 404.

［4］Beales, P. L., Elcioglu, N., Woolf, A. S., Parker, D. & Flinter, F. A. 1999. New criteria for improved diagnosis of Bardet-Biedl syndrome：Results of a population survey. *J Med Genet* 36, 437-446.

［5］Riise, R., Andreasson, S., Borgastrom, M. K., Wright, A. F., Tommerup, N., Rosenberg, T., et al. 1997. Intrafamilial variation of the phenotype in Bardet-Biedl syndrome. *Br J Ophthalmol* 81, 378-385.

［6］Waters, A. M. & Beales, P. L. 2003. Bardet-Biedl syndrome, in GeneReviews™, ed. by Pagon, R. A., Adam, M. P., Bird, T. D., et al. University of Washington：Seattle. Available at：http://www.ncbi.nlm.nih.gov/books/NBK1363/

［7］Katsanis, N., Ansley, S. J., Badano, J. L., Eichers, E. R., Lewis, R. A., Hoskins, B. E., et al. 2001. Triallelic inheritance in Bardet-Biedl syndrome, a Mendelian recessive disorder. *Science*, 293, 2256-2259.

［8］Farag, T. I. & Teebi, A. S. 1989. High incidence of Bardet Biedl syndrome among the Bedouin. *Clin Genet* 36, 463-464.

［9］Green, J. S., Parfrey, P. S., Harnett, J. D., Farid, N. R., Cramer, B. C., Johnson, G., et al.

1989. The cardinal manifestations of Bardet–Biedl syndrome, a form of Laurence–Moon–Biedl syndrome. *N Engl J Med* 321, 1002–1009.

[10] Webb, M. P., Dicks, E. L., Green, J. S., Moore, S. J., Warden, G. M., Gamberg, J. S., et al. 2009. Autosomal recessive Bardet–Biedl syndrome: First–degree relatives have no predisposition to metabolic and renal disorders. *Kidney Int*, 76, 215–223.

[11] Hamel, C. P. 2007. Cone rod dystrophies. *Orphanet J Rare Dis* 2, 7.

[12] Baker, K. & Beales, P. L. 2009. Making sense of cilia in disease: The human ciliopathies. *Am J Med Genet*, C, *Semin Med Genet* 151C, 281–295.

[13] Adams, N. A., Awadein, A. & Toma, H. S. 2007. The retinal ciliopathies. *Ophthalmic Genet* 28, 113–125.

[14] Hjortshoj, T. D., Gronskov, K., Philp, A. R., Nishimura, D. Y., Riise, R., Sheffield, V. C., et al. 2010. Bardet–Biedl syndrome in Denmark—report of 13 novel sequence variations in six genes. *Hum Mutat* 31, 429–436.

[15] Moore, S. J., Green, J. S., Fan, Y., Bhogal, A. K., Dicks, E., Fernandez, B. A., Stefanelli, M., et al. 2005. Clinical and genetic epidemiology of Bardet–Biedl syndrome in Newfoundland: A 22–year prospective, population–based, cohort study. *Am J Med Genet A* 132, 352–360.

[16] Rooryck, C. & Lacombe, D. 2008. Bardet–Biedl syndrome. *Ann Endocrinol (Paris)*, 69, 463–471.

[17] Tobin, J. L. & Beales, P. L. 2007. Bardet–Biedl syndrome: Beyond the cilium. *Pediatr Nephrol* 22, 926–936.

[18] Putoux, A., Attie–Bitach, T., Martinovic, J. & Gubler, M. C. 2011. Phenotypic variability of Bardet–Biedl syndrome: Focusing on the kidney. *Pediatr Nephrol* 27, 7–15.

[19] Deveault, C., Billingsley, G., Duncan, J. L., Bin, J., Theal, R., Vincent, A., et al. 2011. BBS genotype–phenotype assessment of a multiethnic patient cohort calls for a revision of the disease definition. *Hum Mutat*. 32 (6): 610–619.

[20] Barnett, S., Reilly, S., Carr, L., Ojo, I., Beales, P. L. & Charman, T. 2002. Behavioural phenotype of Bardet–Biedl syndrome. *J Med Genet* 39 (12), e76.

[21] O'Dea, D., Parfrey, P. S., Harnett, J. D., Hefferton, D., Cramer, B. C. & Green, J. 1996. The importance of renal impairment in the natural history of Bardet–Biedl syndrome. *Am J Kidney Dis* 27, 776–783.

[22] Marion, V., Schlicht, D., Mockel, A., Caillard, S., Imhoff, O., Stoetzel, C., et al. 2011. Bardet–Biedl syndrome highlights the major role of the primary cilium in efficient water reabsorption. *Kidney Int* 79, 1013–1025.

[23] Elbedour, K., Zucker, N., Zalzstein, E., Barki, Y. & Carmi, R. 1994. Cardiac abnormalities in the Bardet–Biedl syndrome: Echocardiographic studies of 22 patients. *Am J Med Genet* 52, 164–169.

[24] De Pontual, L., Zaghloul, N. A., Thomas, S., Davis, E. E., Mcgaughey, D. M., Dollfus, H., et al. 2009. Epistasis between RET and BBS mutations modulates enteric innervation and causes syndromic Hirschsprung disease. *Proc Natl Acad Sci U.S.A.* 106, 13921–13926.

[25] Kulaga, H. M., Leitch, C. C., Eichers, E. R., Badano, J. L., Lesemann, A., Hoskins, B. E., et al. 2004. Loss of BBS proteins causes anosmia in humans and defects in olfactory cilia structure and function in the mouse. *Nat Genet* 36, 994–998.

[26] Slavotinek, A. M. & Biesecker, L. G. 2000. Phenotypic overlap of McKusick–Kaufman syndrome with Bardet–Biedl syndrome: A literature review. *Am J Med Genet* 95, 208–215.

[27] Croft, J. B., Morrell, D., Chase, C. L. & Swift, M. 1995. Obesity in heterozygous carriers of the gene for the Bardet–Biedl syndrome. *Am J Med Genet* 55, 12–15.

[28] Guo, D. F. & Rahmouni, K. 2011. Molecular basis of the obesity associated with Bardet–Biedl syndrome. *Trends Endocrinol Metab*, 22, 286–293.

[29] Beales, P. L., Reid, H. A., Griffiths, M. H., Maher, E. R., Flinter, F. A. & Woolf, A. S. 2000. Renal cancer and malformations in relatives of patients with Bardet–Biedl syndrome.

Nephrol Dial Transplant，15，1977－1985.

[30] Kim，L. S.，Fishman，G. A.，Seiple，W. H.，Szlyk，J. P. & Stone，E. M. 2007. Retinal dysfunction in carriers of Bardet-Biedl syndrome. *Ophthalmic Genet* 28，163－168.

[31] Benzinou，M.，Walley，A.，Lobbens，S.，Charles，M. A.，Jouret，B.，Fumeron，F.，et al. 2006. Bardet-Biedl syndrome gene variants are associated with both childhood and adult common obesity in French Caucasians. *Diabetes*，55，2876－2882.

[32] Lorda-Sanchez，I.，Ayuso，C.，Sanz，R. & Ibañez，A. 2001 Does Bardet-Biedl syndrome have a characteristic face? *J Med Genet* 38，E14.

[33] Tobin，J. L. & Beales，P. L. 2008. Restoration of renal function in zebrafish models of ciliopathies. *Pediatr Nephrol* 23，2095－2099.

[34] Billingsley，G.，Deveault，C. & Heon，E. 2011. BBS mutational analysis：A strategic approach. *Ophthalmic Genet* 32，181－187.

[35] Badano，J. L.，Kim，J. C.，Hoskins，B. E.，Lewis，R. A.，Ansley，S. J.，Cutler，D. J.，et al. 2003. Heterozygous mutations in BBS1，BBS2 and BBS6 have a potential epistatic effect on Bardet-Biedl patients with two mutations at a second BBS locus. *Hum Mol Genet* 12，1651－1659.

[36] Beales，P. L.，Badano，J. L.，Ross，A. J.，Ansley，S. J.，Hoskins，B. E.，Kirsten，B.，et al. 2003. Genetic interaction of BBS1 mutations with alleles at other BBS loci can result in non-Mendelian Bardet-Biedl syndrome. *Am J Hum Genet* 72，1187－1199.

[37] Eichers，E. R.，Lewis，R. A.，Katsanis，N. & Lupski，J. R. 2004. Triallelic inheritance：A bridge between Mendelian and multifactorial traits. *Ann Med* 36，262－272.

[38] Katsanis，N.，Eichers，E. R.，Ansley，S. J.，Lewis，R. A.，Kayserili，H.，Hoskins，B. E.，et al. 2002. BBS4 is a minor contributor to Bardet-Biedl syndrome and may also participate in triallelic inheritance. *Am J Hum Genet* 71，22－29.

[39] Zaghloul，N. A. & Katsanis，N. 2009. Mechanistic insights into Bardet-Biedl syndrome，a model ciliopathy. *J Clin Invest* 119，428－437.

[40] Karmous-Benailly，H.，Martinovic，J.，Gubler，M. C.，Sirot，Y.，Clech，L.，Ozilou，C.，et al. 2005. Antenatal presentation of Bardet-Biedl syndrome may mimic Meckel syndrome. *Am J Hum Genet* 76，493－504.

[41] Gerdes，J. M.，Davis，E. E. & Katsanis，N. 2009. The vertebrate primary cilium in development，homeostasis，and disease. *Cell* 137，32－45.

[42] Leitch，C. C.，Zaghloul，N. A.，Davis，E. E.，Stoetzel，C.，Diaz-Font，A.，Rix，S.，et al. 2008. Hypomorphic mutations in syndromic encephalocele genes are associated with Bardet-Biedl syndrome. *Nat Genet* 40，443－448.

[43] Heon，E.，Westall，C.，Carmi，R.，Elbedour，K.，Panton，C.，Mackeen，L.，et al. 2005. Ocular phenotypes of three genetic variants of Bardet-Biedl syndrome. *Am J Med Genet A* 132A，283－287.

[44] Riise，R.，Tornqvist，K.，Wright，A. F.，Mykytyn，K. & Sheffield，V. C. 2002. The phenotype in Norwegian patients with Bardet-Biedl syndrome with mutations in the BBS4 gene. *Arch Ophthalmol* 120，1364－1367.

[45] Waters，A. M. & Beales，P. L. 2011. Ciliopathies：An expanding disease spectrum. *Pediatr Nephrol* 26，1039－1056.

[46] Jin，H. & Nachury，M. V. 2009. The BBSome. *Curr Biol* 19，R472－473.

[47] Loktev，A. V.，Zhang，Q.，Beck，J. S.，Searby，C. C.，Scheetz，T. E.，Bazan，J. F.，et al. 2008. A BBSome subunit links ciliogenesis，microtubule stability，and acetylation. *Dev Cell* 15，854－865.

[48] Nachury，M. V.，Loktev，A. V.，Zhang，Q.，Westlake，C. J.，Peranen，J.，Merdes，A.，et al. 2007. A core complex of BBS proteins cooperates with the GTPase Rab8 to promote ciliary membrane biogenesis. *Cell* 129，1201－1213.

[49] Seo，S.，Baye，L. M.，Schulz，N. P.，Beck，J. S.，Zhang，Q.，Slusarski，D. C.，et al. 2010. BBS6，BBS10，and BBS12 form a complex with CCT/TRiC family chaperonins and mediate

BBSome assembly. *Proc Natl Acad Sci U.S.A.* 107, 1488 – 1493.

[50] Grace, C., Beales, P., Summerbell, C., Jebb, S. A., Wright, A., Parker, D. et al. 2003. Energy metabolism in Bardet–Biedl syndrome. *Int J Obes Relat Metab Disord* 27, 1319 – 1324.

[51] Sheffield, V. C. 2010. The blind leading the obese: The molecular pathophysiology of a human obesity syndrome. *Trans Am Clin Climatol Assoc* 121, 172 – 181; discussion 181 – 182.

[52] Rahmouni, K., Fath, M. A., Seo, S., Thedens, D. R., Berry, C. J., Weiss, R., et al. 2008. Leptin resistance contributes to obesity and hypertension in mouse models of Bardet – Biedl syndrome. *J Clin Invest* 118, 1458 – 1467.

[53] Seo, S., Guo, D. F., Bugge, K., Morgan, D. A., Rahmouni, K. & Sheffield, V. C. 2009. Requirement of Bardet–Biedl syndrome proteins for leptin receptor signaling. *Hum Mol Genet* 18, 1323 – 1331.

[54] Marion, V., Stoetzel, C., Schlicht, D., Messaddeq, N., Koch, M., Flori, E., et al. 2009. Transient ciliogenesis involving Bardet–Biedl syndrome proteins is a fundamental characteristic of adipogenic differentiation. *Proc Natl Acad Sci U.S.A.* 106, 1820 – 1825.

[55] Mockel, A., Perdomo, Y., Stutzmann, F., Letsch, J., Marion, V. & Dollfus, H. 2011. Retinal dystrophy in Bardet–Biedl syndrome and related syndromic ciliopathies. *Prog Retin Eye Res* 30, 258 – 274.

[56] Nishimura, D. Y., Fath, M., Mullins, R. F., Searby, C., Andrews, M., Davis, R., et al. 2004. Bbs2 – null mice have neurosensory deficits, a defect in social dominance, and retinopathy associated with mislocalization of rhodopsin. *Proc Natl Acad Sci U.S.A.* 101, 16588 – 16593.

[57] Bimonte, S., De Angelis, A., Quagliata, L., Giusti, F., Tammaro, R., Dallai, R., et al. 2011. Ofd1 is required in limb bud patterning and endochondral bone development. *Dev Biol* 349, 179 – 191.

[58] Ansley, S. J., Badano, J. L., Blacque, O. E., Hill, J., Hoskins, B. E., Leitch, C. C., et al. 2003. Basal body dysfunction is a likely cause of pleiotropic Bardet–Biedl syndrome. *Nature* 425 (6958), 628 – 633.

[59] Ross, A. J., May–Simera, H., Eichers, E. R., Kai, M., Hill, J., Jagger, D. J., et al. 2005. Disruption of Bardet–Biedl syndrome ciliary proteins perturbs planar cell polarity in vertebrates. *Nat Genet* 37, 1135 – 1140.

[60] Blacque, O. E. & Leroux, M. R. 2006. Bardet–Biedl syndrome: An emerging pathomechanism of intracellular transport. *Cell Mol Life Sci*, 63, 2145 – 2161.

[61] Simons, D. L., Boye, S. L., Hauswirth, W. W. & Wu, S. M. 2011. Gene therapy prevents photoreceptor death and preserves retinal function in a Bardet – Biedl syndrome mouse model. *Proc Natl Acad Sci U.S.A.* 108, 6276 – 6281.

[62] Cassart, M., Eurin, D., Didier, F., Guibaud, L. & Avni, E. F. 2004. Antenatal renal sonographic anomalies and postnatal follow–up of renal involvement in Bardet–Biedl syndrome. *Ultrasound Obstet Gynecol* 24, 51 – 54.

[63] Dar, P., Sachs, G. S., Carter, S. M., Ferreira, J. C., Nitowsky, H. M. & Gross, S. J. 2001. Prenatal diagnosis of Bardet – Biedl syndrome by targeted second – trimester sonography. *Ultrasound Obstet Gynecol* 17, 354 – 356.

6 莱伯先天性黑矇和其他
非综合征性视网膜纤毛病

Leber congenital amaurosis and other non-syndromic retinal ciliopathies

Thomas D. Kenny, Philip L. Beales, Ronald Roepman

病名由来

莱伯先天性黑矇（Leber congenital amaurosis，LCA）于 1869 年由 Theodor Karl Gustav Leber 首先识别和报道。LCA 最初被当作一种先天性的视网膜色素变性（retinitis pigmentosa，RP）[1]。历史上，LCA 这一名称也曾与发现与朱伯特综合征、过氧化物酶体病、Batten 病（神经元蜡样脂褐质沉积症）及其他疾病中的先天性视网膜性失明的症状有关。目前，多数从事视力研究的学者认为 LCA 是不合并其他全身系统性疾病的最严重的视网膜营养不良性疾病[2]。

流行病学

莱伯先天性黑矇（OMIM 204000）是最严重的早发性视网膜性失明，在出生后 1 年以内症状逐渐明显[2]。通常在出生后 6 周左右，其父母会注意到患儿眼球颤动（眼球震颤）或不会注目。

LCA 发病率大约在 1/30 000[3]和 1/81 000 之间[4]，通常以常染色体隐性遗传方式遗传。该病尽管罕见，但其患者数量仍然约占所有遗传性视网膜疾病患者人数的 5%，而且约占进入盲人学校就读儿童人数的 20%[3]。

已有 3 个关于 LCA 患者视力功能的长期纵向研究，可惜当时基因组时代尚未到来，因此无法提供有用的基因型-表型相关性信息。对 90 例 LCA 患者进行斯内伦视力敏感度、光栅敏感度、暗适应视觉阈值、闪光视觉诱发电位[5-7]检测，发现大约 15% 的患者有视力损害，75% 的患者的视力长期稳定不变，10% 的患者后期视力会有改善。

临床表现

LCA 代表了一组具有以下 4 个临床特点的遗传性视网膜疾病：严重且早发的视力损害、感觉性眼球震颤、瞳孔黑矇和 ERG 电信号缺乏[1,8]。

患者视觉功能很差，常伴随眼球震颤、畏光、瞳孔反射消失、远视、ERG 上视杆或视锥细胞信号完全消失或者严重减少，以及高度多变的视网膜外观。

LCA 患者的视功能和视力敏感度相差较大，通常从 20/200 到仅有光感甚至没有光感均有可能存在。CRB1、LRAT 和 RPE65 基因突变患者的视力敏感度为 20/50，但即使在此范围内，患者的视力敏感度似乎也不稳定。多数 LCA 患者具有稳定或者相对稳定的视觉功能，但是有些 LCA 患者视力会逐渐下降直到视力完全消失，而且很少有患者会出现自发视力改善。Koenekoop 及其同事在对一个 *CRX* 基因突变患者长达 12 年的观察中，发现该患者的视觉敏感度、视野范围和 ERG 检测到的视锥细胞的 b 波波幅随着时间的增长均有改善[9]。尽管这种情况非常少见，但如果像他们一样对患者视力进行定期评估，可能非常有助于患者将来的治疗。

CRB1、*LCA5* 和 *RPE65* 基因突变所致 LCA 患者的视觉功能会随着年龄增大而出现轻度的改善，但稳定一段时间后患者的视力会逐渐下降[10,11]。合并 *CEP290* 和 *GUCY2D* 基因突变的患者的视力受损通常较严重，后期趋于稳定；但合并 *AIPL1* 和 *RPGRIP1* 基因突变的患者的视力表现为进行性丧失[12,13]。其他研究表明，*RPE65* 基因突变和 *GUCY2D* 基因突变所致 LCA 患者的视力表现很不一样，在临床上可以识别[10,14]：前者多表现出轻度的视觉敏感度下降和夜盲症；后者则视力很差、畏光，但是并无夜盲症。

表型范围

LCA 患者的临床表现差异性很大，主要体现在视网膜病变、屈光不正、畏光、眼球震颤和眼手征兆（oculo-digital sign）的差异上。此外，圆锥形角膜、白内障、眼睛的外形、视觉功能和视觉功能长期变化的表现也有差异。患者视网膜外观差异也较大（图 6.1）。

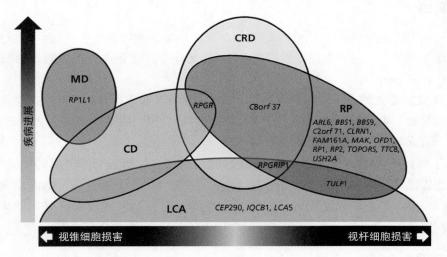

图 6.1 不同非综合征性视网膜纤毛病的基因型-表型关系示意图。图中包含视锥和视杆光感受器的受累和疾病进展程度，以与基因型匹配。在疾病的终末期，CD 与 CRD 常难以区分。由于视杆细胞受损，RP 患者最初常表现为管状视觉；当视锥细胞也受累时会完全失明。LCA 患者中，两种光感受器或 RPE 细胞均受损，因此其临床表现和基因型常和 CD、CRD 或 RP 具有一定的相似性。在疾病的早期，MD 的部分表现可与 CD 相同。RPGR 的临床表现也与 MD 具有一定相似性。CD，视锥细胞营养不良；CRD，视锥-视杆细胞营养不良；LCA，莱伯先天性黑矇；MD，黄斑营养不良；RP，视网膜色素变性

改编自：Estrada-Cuzcano et al., Non-syndromic retinal ciliopathies: translating gene discovery into therapy, *Human Molecular Genetics*, Volume 21, pp. 111 - 124, Copyright © 2012 with permission of Oxford University Press. Originally adapted from den Hollander, A.I., Black, A., Bennett, J. & Cremers, F.P., Lighting a candle in the dark: advances in genetics and gene therapy of recessive retinal dystrophies, *The Journal of Clinical Investigation*, Issue 120, pp. 3042 - 3053, Copyright © 2010 American Society for Clinical Investigation.

LCA 相关视网膜病变的所有表型还有待确定并需与各种基因型相关联。就目前所知，LCA 临床表现包括正常视网膜、视网膜血管轻度减少、视盘假性乳头水肿、黄斑病变、黄斑缺损、骨针状色素沉着、圆形色素沉着、白色色素沉积、黄色的外围斑点、白色视网膜斑点、大理石花纹样视网膜改变、长期的小动脉旁 RPE、Coats 反应等。这提示 LCA 存在基因特异性的表型特征[13,15,16]。这些基因型与临床表型的相关性可见于患者的视网膜外观、视力的纵向变化中[13]。黄斑缺损是 LCA 患者突出且常见的视网膜特征，但该术语用在此处并不合适，因为其并不是发育性的缺损，而更像是中央凹处视网膜组织的完全缺失。并非所有 LCA 患者都会出现视神经盘缺损，且 LCA 导致的视神经盘缺损往往易与弓形虫病导致的眼部疤痕相混淆。

LCA 患者常伴高度屈光不正（从远视到近视都有可能），大多数患者表现为高度远视[7]。这提示先天性的失明能影响眼球发育中的正视化过程，或者与视网膜发育缺陷相关的基因在决定婴儿眼睛的大小中也发挥作用。有学者认为患者远视的程度与 LCA 患者某些相关临床特征的出现与否密切相关[17]，但是这些相关性的猜测在后续的研究中并未获得证实[18]。畏光[18]及夜盲[10]都可作为 LCA 的显著特征，且这些症状可能是基因特异性的[14]。Franceschetti 发现的眼手征兆是重要的甚至是让人不安的特征，但却不能用于诊断 LCA。该征兆主要是指反复使劲用手指或指关节揉眼睛和眼眶。其发生的具体分子机制目前不清楚，可能与揉眼时能产生让患者感觉舒服的光幻视有关。眼手征兆也被认为是一种盲人的重复且刻板的行为，因此也被称为盲人症。眼手征兆可能是有害的，因为 LCA 患者的眼球内陷可能就是持续的挤压引起眼眶脂肪萎缩导致的。眼球内陷可成为 LCA 患者标志性的脸部特征。也有研究提示圆锥形角膜，即角膜中央变薄并向前突出，也是由眼手征兆引起的。

遗传学

迄今为止，在 LCA 和青少年 RP 患者的致病基因中发现了 500 多个突变（www.retnet.org）。LCA 患者大多为常染色体隐性遗传，囿于家族规模，还有不少是单发病例。但是，也有少数显性遗传病例被报道。显性遗传的 LCA 常与 *CRX* 基因 12bp 片段的缺失有关[19]。此外，在 2 个没有血缘关系的 LCA 患者中还发现了 2 个新的 *CRX* 基因移码突变[20]，以及在另外 2 个不相关的患者中检测到 *IMPDH1* 基因 2 个新的错义突变[21]。由于这四个患者均为单发病例，因此无法确定是否为显性遗传模式。对父母的基因型检测发现，其突变基因并没有出现在患者的父母体内，表明患者的基因突变是新发突变或者是生殖细胞发生嵌合的结果。编码转录因子 OTX2 的基因也出现了类似情况：*OTX2* 基因的一个罕见的杂合无义突变导致一个患者的 LCA 与垂体功能障碍[22]。这些由单个新发突变致病的发现表明并非所有单发 LCA 患者均符合隐性遗传规律。

目前尚无对所有已知的 LCA 致病基因的大样本系统性队列分析，但是有对 LCA 致病基因中的一个或者数个基因进行综合性分析的临床研究[12,23-26]，也有人使用 LCA 致病基因芯片分析了 LCA 患者所有致病基因的已知突变类型[27-31]。结果表明，这 24 个致病基因约占所有 LCA 病例的 80%，其中最常见的突变基因为 *CEP290* 基因（15%）、

GUCY2D 基因(12%)和 CRB1 基因(10%)。

有几个始祖突变在某些种族中很常见,但是在其他种族中没有。有两项研究发现,全球大约 20% 的 LCA 患者具有 CEP290 基因内含子的 p.Cys998X 突变[32,33],且所有携带此基因突变的患者均为欧洲裔。此基因突变的发生率在意大利籍和西班牙籍患者中相对较低,在前者中占 4%[28],在后者中占 8%[29],提示这是几个世纪前起源于北欧的一个古老突变。CEP290 基因的另一个始祖突变 p.Lys1575X 在法国北部被检测到,但出现频率较低[33]。相对于其他地区,GUCY2D 基因突变在地中海地区更常见[34],但 GUCY2D 基因 p.Arg768Trp 位点的突变在西北欧国家相对更常见[30],而其 c.2943delG 位点的突变则是一个很古老的始祖突变,主要分布在芬兰的人群中[34]。最常见的 CRB1 基因 p.Cys948Tyr 位点突变在全世界范围内均存在[35]。AIPL1 基因的 p.Trp278X 位点的突变约占所有 AIPL1 基因突变的一半,可能是巴基斯坦人的一个始祖突变[36,37]。

LCA 的基因型-表型关系能被揭示吗?某些视网膜外观和视觉功能的纵向变化情况可能是基因特异性的[13]。比如,出现小动脉旁 RPE 滞留的患者很可能为 CRB1 基因突变所致,病程中出现短暂的视力改善的患者可能有 RPE65 基因突变,而视网膜外观相对完好的患者则可能有 GUCY2D 基因突变。LCA 的上述基因型-表型相关性在发病率更高的 RP 患者中似乎要少见得多。两者间存在这一重要区别可能是因为 LCA 是一种发育性的视网膜营养不良病,会因突变基因种类的不同而停滞在不同的时间点,从而产生不一样的临床表现;而 RP 是后天获得性的视网膜营养不良病,表现为不可逆的慢性进展性的细胞死亡。引起上述差别的具体机制目前仍然不清楚,需待进一步的研究。

相关分子缺陷

光传导(AIPL1、GUCY2D、CNGA3 基因)

芳烃受体样蛋白 1(aryl hydrocarbon receptor protein-like 1,AIPL1)是包含 3 个保守的 34 肽重复(tetratricopeptide repeat,TPR)结构域的蛋白质。TPR 模体是一类含 34 个氨基酸的退化序列,由两条反向平行的 α 螺旋组成。TPR 结构域能充当介导蛋白质相互作用的分子支架。在人类 AIPL1 的 C 末端存在一个富含多聚脯氨酸的序列,该序列为灵长类特有,但功能未知。在发育早期,AIPL1 表达于视网膜中央和周围区域,与视锥和视杆细胞的发育相吻合[38],但是在成年人的视网膜中,其表达局限于视杆细胞[39]。AIPL1 基因是一种能增强环磷酸鸟苷磷酸二酯酶 α(cGMP-PDE-α)的法尼基化的专门伴侣分子,能促进 cGMP-PDE 的折叠和复合物亚基的组装。人类 AIPL1 基因突变导致早发及严重的 LCA。

GUCY2D 基因编码膜定位的一种鸟苷酸环化酶(也称 RetGC-1),该酶参与光信号转导后恢复至黑暗状态过程中所需的 cGMP 的重新合成。GUCY2D 只在视网膜中表达,定位于光感受器——视杆、视锥细胞的细胞核和内段。许多患者两个等位基因上都携带 GUCY2D 蛋白截断突变,这可能会导致环化酶活性完全丧失[14]。对 LCA 致病突变的体外功能分析表明,催化结构域的错义突变能使其丧失将 GTP 水解为 cGMP 的能力[40]。一些胞外结构域的错义突变不会影响其催化活性,但可能导致突变蛋白质的错误折叠,然后在内质网中降解[40]。

视锥细胞的 cGMP 门控阳离子通道（cGMP-gated cation channel，CGNA3）的亚基也是光转导通路的关键组分。*CNGA3* 基因突变最初在完全色盲（complete achromatopsia）的患者中被发现[41]。全外显子测序表明 LCA 患者中也存在此基因的突变[42]。

类维生素 A 循环（*RDH12*、*LRAT*、*RPE65* 基因）

视紫红质和视锥细胞中色素的光激活可以导致 11-顺式视黄醛异构化为全反式视黄醛，后者通过视觉（类维生素 A）循环途径实现 11-顺式视黄醛的再生。编码在视循环具有重要功能的蛋白质的三个基因（*LRAT*、*RDH12* 和 *RPE65* 基因）在 LCA 患者中都被发现有突变[43-45]。

RDH12（视黄醇脱氢酶 12）主要表达在人光感受器的内段和外核层（ONL）[46-48]。在视觉循环中，RDH12 能催化全反式视黄醛和 11-顺式视黄醛的还原，还原成相应的视黄醇。研究提示，11-顺式视黄醛生成减少[46-49]可能是 *RDH12* 基因突变引起视网膜变性的原因。

RPE 细胞是位于视网膜感光细胞外表面的单层细胞，参与感光细胞功能维持的诸多过程，包括（类视黄醇）视觉循环（光感受器外节膜盘吞噬和回收）。其中参与视觉循环的两个关键蛋白质是 LRAT 和 RPE65 蛋白。LRAT 蛋白能催化视黄酯的合成，由此把血液中游离的视黄醛存储到肝星状细胞的脂滴和 RPE 细胞的视黄小体（retinosome）中[50,51]。RPE65 蛋白是一种具有异构酶活性的微粒体蛋白。异构水解酶活性测试表明 RPE65 蛋白的酶活力需要 LRAT 蛋白的共表达。

光感受器的发育及结构（*CRX*、*OTX2*、*CRB1* 基因）

视锥-视杆细胞的同源异形基因（homeobox gene）——*CRX* 基因是一个高度保守的基因家族的成员，它编码一个同源异形转录因子[52]。CRX 与在眼睛发育的各个阶段起重要作用的其他同源异形基因编码的产物都有关系[53]。CRX 是在视网膜上最早表达的光感受器标志物，也表达在松果体的松果腺细胞（pinealocyte）中，可调节光牵引（photoentrainment）[54]。CRX 在感光细胞的分化和维持中是必须的。它与眼特异性转录因子神经亮氨酸拉链蛋白（neural leucine-zipper，NRL）和视网膜同源异形蛋白 RX 在只在光感受器中表达的基因的转录激活中起协同作用，调节光感受器外段蛋白质的高水平表达[52,55-58]。最近，CRX 蛋白被发现能与不同的组蛋白乙酰基转移酶相互作用。这提示 CRX 蛋白介导的转录激活的机制可能通过将组蛋白乙酰化转移酶招募到光感受器基因所在的染色质进行组蛋白乙酰化，从而诱导和维持适当的染色质构象以进行转录[59]。

OTX2 也是一种对光感受器的发育具有重要作用的转录因子，它能调控视网膜细胞的命运和 *CRX* 基因的转录激活[60]。尽管 LCA 患者中此基因突变比较罕见，但在一例 LCA 合并垂体功能障碍的患者中发现了 *OTX2* 基因新的显性突变[22]。

CRB1 蛋白的胞内结构域在大分子蛋白支架的组装中有一个高度保守的功能[61]。该支架位于视网膜外界膜的黏附连接上方接近细胞顶端的位置[62-64]。黏附连接是质膜的胞质面与肌动蛋白丝结合的部位，用于分隔顶端膜和基底外侧膜，可见于光感受器、Müller 细胞和上皮细胞中。

离子通道(*KCNJ13*、*CaBP4* 基因)

结合纯合子定位和外显子测序的方法在 LCA 患者中发现了编码 Kir7.1 通道亚基的 *KCNJ13* 基因的纯合无义突变。所有 LCA 患者表现出一种独特的视网膜外观和相似的早发性视力丧失。这提示患者既有视网膜发育异常,又有进行性的视网膜变性,而且影响了视杆和视锥细胞通路[65]。

CaBP4 蛋白是一种类似于钙调蛋白的神经源性 Ca^{2+} 结合蛋白。CaBP4 蛋白与钙通道 Ca(v)1.4α(1)亚基的 C 端结构域直接结合,在转染细胞中能将激活的 Ca(v)1.4 通道转变为超极化电压状态[66]。*CaBP4* 基因的缺失突变能导致 LCA[67]。

穿越光感受器连接纤毛的运输(*TULP1*、*RPGRIP1*、*CEP290*、*IQCB1*、*MYO7A*、*BBS4*、*ALMS1*、*lebercilin*、*SPATA7* 基因)①

TULP1 是 Tubby 样蛋白(Tubby-like protein,TULP)家族中的一员[68-70]。这些蛋白质在中枢神经系统的发育和功能中具有重要作用[69,71,72]。TULP1 的 C 端含有此蛋白家族中保守的 Tubby 结构域,还含有一个磷脂酰肌醇结合区域——用于将蛋白锚定到细胞膜上[73]。它的 N 端含有一个核定位信号并具有转录激活活性,而 Tubby 结构域具有 DNA 结合活性,表明其具有潜在的转录因子活性[74]。

TULP1 基因主要表达在视网膜的感光细胞中[68,75],其编码的蛋白在大脑、下丘脑的室旁核区域也有低水平的表达[76]。在视网膜中,TULP1 蛋白主要定位于视杆和视锥细胞[76,77]。与此一致的是,TULP1 缺失能显著影响光和暗适应的 ERG 反应[77]。与其作为转录因子的推测相反,未在感光细胞的细胞核内检测到该蛋白的显著信号[78]。但是,在细胞系中过表达该蛋白的实验显示,TULP1 蛋白也能部分位于核仁中[73]。这说明 TULP1 蛋白可能因在感光细胞细胞核内的表达水平太低而未被检测到,或者其在细胞核内的抗原表位被遮盖了。TULP1 蛋白作为转录因子时的下游靶基因目前仍然不清楚。8 周龄胎儿的视网膜神经母细胞中就可以检测到 TULP1 蛋白,提示它在视网膜的分化过程中有重要功能[79]。这也能解释为何 LCA 患者早期便出现视网膜变性。在分化的和成年的神经节细胞中 TULP1 蛋白的低水平表达也可能对视网膜的分化有重要作用[79]。

RP GTP 酶调节因子结合蛋白 1(RP GTPase regulator interacting protein 1, RPGRIP1)能直接与 RP GTP 酶调节因子(RP GTPase regulator,RPGR)的 C 端结合域(RPGR interacting domain,RID)直接结合[80,81]。在 RPGR 的 RCC1 样结构域中的与疾病相关的错义突变破坏了 RPGRIP1 和 RPGR 的相互作用,提示该缺陷可能是 RP 发病机制的基础[81]。RPGRIP1 的 RID 中与 LCA 相关的突变可导致其与 RPGR 结合的能力增强或者变弱[82]。RPGRIP1 含有两个卷曲螺旋结构域,与参与囊泡运输的蛋白的结构域有同源性[80,81],还有一个双组分核定位信号,也许可促进其某些同源异构体入核[83]。

---

① 根据目前的文献,该节描述的多数蛋白质(RPGRIP1、RPGR、CEP290、NPHP4、NPHP5、LCA5、SPATA7 蛋白)都是纤毛过渡区的结构组分,其中有些(如 RPGRIP1、RPGR、LCA5、SPATA7 蛋白)很可能是连接纤毛过渡区特异性的,其余则是不同类型纤毛的过渡区共有的。此外,RPGRIP1 蛋白有一个同源蛋白——RPGRIP1L 蛋白,在其他类型纤毛的过渡区中发挥功能。——审校者注

RPGRIP1 定位于连接纤毛[84]，其与 NPHP4 蛋白的结合会因 *RPGRIP1* 或 *NPHP4* 基因的突变而被破坏[85]，表明其在跨连接纤毛的运输中有核心功能。

CEP290 是一个位于中心体和基体的蛋白质。其最早是在人中心体的蛋白组学分析中被发现的[86]。该蛋白在进化中高度保守，含有几个预测结构域，其中包括 13 个卷曲螺旋结构域[87]。双组分核定位信号的存在可解释其在细胞核中的部分定位，而细胞核中的 CEP290 蛋白能结合并激活转录因子 ATF4[87]。除了定位于分裂期细胞的中心体以及细胞核外，该蛋白还定位于许多不同类型细胞的纤毛（包括光感受器的连接纤毛）基部的基体[87-89]。利用视网膜细胞提取物的免疫共沉淀实验表明 CEP290 蛋白和包括 RPGR 在内的几种基于微管的转运蛋白共同存在于同一复合物中[88]。用 RPGR 进行的类似的免疫共沉淀实验也检测到了许多这些蛋白质[90,91]。该复合物的动态变化，包括蛋白分子之间的相互作用关系，还有待将来确定。

IQCB1/NPHP5 蛋白最初在纤毛中被发现，它的突变能引起 Senior‐Løken 综合征[92]。后来，发现编码该蛋白的基因突变也能引起 LCA[93]。IQCB1/NPHP5 蛋白可与钙调蛋白和 RPGR 相互作用[92]，但是其在光感受器中的具体功能以及是否与纤毛内物质转运相关尚未明确。

MYO7A 最初被认为是涉及厄舍综合征（Usher syndrome）1B 型的蛋白质[94]，在毛细胞②中该蛋白也在光感受器的连接纤毛中被检测到。在一项筛选 LCA 患者已知基因突变的外显子测序研究中也发现 *MYO7A* 基因的突变[42]。

BBS4 是组成 BBS 复合物的 7 种蛋白质之一③，BBS 复合物主要位于纤毛基体，对纤毛膜的生物发生至关重要。之前的研究发现，BBS4 蛋白与 BBS 有关[95]。后来发现 BBS4 能把"货物"定位到中心体周围，对微管的锚定和细胞周期的进行也很重要[96]。最近，在针对 *BBS4* 基因进行的外显子测序中发现了一个纯合错义突变，提示其导致了一个近亲结婚家庭中 LCA 的发生[42]。该研究表明其他 BBS 蛋白也可能涉及该疾病。随着测序技术的迅速发展，将来或许能更快速地发现更多 BBS 基因与 LCA 的关系。

ALMS1 基因突变最早被发现可以引起阿尔斯特雷姆综合征[97]。此基因编码的蛋白被认为与纤毛功能、细胞周期控制和胞内运输有关，并可与 α 辅肌动蛋白和内体再循环通路（endosome recycling pathway）的组分结合[98]。在旨在检测 *IQCB1*、*CNGA3* 和 *MYO7A* 基因突变的队列研究中，也确认了 ALMS1 蛋白与 LCA 之间的关联[42]。

LCA5 基因在胚胎发育早期几乎表达于所有的组织细胞，而在胚胎发育的晚期则主要在含有纤毛的组织中表达。*LCA5* 基因编码的蛋白 Lebercilin 也在纤毛蛋白组数据库中[99]，通过免疫组织化学和免疫电镜均能在培养细胞的纤毛和光感受器的连接纤毛中检测到 Lebercilin[90]。在非纤毛细胞中，Lebercilin 则定位于中心体的母中心粒和微管上。在一些细胞中过表达重组 Lebercilin 能诱导微管成束，表明其可在微管动力学中发挥作用。在纤毛细胞中，Lebercilin 在表达水平较低时主要位于纤毛的基体和过渡区[90]。随

---

② 疑为作者笔误，不认为毛细胞中存在光感受器。——审校者注
③ 目前已知 BBSome 有 8 个亚基，主要作用是将纤毛内的膜蛋白"货物"装载到反向 IFT"列车"上，并帮助货物穿越过渡区出纤毛，以保障受体等膜蛋白的正常周转。——审校者注

着表达量增加，Lebercilin 也能定位到整根纤毛的轴丝和细胞的微管骨架上。Lebercilin 的串联亲和纯化实验发现了 Lebercilin 与纤毛和中心体功能相关联的一些细节[90]。通过更详细的定量蛋白质组学和基因敲除小鼠模型研究，进一步揭示了 Lebercilin 与纤毛内运输机制相关联，Lebercilin 突变导致这种关联消失[100]。

SPATA7 是一种与 LCA 相关的蛋白质，最近才被发现能定位于光感受器的纤毛中，但它在光感受器纤毛中的作用目前仍然不清楚。

通过对上述蛋白的研究，纤毛缺陷在 LCA 的分子病理学中的作用受到了重视，越来越多的 LCA 亚型被归为纤毛病。

未归类的（*IMPDH1*、*MERTK*、*RD3*、*NMNAT1* 基因）

NGS 技术提高了基因发现的速度，使得未被归类的基因和蛋白质的数目快速增长。这里的许多基因编码的蛋白质就目前所知都不属于上述结构或生物学过程中的组分。

IMPDH1 作为由四个相同的亚基组成的四聚体参与鸟嘌呤从头合成的限速步骤。它通过还原烟酰胺腺嘌呤二核苷酸（nicotinamide adenine dinucleotide，NAD）将单磷酸肌苷转化为单磷酸黄嘌呤。常染色体显性 RP 相关基因突变不会破坏 IMPDH1 具有催化活性的结构域，也不会降低 IMPDH1 酶的活性。基因突变位点都位于 IMPDH1 酶第二个半胱氨酸 β 合成酶（cystathionine beta synthase，CBS）结构域[101,102]。虽然 CBS 在 IMPDH1 中的作用目前还不清楚，但已经证明 CBS 能与单链核酸结合，因此可能在转录、翻译、翻译后修饰、定位或者 RNA 代谢的其他方面发挥作用[103]。与常染色体显性遗传 RP 和新发性 LCA 相关的 IMPDH1 突变蛋白质与核酸结合的亲和力和特异性都显著降低[21,102]。尽管 *IMPDH1* 基因突变的致病机制目前仍然不清楚，但它可能通过干扰感光细胞的 RNA 代谢发挥作用。

几乎所有在早发性视网膜营养不良患者中发现的 *MERTK* 基因突变都是使功能失活的等位基因，推测它们表达出的是缺失胞内酪氨酸激酶结构域的截短的 MERTK 蛋白[104-106]。目前只发现了此基因的 1 例错义突变，该突变可能通过降低 MERTK 蛋白的稳定性而使其丧失功能[105]。

亚细胞定位表明，RD3 定位于早幼粒细胞白血病基因产物［早幼粒细胞白血病蛋白（premyelocytic leukaemia，PML）］小体旁。PML 小体有可能参与了 DNA 修复、抗病毒反应、细胞凋亡、蛋白质水解、基因调控和肿瘤抑制等众多生物过程。RD3 在视网膜中的确切作用及其导致 LCA 的机制目前仍然有待阐明。

核烟酰胺单核苷酸腺苷转移酶（nuclear nicotinamide mononucleotide adenyltransferase，NMNAT1）是一种具有双重功能的蛋白质。NMNAT1 的活性对 NAD$^+$ 的合成至关重要，其还能作为一种分子伴侣防止神经元活动引起的退行性变。*NMNAT1* 基因突变可能因破坏了这种神经保护作用而导致 LCA 发生。上述研究结果由四个研究小组同时发表在 2012 年的 *Nature Genetics* 杂志上[107-110]。

其他非综合征性视网膜纤毛病

至少有 158 个基因与遗传性视网膜神经发育不良有关，其中 1/3 的致病基因编码的蛋白位于纤毛上[111]。

视网膜色素变性

RP 是最常见的遗传性视网膜变性,其发生率约为 1/4 000[112]。RP 最初的特点是视杆细胞功能障碍,表现为夜盲,然后出现进行性的中间和周边视觉丧失、视野狭窄。当视锥细胞也严重受损时,患者就会失明。RP 具有遗传异质性,可以表现出所有孟德尔遗传模式以及双基因遗传的特点[113]。

视锥细胞营养不良

视锥细胞营养不良(cone dystrophy,CD)是一种视锥细胞进行性受损性疾病,其发病率约为 1/30 000~1/40 000[114]。最初,患者视锥细胞功能正常,但是在 10 岁或者 20 岁时出现视力下降和彩色视觉障碍[115]。患者可出现黄斑病变和视神经颞部不同程度的苍白。ERG 检查显示视锥细胞功能进行性破坏及视杆细胞早期正常。患者常在 30 岁或 40 岁以前视力逐渐减弱至失明。

视锥-视杆细胞营养不良

视锥-视杆细胞营养不良(cone-rod dystrophy,CRD)发病率大约为 1/30 000~1/40 000[114],可以表现出所有孟德尔遗传规律。CRD 的特征是最初出现视锥细胞丢失然后出现视杆细胞丢失[115]。多数患者小学阶段就开始出现畏光、视力减退伴或不伴眼球震颤(眼球摆动或徘徊样运动)、彩色视觉缺失和中央区域视觉敏感度减低的症状。由于视杆细胞也受累,患者可能会出现夜盲和周围视力丧失的症状。CRD 的诊断主要依靠 ERG 检查,其中视锥细胞反应与视杆细胞反应的降低程度相似,或者比视杆细胞反应降低程度更严重[116]。

黄斑营养不良

黄斑营养不良(macular dystrophy,MD)主要影响视网膜的中央区域,即黄斑,导致患者的彩色视觉和视觉敏感度降低。此类疾病的遗传方式常为常染色体显性和隐性遗传。MD 的亚型很多,但可以通过特定的临床表现来鉴别,如 Stargardt 病典型的黑色脉络膜和 Best 病黄色的呈"蛋黄"状的黄斑,但隐匿性 MD 患者的视网膜外观基本正常。

遗传异质性

尽管 CD、CRD、LCA、MD 和 RP 被描述成不同的疾病,但是这些疾病并不总是容易被区分并可有相同的致病基因[117](图 6.2)。目前为止,有 74 个基因被报道与上述疾病(包括 LCA)有关,今后可能会发掘出更多相关基因。在这 74 个基因中,有 21 个基因(28%)能编码纤毛相关蛋白。有一些突变基因目前只在一个或者很少数的家族中被报道。据估计,由 16 个纤毛相关基因(ARL6,BBS1,BBS9,C2orf71,C8orf37,CLRN1,FAM161A,MAK,OFD1,RP1,RP2,RPGR,TOPORS,TTC8,TULP1,USH2A 基因)的突变导致的 RP 至少占所有基因导致的 RP 的 36%。

常见的突变

引起纤毛相关 RP 最常见的原因是厄舍综合征基因 USH2A 的突变(尤其是 p.Cys759Phe

位点的突变)[118]。在 CD 和 CRD 患者中,只发现 4% 的患者是由 *C8orf37*、*RPGR*、*RPGRIP1* 这三个纤毛基因突变所致。由于纤毛相关基因的突变在 LCA 和 RP 患者中占的比例非常高,所以上述比例有点偏低。可能由于大部分 CD 和 CRD(分别为 90% 和 60%)的致病基因尚未被发现,因此该结果不能代表纤毛基因对这两类疾病的贡献[111]。

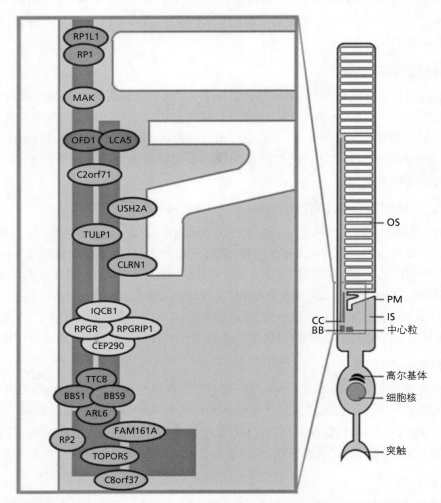

图 6.2 非综合征性视网膜纤毛病相关蛋白纤毛中定位的模式图。图中每一种蛋白质都使用了其对应的基因的名称。其中,至少有 4 种蛋白质被发现位于连接纤毛中。BBS1、BBS9 和 TTC8 组成的 BBS 复合物由 ARL6 招募,共同在 CC 基底部形成一层外膜(coat)。肾消耗病相关蛋白组成的复合体 CEP290/IQCB1 通过 RPGRIP1 连接到 RPGR,定位于 CC(同 OFD1 与 lebercilin 蛋白的连接)。在轴丝外段,可见定位其上的 RP1L1 和 RP1。BB,基体;CC,连接纤毛;IS,内段;OS,外段;PM,质膜

改编自:Estrada-Cuzcano et al.,Non-syndromic retinal ciliopathies:translating gene discovery into therapy,*Human Molecular Genetics*,Volume 21,pp. 111 - 124,Copyright © 2012 with permission of Oxford University Press.

基因型-表型相关性

尽管上述不同疾病之间有部分相同的临床表现,但是视网膜纤毛病的基因型与视网膜异常的临床表现之间尚未建立明确的相关性(图 6.1,表 6.1)。然而在那些可以引起综

合征型和非综合征型视网膜相关的纤毛病基因（*ARL6*、*BBS1*、*BBS9*、*CLRN1*、*CEP290*、*IQCB1*、*OFD1*、*TTC8/BBS8*、*USH2A*）中，仍然有些基因型-临床表现相关性的例子。在一个非综合征 RP 家庭中发现了 *TTC8/BBS8* 基因剪接位点突变能导致一个 30 bp 视网膜特异外显子被跳过而不改变读框，而大多数 BBS 基因突变被报道能显著影响 mRNA 的稳定性或者蛋白质的功能[119]。有趣的是，*BBS9* 基因（p.Glu148_Val234del）的缺失可以导致同一家族的两个患者出现非综合征性 RP，但是在该家族中另一个受累的患者则表现为典型的 BBS 综合征[120]，这表明后者可能存在其他影响因素。在一个 RP 大家族中发现，*OFD1* 基因的一个深内含子突变（deep intronic mutation）④导致其 mRNA 中插入了一个隐性外显子（cryptic exon），但正常剪接的 mRNA 也存在，只是表达水平低[121]。这种由综合征性纤毛病基因表达减少引起孤立性视网膜营养不良的致病机制类似于导致 LCA 的 *CEP290* 基因内含子突变[32]。因此，正确剪接的纤毛病基因 mRNA 的减少或许是视网膜变性类疾病的一种共同发病机制。

表 6.1　非综合征性视网膜纤毛病致病基因

基因名	基因 entrez 码	编码蛋白在光感受器中的定位	遗传方式	相关性的非综合征疾病	相关性的综合征疾病
ARL6	84100	光感受器和神经节细胞层，视神经纤维层	常染色体隐性遗传	RP	BBS
BBS1	582	基体，连接纤毛，丛状层突触	常染色体隐性遗传	RP	BBS
BBS9	27241	基体，连接纤毛，丛状层突触	常染色体隐性遗传	RP	BBS
C2orf71	388939	连接纤毛（推测）	常染色体隐性遗传	RP	
C8orf37	157657	基体，纤毛的根部	常染色体隐性遗传	CRD,RP	
CEP290	80184	连接纤毛	常染色体隐性遗传	LCA	BBS, JBTS, MKS, SLSN
CLRN1	7401	连接纤毛，内段，带状突触	常染色体隐性遗传	RP	USH3
FAM161A	84140	连接纤毛顶部，基体，内段和外层网状层	常染色体隐性遗传	RP	
IQCB1	9657	连接纤毛，外段	常染色体隐性遗传	LCA	SLSN
LCA5	167691	基体，连接纤毛	常染色体隐性遗传	LCA	
MAK	4117	连接纤毛，外段轴丝	常染色体隐性遗传	RP	
OFD1	8481	连接纤毛，内段（推测）	伴 X 染色体遗传	RP	JBTS, OFD, SGBS2
RP1	6101	连接纤毛，外段轴丝	常染色体显性和隐性遗传	RP	

④　发生在内含子中但远离内含子-外显子交界处 20bp 以上的基因突变。——审校者注

基因名	基因 entrez 码	编码蛋白在 光感受器中的定位	遗传方式	相关性的 非综合征疾病	相关性的 综合征疾病
RP1L1	94137	连接纤毛,外段轴丝	常染色体显性遗传 但外显率低	MD	
RP2	6102	基体,高尔基体,纤毛周 围区域,PM	伴 X 染色体遗传	RP	
RPGR	6103	基体,连接纤毛	伴 X 染色体遗传	CD, CRD, MD, RP, RP 及鼻呼 吸道感染,伴或 不伴耳聋	
RPGRIP1	57096	连接纤毛	常染色体隐性遗传	CRD, LCA, RP	
TOPORS	10210	基体,神经节细胞的核, 纤毛周围区域	常染色体显性遗传	RP	
TTC8	123016	基体,连接纤毛,丛状层 突触	常染色体隐性遗传	RP	BBS
TULP1	7287	连接纤毛,内段,外界膜	常染色体隐性遗传	LCA, RP	
USH2A	7399	连接纤毛,内段,外界 膜,外层网状层	常染色体隐性遗传	RP	USH2

BBS,巴尔得-别德尔综合征;CD,视锥细胞营养不良;CRD,视锥-视杆细胞营养不良;JBTS,朱伯特综合征;LCA,莱伯 先天性黑矇;MD,黄斑营养不良;MKS,梅克尔-格鲁伯综合征;OFD,口-面-指综合征;OMD,隐蔽性黄斑营养不良; PM,细胞膜;RP,视网膜色素变性;SGBS2,Simpson-Golabi-Behmel 综合征 2 型;SLSN,Senior-Løken 综合征; USH2,厄舍综合征 2 型;USH3,厄舍综合征 3 型。

临床管理和治疗

　　对大多数 LCA 患者和非综合征性视网膜疾病患者来说,目前以对症支持治疗为主, 重要的是要确保患者已经接受了对他们来说最适当的治疗。对那些仍然有残余视力的患 者来说,可以从利用一些视力辅助的方法,如放大的字体、电子设备、基于计算机的视力辅 助装置和光学辅助设备中获益。

　　定向、移动训练和其他适应性训练技能对 LCA 和非综合征性视网膜纤毛病患者有 益。由于 LCA 患者不合并认知障碍,因此,此类患者可以和其他非综合征失明患者一起 接受同等的教育。

　　目前正在进行一些疾病特异性治疗的探索,主要包括基因替代治疗和遗传操纵,如反 义寡核苷酸疗法的基因治疗或药物治疗。

基因治疗

　　在最近的临床试验中,由 *RPE65* 基因突变导致的 LCA 患者已接受了基因治疗。基 因治疗的研究主要集中在使病毒包裹的靶基因通过视网膜下注射进入体内进行基因替 换,此种基因治疗的方法在动物模型上被证实能安全、有效地提升非综合征性视网膜营养 不良模型动物的视力。3 项临床试验的早期结果表明基因治疗能恢复患者的部分功能性视力且没有显著的副作用,从而证实了腺相关病毒(adeno-associated virus,AAV)基因治疗 LCA 患者在短期内具有良好的安全性和有效性[122-125]。另外,一个小样本的 I 期临床试验显示基因治疗具有一些持续的改善作用[126]。也有研究发现,尽管基因治疗能至少改善患者 3 年的视力,但是患者感光细胞的变性一直在继续[127]。

对于非综合征性视网膜纤毛病基因替代治疗的有效性,已在 *Rpgrip1* 基因突变小鼠模型(tm1Tili)中进行了评估[84]。对小鼠予视网膜下注射含人源 *Rpgrip1* 基因替代片段的 AAV8 载体,可使感光细胞的连接纤毛内稳定表达功能性 RPGRIP1 蛋白,与对照组相比其能更好地保留视锥或者视杆细胞的功能并延长感光细胞的存活时间[128]。由于 AAV 载体容量(约 5kb)有限制,以 AAV 为载体的基因疗法不适用于较大的基因,如 *CEP290* 基因——能编码 2 479 个氨基酸且是 LCA 患者中最常见的致病基因[129]。在这些患者中,人们发现了另一种微型基因增强疗法,即只使用感光细胞内的功能很重要的那段基因片段,便可以满足 AAV 载体对基因大小的限制。一种针对 *CEP290* 基因的微型基因扩增疗法最近成功应用于斑马鱼身上。表达只含有 N 端 1 059 个氨基酸的 CEP290 就能拯救注射针对 *CEP290* 基因的吗啉代核苷酸导致的斑马鱼视力损伤[130]。还需要进一步的研究来确定微型基因替代疗法在高等脊椎动物模型中的有效性。

基因操作

在视网膜营养不良综合征中,有前景的基因治疗的替代方案是利用改良的 U1 核内小分子 RNA(snRNA)或者反义寡核苷酸来纠正突变诱导的剪接缺陷。利用慢病毒转染的方法,能以剂量依赖的方式部分纠正利用 RP 患者组织制备的成纤维细胞的内源 BBS1 转录本的异常剪接[该患者携带 *BBS1* 基因第 5 号外显子剪接位点突变(c.479G>A)],表明 U1 snRNA 能够纠正剪接位点突变的病理效应[131]。利用 U1 snRNA 在 X 染色体连锁的 RP 中也得到类似的结果,使 *RPGR* 基因的剪接缺陷在患者来源的原代成纤维细胞中得到纠正[132]。LCA 致病基因 *CEP290* 最常见的突变(c.2991 + 1655A.G)导致其 mRNA 中含有一个异常外显子。最近,在携带两个该 *CEP290* 内含子突变的 LCA 个体来源的永生化类淋巴母细胞中,通过一种基于反义寡核苷酸的方法,几乎完全恢复了 *CEP290* 基因的正常剪接[133]。

药物治疗

药物治疗可能是减缓或者阻止纤毛相关视网膜疾病光感受器退化的早期替代治疗方法。通过微囊化细胞装置向视网膜注射纤毛相关的神经营养因子能有效减缓 RP 动物模型感光细胞的变性,这种方法目前用于 RP 患者治疗的临床试验阶段[134]。最近的研究表明,皮下注射牛磺酸脱氧胆酸能有效保护 *BBS1* 突变基因敲入小鼠的感光细胞[135]。

几年以前,大多数综合征性或者非综合征性纤毛病合并的遗传性失明被认为无法治疗。在非常短的时间内,就有一些有前景的治疗方法正在接受视觉损害恢复情况的评估,为全世界数百万患者带来了希望。

(李新华 译)

参考文献

［1］ Leber，T. 1869. Uber Retinitis Pigmentosa und angeborene Amaurose. *von Graefe's Arch Ophthalmol* 15，1 - 25.

［2］ Den Hollander，A. I.，Roepman，R.，Koenekoop，R. K. & Cremers，F. P. 2008. Leber congenital amaurosis：Genes，proteins and disease mechanisms. *Prog Retin Eye Res* 27，391 - 419.

［3］ Koenekoop，R. K. 2004. An overview of Leber congenital amaurosis：A model to understand human retinal development. *Surv Ophthalmol* 49，379 - 398.

［4］ Stone，E. M. 2007. Leber congenital amaurosis—a model for efficient genetic testing of heterogeneous disorders：LXIV Edward Jackson Memorial Lecture. *Am J Ophthalmol* 144，791 - 811.

［5］ Brecelj，J. & Stirn - Kranjc，B. 1999. ERG and VEP follow - up study in children with Leber's congenital amaurosis. *Eye（London）* 13（Pt 1），47 - 54.

［6］ Fulton，A. B.，Hansen，R. M. & Mayer，D. L. 1996. Vision in Leber congenital amaurosis. *Arch Ophthalmol* 114，698 - 703.

［7］ Heher，K. L.，Traboulsi，E. I. & Maumenee，I. H. 1992. The natural history of Leber's congenital amaurosis. Age - related findings in 35 patients. *Ophthalmology* 99，241 - 245.

［8］ Franceschetti，A. & Dieterle，P. 1954. Diagnostic and prognostic importance of the electroretinogram in tapetoretinal degeneration with reduction of the visual field and hemeralopia. *Confin Neurol* 14，184 - 186.

［9］ Koenekoop，R. K.，Loyer，M.，Dembinska，O. & Beneish，R. 2002. Visual improvement in Leber congenital amaurosis and the CRX genotype. *Ophthalmic Genet* 23，49 - 59.

［10］ Lorenz，B.，Gyurus，P.，Preising，M.，Bremser，D.，Gu，S.，Andrassi，M.，et al. 2000. Early - onset severe rod - cone dystrophy in young children with RPE65 mutations. *Invest Ophthalmol Vis Sci* 41，2735 - 2742.

［11］ Yzer，S.，Van Den Born，L. I.，Schuil，J.，Kroes，H. Y.，Van Genderen，M. M.，Boonstra，F. N.，et al. 2003. A Tyr368His RPE65 founder mutation is associated with variable expression and progression of early onset retinal dystrophy in 10 families of a genetically isolated population. *J Med Genet* 40，709 - 713.

［12］ Dharmaraj，S. R.，Silva，E. R.，Pina，A. L.，Li，Y. Y.，Yang，J. M.，Carter，C. R.，et al. 2000. Mutational analysis and clinical correlation in Leber congenital amaurosis. *Ophthalmic Genet* 21，135 - 150.

［13］ Koenekoop，R. K.，Lopez，I.，Den Hollander，A. I.，Allikmets，R. & Cremers，F. P. 2007. Genetic testing for retinal dystrophies and dysfunctions：Benefits，dilemmas and solutions. *Clin Experiment Ophthalmol* 35，473 - 485.

［14］ Perrault，I.，Rozet，J. M.，Ghazi，I.，Leowski，C.，Bonnemaison，M.，Gerber，S.，et al. 1999. Different functional outcome of RetGC1 and RPE65 gene mutations in Leber congenital amaurosis. *Am J Hum Genet* 64，1225 - 1228.

［15］ Dharmaraj，S. R.，Silva，E. R.，Pina，A. L.，Li，Y. Y.，Yang，J. M.，Carter，C. R.，et al. 2000. Mutational analysis and clinical correlation in Leber congenital amaurosis. *Ophthalmic Genet* 21，135 - 150.

［16］ Galvin，J. A.，Fishman，G. A.，Stone，E. M. & Koenekoop，R. K. 2005. Evaluation of genotype - phenotype associations in leber congenital amaurosis. *Retina* 25，919 - 929.

［17］ Wagner，R. S.，Caputo，A. R.，Nelson，L. B. & Zanoni，D. 1985. High hyperopia in Leber's congenital amaurosis. *Arch Ophthalmol* 103，1507 - 1509.

［18］ Dagi，L. R.，Leys，M. J.，Hansen，R. M. & Fulton，A. B. 1990. Hyperopia in complicated Leber's congenital amaurosis. *Arch Ophthalmol* 108，709 - 712.

［19］ Sohocki，M. M.，Sullivan，L. S.，Mintz - Hittner，H. A.，Birch，D.，Heckenlively，J. R.，Freund，C. L.，et al. 1998. A range of clinical phenotypes associated with mutations in CRX，a photoreceptor transcription - factor gene. *Am J Hum Genet* 63，1307 - 1315.

［20］ Freund，C. L.，Wang，Q. L.，Chen，S.，Muskat，B. L.，Wiles，C. D.，Sheffield，V. C.，et al.

1998. De novo mutations in the CRX homeobox gene associated with Leber congenital amaurosis. *Nat Genet* 18，311‐312.

[21] Bowne, S. J., Sullivan, L. S., Mortimer, S. E., Hedstrom, L., Zhu, J., Spellicy, C. J., et al. 2006. Spectrum and frequency of mutations in IMPDH1 associated with autosomal dominant retinitis pigmentosa and Leber congenital amaurosis. *Invest. Ophthalmol Vis Sci* 47，34‐42.

[22] Henderson, R. H., Williamson, K. A., Kennedy, J. S., Webster, A. R., Holder, G. E., Robson, A. G., et al. 2009. A rare de novo nonsense mutation in OTX2 causes early onset retinal dystrophy and pituitary dysfunction. *Mol Vis* 15，2442‐2447.

[23] Booij, J. C., Florijn, R. J., Ten Brink, J. B., Loves, W., Meire, F., Van Schooneveld, M. J., et al. 2005. Identification of mutations in the AIPL1, CRB1, GUCY2D, RPE65, and RPGRIP1 genes in patients with juvenile retinitis pigmentosa. *J Med Genet* 42，e67.

[24] Hanein, S., Perrault, I., Gerber, S., Tanguy, G., Barbet, F., Ducroq, D., et al. 2004. Leber congenital amaurosis：Comprehensive survey of the genetic heterogeneity, refinement of the clinical definition, and genotype‐phenotype correlations as a strategy for molecular diagnosis. *Hum Mutat* 23，306‐317.

[25] Lotery, A. J., Namperumalsamy, P., Jacobson, S. G., Weleber, R. G., Fishman, G. A., Musarella, M. A., et al. 2000. Mutation analysis of 3 genes in patients with Leber congenital amaurosis. *Arch Ophthalmol* 118，538‐543.

[26] Sitorus, R. S., Lorenz, B. & Preising, M. N. 2003. Analysis of three genes in Leber congenital amaurosis in Indonesian patients. *Vision Res* 43，3087‐3093.

[27] Henderson, R. H., Waseem, N., Searle, R., Van Der Spuy, J., Russell‐Eggitt, I., Bhattacharya, S. S., et al. 2007. An assessment of the apex microarray technology in genotyping patients with Leber congenital amaurosis and early‐onset severe retinal dystrophy. *Invest Ophthalmol Vis Sci* 48，5684‐5689.

[28] Simonelli, F., Ziviello, C., Testa, F., Rossi, S., Fazzi, E., Bianchi, P. E., et al. 2007. Clinical and molecular genetics of Leber's congenital amaurosis：A multicenter study of Italian patients. *Invest Ophthalmol Vis Sci* 48，4284‐4290.

[29] Vallespin, E., Lopez‐Martinez, M. A., Cantalapiedra, D., Riveiro‐Alvarez, R., Aguirre‐Lamban, J., Avila‐Fernandez, A., Villaverde, C., et al. 2007. Frequency of CEP290 c.2991_1655A＞G mutation in 175 Spanish families affected with Leber congenital amaurosis and early‐onset retinitis pigmentosa. *Mol Vis* 13，2160‐2162.

[30] Yzer, S., Leroy, B. P., De Baere, E., De Ravel, T. J., Zonneveld, M. N., Voesenek, K., et al. 2006. Microarray‐based mutation detection and phenotypic characterization of patients with Leber congenital amaurosis. *Invest Ophthalmol Vis Sci* 47，1167‐1176.

[31] Zernant, J., Kulm, M., Dharmaraj, S., Den Hollander, A. I., Perrault, I., Preising, M. N., et al. 2005. Genotyping microarray (disease chip) for Leber congenital amaurosis：Detection of modifier alleles. *Invest Ophthalmol Vis Sci* 46，3052‐3059.

[32] Den Hollander, A. I., Koenekoop, R. K., Yzer, S., Lopez, I., Arends, M. L., Voesenek, K. E., et al. 2006. Mutations in the CEP290 (NPHP6) gene are a frequent cause of Leber congenital amaurosis. *Am J Hum Genet* 79，556‐561.

[33] Perrault, I., Delphin, N., Hanein, S., Gerber, S., Dufier, J. L., Roche, O., et al. 2007. Spectrum of NPHP6/CEP290 mutations in Leber congenital amaurosis and delineation of the associated phenotype. *Hum Mutat* 28，416.

[34] Hanein, S., Perrault, I., Gerber, S., Tanguy, G., Barbet, F., Ducroq, D., et al. 2004. Leber congenital amaurosis：Comprehensive survey of the genetic heterogeneity, refinement of the clinical definition, and genotype‐phenotype correlations as a strategy for molecular diagnosis. *Hum Mutat* 23，306‐317.

[35] Den Hollander, A. I., Ten Brink, J. B., De Kok, Y. J., Van Soest, S., Van Den Born, L. I., Van Driel, M. A., et al. 1999. Mutations in a human homologue of Drosophila crumbs cause retinitis pigmentosa (RP12). *Nat Genet* 23，217‐221.

［36］Sohocki, M. M., Bowne, S. J., Sullivan, L. S., Blackshaw, S., Cepko, C. L., Payne, A. M., et al. 2000a. Mutations in a new photoreceptor - pineal gene on 17p cause Leber congenital amaurosis. *Nat Genet* 24, 79－83.

［37］Sohocki, M. M., Perrault, I., Leroy, B. P., Payne, A. M., Dharmaraj, S., Bhattacharya, S. S., et al. 2000b. Prevalence of AIPL1 mutations in inherited retinal degenerative disease. *Mol Genet Metab* 70, 142－150.

［38］Van Der Spuy, G. D., Warren, R. M., Richardson, M., Beyers, N., Behr, M. A. & Van Helden, P. D. 2003. Use of genetic distance as a measure of ongoing transmission of Mycobacterium tuberculosis. *J Clin Microbiol* 41, 5640－5644.

［39］Van Der Spuy, J., Chapple, J. P., Clark, B. J., Luthert, P. J., Sethi, C. S. & Cheetham, M. E. 2002. The Leber congenital amaurosis gene product AIPL1 is localized exclusively in rod photoreceptors of the adult human retina. *Hum Mol Genet* 11, 823－831.

［40］Rozet, J. M., Perrault, I., Gerber, S., Hanein, S., Barbet, F., Ducroq, D., et al. 2001. Complete abolition of the retinal-specific guanylyl cyclase（retGC-1）catalytic ability consistently leads to leber congenital amaurosis（LCA）. *Invest Ophthalmol Vis Sci* 42, 1190－1192.

［41］Kohl, S., Marx, T., Giddings, I., Jagle, H., Jacobson, S. G., Apfelstedt-Sylla, E., et al. 1998. Total colourblindness is caused by mutations in the gene encoding the alpha-subunit of the cone photoreceptor cGMP-gated cation channel. *Nat Genet* 19, 257－259.

［42］Wang, X., Wang, H., Cao, M., Li, Z., Chen, X., Patenia, C., et al. 2011. Whole-exome sequencing identifies ALMS1, IQCB1, CNGA3, and MYO7A mutations in patients with Leber congenital amaurosis. *Hum Mutat* 32, 1450－1459.

［43］Janecke, A. R., Thompson, D. A., Utermann, G., Becker, C., Hubner, C. A., Schmid, E., et al. 2004. Mutations in RDH12 encoding a photoreceptor cell retinol dehydrogenase cause childhood-onset severe retinal dystrophy. *Nat Genet* 36, 850－854.

［44］Morimura, H., Fishman, G. A., Grover, S. A., Fulton, A. B., Berson, E. L. & Dryja, T. P. 1998. Mutations in the RPE65 gene in patients with autosomal recessive retinitis pigmentosa or leber congenital amaurosis. *Proc Natl Acad Sci U.S.A.* 95, 3088－3093.

［45］Thompson, D. A., Gyurus, P., Fleischer, L. L., Bingham, E. L., Mchenry, C. L., Apfelstedt-Sylla, E., et al. 2000. Genetics and phenotypes of RPE65 mutations in inherited retinal degeneration. *Invest Ophthalmol Vis Sci* 41, 4293－4299.

［46］Hearn, T., Renforth, G. L., Spalluto, C., Hanley, N. A., Piper, K., Brickwood, S., et al. 2002. Mutation of ALMS1, a large gene with a tandem repeat encoding 47 amino acids, causes Alström syndrome. *Nat Genet* 31, 79－83.

［47］Jacobson, S. G., Aleman, T. S., Cideciyan, A. V., Heon, E., Golczak, M., Beltran, W. A., et al. 2007. Human cone photoreceptor dependence on RPE65 isomerase. *Proc Natl Acad Sci U.S.A.* 104, 15123－15128.

［48］Kurth, I., Thompson, D. A., Ruther, K., Feathers, K. L., Chrispell, J. D., Schroth, J., et al. 2007. Targeted disruption of the murine retinal dehydrogenase gene Rdh12 does not limit visual cycle function. *Mol Cell Biol* 27, 1370－1379.

［49］Mcbee, J. K., Van Hooser, J. P., Jang, G. F. & Palczewski, K. 2001. Isomerization of 11-cis-retinoids to all-trans-retinoids in vitro and in vivo. *J Biol Chem* 276, 48483－48493.

［50］Imanishi, Y., Batten, M. L., Piston, D. W., Baehr, W. & Palczewski, K. 2004a. Noninvasive two-photon imaging reveals retinyl ester storage structures in the eye. *J Cell Biol* 164, 373－383.

［51］Imanishi, Y., Gerke, V. & Palczewski, K. 2004b. Retinosomes: New insights into intracellular managing of hydrophobic substances in lipid bodies. *J Cell Biol* 166, 447－453.

［52］Furukawa, T., Morrow, E. M. & Cepko, C. L. 1997. Crx, a novel otx-like homeobox gene, shows photoreceptor-specific expression and regulates photoreceptor differentiation. *Cell* 91, 531－541.

［53］Chow, R. L. & Lang, R. A. 2001. Early eye development in vertebrates. *Annu Rev Cell Dev Biol* 17, 255－296.

［54］Furukawa, T., Morrow, E. M., Li, T., Davis, F. C. & Cepko, C. L. 1999. Retinopathy and attenuated circadian entrainment in Crx-deficient mice. *Nat Genet* 23, 466–470.

［55］Chen, S., Wang, Q. L., Nie, Z., Sun, H., Lennon, G., Copeland, N. G., et al. 1997. Crx, a novel Otx-like paired-homeodomain protein, binds to and transactivates photoreceptor cell-specific genes. *Neuron* 19, 1017–1030.

［56］Freund, C. L., Gregory-Evans, C. Y., Furukawa, T., Papaioannou, M., Looser, J., Ploder, L., et al. 1997. Cone-rod dystrophy due to mutations in a novel photoreceptor-specific homeobox gene (CRX) essential for maintenance of the photoreceptor. *Cell* 91, 543–553.

［57］Kimura, A., Singh, D., Wawrousek, E. F., Kikuchi, M., Nakamura, M. & Shinohara, T. 2000. Both PCE-1/RX and OTX/CRX interactions are necessary for photoreceptor-specific gene expression. *J Biol Chem* 275, 1152–1160.

［58］Mitton, K. P., Swain, P. K., Chen, S., Xu, S., Zack, D. J. & Swaroop, A. 2000. The leucine zipper of NRL interacts with the CRX homeodomain. A possible mechanism of transcriptional synergy in rhodopsin regulation. *J Biol Chem* 275, 29794–29799.

［59］Peng, G. H. & Chen, S. 2007. Crx activates opsin transcription by recruiting HAT-containing coactivators and promoting histone acetylation. *Hum Mol Genet* 16, 2433–2452.

［60］Nishida, A., Furukawa, A., Koike, C., Tano, Y., Aizawa, S., Matsuo, I., et al. 2003. Otx2 homeobox gene controls retinal photoreceptor cell fate and pineal gland development. *Nat Neurosci* 6, 1255–1263.

［61］Richard, M., Roepman, R., Aartsen, W. M., Van Rossum, A. G., Den Hollander, A. I., Knust, E., et al. 2006. Towards understanding CRUMBS function in retinal dystrophies. *Hum Mol Genet* 15 (Spec No 2), R235–243.

［62］Kantardzhieva, A., Gosens, I., Alexeeva, S., Punte, I. M., Versteeg, I., Krieger, E., et al. 2005. MPP5 recruits MPP4 to the CRB1 complex in photoreceptors. *Invest Ophthalmol Vis Sci* 46, 2192–2201.

［63］Kantardzhieva, A., Alexeeva, S., Versteeg, I. & Wijnholds, J. 2006. MPP3 is recruited to the MPP5 protein scaffold at the retinal outer limiting membrane. *FEBS J* 273, 1152–1165.

［64］Van De Pavert, S. A., Kantardzhieva, A., Malysheva, A., Meuleman, J., Versteeg, I., Levelt, C., et al. 2004. Crumbs homologue 1 is required for maintenance of photoreceptor cell polarization and adhesion during light exposure. *J Cell Sci* 117, 4169–4177.

［65］Sergouniotis, P. I., Davidson, A. E., Mackay, D. S., Li, Z., Yang, X., Plagnol, V., et al. 2011. Recessive mutations in KCNJ13, encoding an inwardly rectifying potassium channel subunit, cause leber congenital amaurosis. *Am J Hum Genet* 89, 183–190.

［66］Haeseleer, F., Imanishi, Y., Maeda, T., Possin, D. E., Maeda, A., Lee, A., et al. 2004. Essential role of Ca^{2+}-binding protein 4, a Cav1.4 channel regulator, in photoreceptor synaptic function. *Nat Neurosci* 7, 1079–1087.

［67］Aldahmesh, M. A., Al-Owain, M., Alqahtani, F., Hazzaa, S. & Alkuraya F. S. 2010. A null mutation in CABP4 causes Leber's congenital amaurosis-like phenotype. *Mol Vis* 16, 207–212. PubMed PMID: 20157620; PubMed Central PMCID: PMC2820108.

［68］Ikeda, S., He, W., Ikeda, A., Naggert, J. K., North, M. A. & Nishina, P. M. 1999. Cell-specific expression of tubby gene family members (tub, Tulp1, 2, and 3) in the retina. *Invest Ophthalmol Vis Sci* 40, 2706–2712.

［69］Ikeda, A., Naggert, J. K. & Nishina, P. M. 2002a. Genetic modification of retinal degeneration in tubby mice. *Exp Eye Res* 74, 455–461.

［70］Ikeda, A., Nishina, P. M. & Naggert, J. K. 2002b. The tubby-like proteins, a family with roles in neuronal development and function. *J Cell Sci* 115, 9–14.

［71］Carroll, K., Gomez, C. & Shapiro, L. 2004. Tubby proteins: The plot thickens. *Nat Rev Mol Cell Biol* 5, 55–63.

［72］Hong, D. H., Yue, G., Adamian, M. & Li, T. 2001. Retinitis pigmentosa GTPase regulator (RPGRr)-interacting protein is stably associated with the photoreceptor ciliary axoneme and anchors RPGR to the connecting cilium. *J Biol Chem* 276, 12091 - 12099.

[73] Xi, Q., Pauer, G. J., Marmorstein, A. D., Crabb, J. W. & Hagstrom, S. A. 2005. Tubby-like protein 1 (TULP1) interacts with F-actin in photoreceptor cells. *Invest Ophthalmol Vis Sci* 46, 4754 - 4761.

[74] Boggon, T. J., Shan, W. S., Santagata, S., Myers, S. C. & Shapiro, L. 1999. Implication of tubby proteins as transcription factors by structure-based functional analysis. *Science* 286, 2119 - 2125.

[75] North, M. A., Naggert, J. K., Yan, Y., Noben-Trauth, K. & Nishina, P. M. 1997. Molecular characterization of TUB, TULP1, and TULP2, members of the novel tubby gene family and their possible relation to ocular diseases. *Proc Natl Acad Sci U.S.A.* 94, 3128 - 3133.

[76] Ikeda, S., Shiva, N., Ikeda, A., Smith, R. S., Nusinowitz, S., Yan, G., et al. 2000. Retinal degeneration but not obesity is observed in null mutants of the tubby-like protein 1 gene. *Hum Mol Genet* 9, 155 - 163.

[77] Hagstrom, S. A., Duyao, M., North, M. A. & Li, T. 1999. Retinal degeneration in tulp1-/- mice: Vesicular accumulation in the interphotoreceptor matrix. *Invest Ophthalmol Vis Sci* 40, 2795 - 2802.

[78] Hagstrom, S. A., Adamian, M., Scimeca, M., Pawlyk, B. S., Yue, G. & Li, T. 2001. A role for the Tubbylike protein 1 in rhodopsin transport. *Invest Ophthalmol Vis Sci* 42, 1955 - 1962.

[79] Milam, A. H., Hendrickson, A. E., Xiao, M., Smith, J. E., Possin, D. E., John, S. K., et al. 2000. Localization of tubby-like protein 1 in developing and adult human retinas. *Invest Ophthalmol Vis Sci* 41, 2352 - 2356.

[80] Boylan, J. P. & Wright, A. F. 2000. Identification of a novel protein interacting with RPGR. *Hum Mol Genet* 9, 2085 - 2093.

[81] Roepman, R., Bernoud-Hubac, N., Schick, D. E., Maugeri, A., Berger, W., Ropers, H. H., et al. 2000. The retinitis pigmentosa GTPase regulator (RPGR) interacts with novel transport-like proteins in the outer segments of rod photoreceptors. *Hum Mol Genet* 9, 2095 - 2105.

[82] Lu, X., Guruju, M., Oswald, J. & Ferreira, P. A. 2005. Limited proteolysis differentially modulates the stability and subcellular localization of domains of RPGRIP1 that are distinctly affected by mutations in Leber's congenital amaurosis. *Hum Mol Genet* 14, 1327 - 1340.

[83] Redmond, T. M., Poliakov, E., Yu, S., Tsai, J. Y., Lu, Z. & Gentleman, S. 2005. Mutation of key residues of RPE65 abolishes its enzymatic role as isomerohydrolase in the visual cycle. *Proc Natl Acad Sci U.S.A.* 102, 13658 - 13663.

[84] Zhao, Y., Hong, D. H., Pawlyk, B., Yue, G., Adamian, M., Grynberg, M., et al. 2003. The retinitis pigmentosa GTPase regulator (RPGR)-interacting protein: Subserving RPGR function and participating in disk morphogenesis. *Proc Natl Acad Sci U.S.A.* 100, 3965 - 3970.

[85] Roepman, R., Letteboer, S. J., Arts, H. H., Van Beersum, S. E., Lu, X., Krieger, E., et al. 2005. Interaction of nephrocystin-4 and RPGRIP1 is disrupted by nephronophthisis or Leber congenital amaurosis-associated mutations. *Proc Natl Acad Sci U.S.A.* 102, 18520 - 18525.

[86] Andersen, J. S., Wilkinson, C. J., Mayor, T., Mortensen, P., Nigg, E. A. & Mann, M. 2003. Proteomic characterization of the human centrosome by protein correlation profiling. *Nature* 426, 570 - 574.

[87] Sayer, J. A., Otto, E. A., O'Toole, J. F., Nurnberg, G., Kennedy, M. A., Becker, C., et al. 2006. The centrosomal protein nephrocystin-6 is mutated in Joubert syndrome and activates transcription factor ATF4. *Nat Genet* 38, 674 - 681.

[88] Chang, B., Khanna, H., Hawes, N., Jimeno, D., He, S., Lillo, C., et al. 2006. In-frame deletion in a novel centrosomal/ciliary protein CEP290/NPHP6 perturbs its interaction with RPGR and results in earlyonset retinal degeneration in the rd16 mouse. *Hum Mol Genet* 15, 1847 - 1857.

[89] Valente, E. M., Silhavy, J. L., Brancati, F., Barrano, G., Krishnaswami, S. R., Castori, M., et al. 2006. Mutations in CEP290, which encodes a centrosomal protein, cause pleiotropic forms of Joubert syndrome. *Nat Genet* 38, 623 - 625.

［90］ Den Hollander, A. I., Koenekoop, R. K., Mohamed, M. D., Arts, H. H., Boldt, K., Towns, K. V., et al. 2007. Mutations in LCA5, encoding the ciliary protein lebercilin, cause Leber congenital amaurosis. *Nat Genet* 39, 889 – 895.

［91］ Khanna, H., Hurd, T. W., Lillo, C., Shu, X., Parapuram, S. K., He, S., et al. 2005. RPGR-ORF15, which is mutated in retinitis pigmentosa, associates with SMC1, SMC3, and microtubule transport proteins. *J Biol Chem* 280, 33580 – 33587.

［92］ Otto, E. A., Loeys, B., Khanna, H., Hellemans, J., Sudbrak, R., Fan, S., et al. 2005. Nephrocystin-5, a ciliary IQ domain protein, is mutated in Senior-Loken syndrome and interacts with RPGR and calmodulin. *Nat Genet* 37, 282 – 288.

［93］ Estrada-Cuzcano, A., Koenekoop, R. K., Coppieters, F., Kohl, S., Lopez, I., Collin, R. W., et al. 2011. IQCB1 mutations in patients with leber congenital amaurosis. *Invest Ophthalmol Vis Sci* 52, 834 – 839.

［94］ Hasson, T., Heintzelman, M. B., Santos-Sacchi, J., Corey, D. P. & Mooseker, M. S. 1995. Expression in cochlea and retina of myosin VIIa, the gene product defective in Usher syndrome type 1B. *Proc Natl Acad Sci U.S.A.* 92, 9815 – 9819.

［95］ Mykytyn, K., Braun, T., Carmi, R., Haider, N. B., Searby, C. C., Shastri, M., et al. 2001. Identification of the gene that, when mutated, causes the human obesity syndrome BBS4. *Nat Genet* 28, 188 – 191.

［96］ Kim, J. C., Badano, J. L., Sibold, S., Esmail, M. A., Hill, J., Hoskins, B. E., et al. 2004. The Bardet-Biedl protein BBS4 targets cargo to the pericentriolar region and is required for microtubule anchoring and cell cycle progression. *Nat Genet* 36, 462 – 470.

［97］ Collin, G. B., Marshall, J. D., Ikeda, A., So, W. V., Russell-Eggitt, I., Maffei, P., et al. 2002. Mutations in ALMS1 cause obesity, type 2 diabetes and neurosensory degeneration in Alstrom syndrome. *Nat Genet* 31, 74 – 78.

［98］ Collin, G. B., Marshall, J. D., King, B. L., Milan, G., Maffei, P., Jagger, D. J., et al. 2012a. The Alstrom syndrome protein, ALMS1, interacts with alpha-actinin and components of the endosome recycling pathway. PLoS One 7, e37925.

［99］ Gherman, A., Davis, E. E. & Katsanis, N. 2006. The ciliary proteome database: An integrated community resource for the genetic and functional dissection of cilia. *Nat Genet* 38, 961 – 962.

［100］ Boldt, K., Mans, D. A., Won, J., Van Reeuwijk, J., Vogt, A., Kinkl, N., et al. 2011. Disruption of intraflagellar protein transport in photoreceptor cilia causes Leber congenital amaurosis in humans and mice. *J Clin Invest* 121, 2169 – 2180.

［101］ Aherne, A., Kennan, A., Kenna, P. F., Mcnally, N., Lloyd, D. G., Alberts, I. L., et al. 2004. On the molecular pathology of neurodegeneration in IMPDH1-based retinitis pigmentosa. *Hum Mol Genet* 13, 641 – 650.

［102］ Mortimer, S. E. & Hedstrom, L. 2005. Autosomal dominant retinitis pigmentosa mutations in inosine 5′-monophosphate dehydrogenase type I disrupt nucleic acid binding. *Biochem J* 390, 41 – 47.

［103］ Mclean, J. E., Hamaguchi, N., Belenky, P., Mortimer, S. E., Stanton, M. & Hedstrom, L. 2004. Inosine 5′-monophosphate dehydrogenase binds nucleic acids in vitro and in vivo. *Biochem J* 379, 243 – 251.

［104］ Gal, A., Li, Y., Thompson, D. A., Weir, J., Orth, U., Jacobson, S. G., et al. 2000. Mutations in MERTK, the human orthologue of the RCS rat retinal dystrophy gene, cause retinitis pigmentosa. *Nat Genet* 26, 270 – 271.

［105］ Mchenry, C. L., Liu, Y., Feng, W., Nair, A. R., Feathers, K. L., Ding, X., et al. 2004. MERTK arginine-844-cysteine in a patient with severe rod-cone dystrophy: Loss of mutant protein function in transfected cells. *Invest Ophthalmol Vis Sci* 45, 1456 – 1463.

［106］ Tschernutter, M., Jenkins, S. A., Waseem, N. H., Saihan, Z., Holder, G. E., Bird, A. C., et al. 2006. Clinical characterisation of a family with retinal dystrophy caused by mutation in the Mertk gene. *Br J Ophthalmol* 90, 718 – 723.

[107] Chiang, P. W., Wang, J., Chen, Y., Fu, Q., Zhong, J., Chen, Y., et al. 2012. Exome sequencing identifies NMNAT1 mutations as a cause of Leber congenital amaurosis. *Nat Genet* 44, 972 – 974.

[108] Falk, M. J., Zhang, Q., Nakamaru-Ogiso, E., Kannabiran, C., Fonseca-Kelly, Z., Chakarova, C., et al. 2012. NMNAT1 mutations cause Leber congenital amaurosis. *Nat Genet* 44, 1040 – 1045.

[109] Koenekoop, R. K., Wang, H., Majewski, J., Wang, X., Lopez, I., Ren, H., et al. 2012. Mutations in NMNAT1 cause Leber congenital amaurosis and identify a new disease pathway for retinal degeneration. *Nat Genet* 44, 1035 – 1039.

[110] Perrault, I., Hanein, S., Zanlonghi, X., Serre, V., Nicouleau, M., Defoort-Delhemmes, S., et al. 2012. Mutations in NMNAT1 cause Leber congenital amaurosis with early – onset severe macular and optic atrophy. *Nat Genet* 44, 975 – 977.

[111] Estrada-Cuzcano, A., Roepman, R., Cremers, F. P., Den Hollander, A. I. & Mans, D. A. 2012. Nonsyndromic retinal ciliopathies: Translating gene discovery into therapy. *Hum Mol Genet* 21, R111 – 124.

[112] Haim, M. 2002. Epidemiology of retinitis pigmentosa in Denmark. *Acta Ophthalmol Scand, Supplement* 233, 1 – 34.

[113] Daiger, S. P., Bowne, S. J. & Sullivan, L. S. 2007. Perspective on genes and mutations causing retinitis pigmentosa. *Arch Ophthalmol* 125, 151 – 158.

[114] Michaelides, M., Hardcastle, A. J., Hunt, D. M. & Moore, A. T. 2006. Progressive cone and cone-rod dystrophies: Phenotypes and underlying molecular genetic basis. *Surv Ophthalmol* 51, 232 – 258.

[115] Thiadens, A. A., Soerjoesing, G. G., Florijn, R. J., Tjiam, A. G., Den Hollander, A. I., Van Den Born, L. I., et al. 2011. Clinical course of cone dystrophy caused by mutations in the RPGR gene. *Graefe's Archive for Clinical and Experimental Ophthalmology* 249, 1527 – 1535.

[116] Haim, M. 2002. Epidemiology of retinitis pigmentosa in Denmark. *Acta Ophthalmol Scand, Supplement* 233, 1 – 34.

[117] Den Hollander, A. I., Black, A., Bennett, J. & Cremers, F. P. 2010. Lighting a candle in the dark: Advances in genetics and gene therapy of recessive retinal dystrophies. *J Clin Invest* 120, 3042 – 3053.

[118] Rivolta, C., Sweklo, E. A., Berson, E. L. & Dryja, T. P. 2000. Missense mutation in the USH2A gene: Association with recessive retinitis pigmentosa without hearing loss. *Am J Hum Genet* 66, 1975 – 1978.

[119] Riazuddin, S. A., Iqbal, M., Wang, Y., Masuda, T., Chen, Y., Bowne, S., et al. 2010. A splice-site mutation in a retina-specific exon of BBS8 causes nonsyndromic retinitis pigmentosa. *Am J Hum Genet* 86, 805 – 812.

[120] Abu-Safieh, L., Al-Anazi, S., Al-Abdi, L., Hashem, M., Alkuraya, H., Alamr, M., et al. 2012. In search of triallelism in Bardet-Biedl syndrome. *Eur J Hum Genet* 20, 420 – 427.

[121] Webb, T. R., Parfitt, D. A., Gardner, J. C., Martinez, A., Bevilacqua, D., Davidson, A. E., et al. 2012. Deep intronic mutation in OFD1, identified by targeted genomic next – generation sequencing, causes a severe form of X-linked retinitis pigmentosa (RP23). *Hum Mol Genet* 21, 3647 – 3654.

[122] Bainbridge, J. W., Smith, A. J., Barker, S. S., Robbie, S., Henderson, R., Balaggan, K., et al. 2008. Effect of gene therapy on visual function in Leber's congenital amaurosis. *New Engl J Med* 358, 2231 – 2239.

[123] Cideciyan, A. V., Hauswirth, W. W., Aleman, T. S., Kaushal, S., Schwartz, S. B., Boye, S. L., et al. 2009. Vision 1 year after gene therapy for Leber's congenital amaurosis. *New Engl J Med* 361, 725 – 727.

[124] Maguire, A. M., Simonelli, F., Pierce, E. A., Pugh, E. N. Jr.Mingozzi, F., Bennicelli, J., et al. 2008. Safety and efficacy of gene transfer for Leber's congenital amaurosis. *New Engl J Med* 358, 2240 – 2248.

[125] Simonelli, F., Maguire, A. M., Testa, F., Pierce, E. A., Mingozzi, F., Bennicelli, J. L., et al. 2010. Gene therapy for Leber's congenital amaurosis is safe and effective through 1.5 years after vector administration. *Mol Ther* 18, 643 – 650.

[126] Maguire, A. M., High, K. A., Auricchio, A., Wright, J. F., Pierce, E. A., Testa, F., et al. 2009. Age dependent effects of RPE65 gene therapy for Leber's congenital amaurosis: A phase 1 dose-escalation trial. *Lancet* 374, 1597 – 1605.

[127] Cideciyan, A. V., Jacobson, S. G., Beltran, W. A., Sumaroka, A., Swider, M., Iwabe, S., et al. 2013. Human retinal gene therapy for Leber congenital amaurosis shows advancing retinal degeneration despite enduring visual improvement. *Proc Natl Acad Sci U.S.A.* 110, E517 – E525.

[128] Pawlyk, B. S., Bulgakov, O. V., Liu, X., Xu, X., Adamian, M., Sun, X., et al. 2010. Replacement gene therapy with a human RPGRIP1 sequence slows photoreceptor degeneration in a murine model of Leber congenital amaurosis. *Hum Gene Ther* 21, 993 – 1004.

[129] Wu, Z., Yang, H. & Colosi, P. 2010. Effect of genome size on AAV vector packaging. *Mol Ther* 18, 80 – 86.

[130] Baye, L. M., Patrinostro, X., Swaminathan, S., Beck, J. S., Zhang, Y., Stone, E. M., et al. 2011. The N-terminal region of centrosomal protein 290 (CEP290) restores vision in a zebrafish model of human blindness. *Hum Mol Genet* 20, 1467 – 1477.

[131] Schmid, F., Glaus, E., Barthelmes, D., Fliegauf, M., Gaspar, H., Nurnberg, G., et al. 2011. U1 snRNA mediated gene therapeutic correction of splice defects caused by an exceptionally mild BBS mutation. *Hum Mutat* 32, 815 – 824.

[132] Glaus, E., Schmid, F., Da Costa, R., Berger, W. & Neidhardt, J. 2011. Gene therapeutic approach using mutation-adapted U1 snRNA to correct a RPGR splice defect in patient-derived cells. *Mol Ther* 19, 936 – 941.

[133] Collin, R. W., Den Hollander, A. I., Van Der Velde-Visser, S. D., Bennicelli, J., Bennett, J. & Cremers, F. P. 2012b. Antisense oligonucleotide (AON)-based therapy for Leber congenital amaurosis caused by a frequent mutation in CEP290. *Mol Ther*, *Nucleic Acids* 1, e14.

[134] Wen, R., Tao, W., Li, Y. & Sieving, P. A. 2012. CNTF and retina. *Prog Retin Eye Res* 31, 136 – 151.

[135] Drack, A. V., Dumitrescu, A. V., Bhattarai, S., Gratie, D., Stone, E. M., Mullins, R., et al. 2012. TUDCA slows retinal degeneration in two different mouse models of retinitis pigmentosa and prevents obesity in Bardet-Biedl syndrome type 1 mice. *Invest Ophthalmol Vis Sci* 53, 100 – 106.

7 梅克尔-格鲁伯综合征
Meckel-Gruber syndrome

Gabrielle Wheway，Colin A. Johnson

病名由来

梅克尔-格鲁伯综合征（Meckel-Gruber syndrome，MKS；OMIM＃249000）于1822年由Johann Friedrich Meckel和Georg Gruber首先报道。他们首次发现的2个新生儿患者具有枕部脑膨出、多囊肾、多指、小头畸形、腭裂及足内翻的症状，并都在出生后几分钟之内就死亡[1]。此后，Georg Gruber发现了7名具有相同症状的患者，并将其称为"内脏囊肿性变脑发育不全综合征"[2]。随后，Opitz和Howe详细描述了1例症状类似的患者，同时回顾了文献中的43例患者，发现其中很多被误作为"核型正常的13号染色体三体综合征"病例发表，并提议将此类疾病命名为梅克尔综合征（Meckel syndrome）[3]。梅克尔综合征现在等同于梅克尔-格鲁伯综合征。随后，MKS的诊断标准被制定[4-7]。人们发现其实早在1684年就出现了有类似MKS临床表现的新生儿的报道[8]，当时有学者发现了一名面部畸形、多指畸形、小眼症和枕部脑膨出的新生儿且其在出生后几分钟内便死亡[8,9]。

流行病学

大量的兄弟姐妹病例，同卵双胞胎共患病，男、女发生率相同，以及有时父母为近亲结婚等情况均证实MKS为常染色体隐性遗传病。

全世界范围内均有MKS病例的报道，但在不同国家和种族中，其发病率不同。世界范围内，MKS平均发病率为1/135 000[10]。据估计，在西班牙MKS总发病率约为1/78 000，占1976年至1988年西班牙有记载的存在先天性出生缺陷患者的1/1 600。在西班牙，MKS患者占所有公认的常染色体隐性遗传病患者的12.3%[11]。一项针对1992—1996年伦敦21 477名怀孕妇女的研究发现在非近亲结婚的家庭中只有1例MKS患者，提示在英国MKS的发病率约为1/20 000。

在印度古吉拉特人（Gujarati Indians）[12]、鞑靼人（Tatars）[13]和哈特人（Hutterites）[14]等内婚制族群中MKS的发生率较高。由于芬兰曾因出现过人口减少而允许近亲结婚（endogamy）[15]，MKS在芬兰相对常见（每9 000名活产新生儿中有1名MKS患者），也是芬兰主要的遗传病之一。比利时的一项针对10 224名新生儿的研究中，有3人在5年内被诊断为MKS，据此推测在比利时MKS的发病率约为1/3 400[16]。在一项对以色列犹太人的研究中发现新生儿MKS的发病率约为1/50 000[10]。

在科威特的贝都因部落（Bedouin tribe）等近亲结婚比例较高的人群中，MKS的发病率也较高（每 3 530 个新生儿中就有 1 个 MKS 患者）[17]。科威特嫡/表亲的近亲结婚率约为 37.8%[18]～54.3%[19]，在贝都因人中尤其高。沙特阿拉伯有类似的 MKS 发病率，为 1/3 500[20]。在巴勒斯坦阿拉伯人中，每 200 个存在遗传性出生缺陷的新生儿中就有 1 个患有 MKS，但一般人群的具体发病率目前仍不清楚[21]。

临床特点

MKS 被认为是最严重的纤毛病，新生儿几乎都在出生后第一年内便夭折。大部分患儿在子宫内或者出生几小时内死亡，但也有少数出生后仍能存活的例子，其中 1 例存活至 43 个月[22]。

MKS 患者常多器官受累且临床表现的变异很大，但通常以多囊肾、枕部脑膨出和多指畸形的经典"三联征"为特征。这些临床特征常伴以肝门区导管增生和肝纤维化，这也被一些学者作为额外的 MKS 诊断标准[7,23]。也有学者认为小头畸形、生殖器畸形和腭裂是 MKS 患者的主要特征[5]。在妊娠期，该病具有 Potter 序列（Potter's sequence）的临床表现（即出现内翻足、肺发育不全和颅骨畸形），以及继发性羊水过少或羊水缺乏症的特点。肺发育不全被认为是患儿死亡的主要原因。

肾脏缺陷

肾囊性发育不良是 MKS 最常见和最典型的特征。MKS 患者的肾脏囊性改变与典型的多囊性肾病显著不同。MKS 患儿的肾脏囊肿程度具有个体差异性，但通常肾脏会严重肿大从而导致腹部明显增大（图 7.1A、B）。这种囊性发育不良通常发生在双侧肾脏，但也有单侧肾脏发育不良的报道。多数患者的肾脏在肉眼下即可见充满液体的囊肿，在其他患者中可在显微镜下见到小囊肿形成和近端小管囊性肿胀，很少见正常肾实质（图 7.1C）。囊肿的形成首先出现在皮质的肾小球内，并沿髓质的肾小管和集合管进展。有些患者肾皮质可变薄。胎儿肾功能异常是羊水过少或羊水过多的常见原因，也是 MKS 患者妊娠的常见并发症[5,24]。

中枢神经系统发育缺陷

MKS 被认为是神经管缺陷最常见的综合征性原因[25]。神经管发育缺陷的临床表现与神经管临近后脑喙侧（关闭点 4）关闭失败的临床表现一致[26]。MKS 患者普遍的中枢神经系统缺陷是枕部脑膨出（图 7.1A）、菱脑顶板发育不良（rhombic roof dysgenesis）和前脑发育不良（prosencephalic dysgenesis，主要包括嗅球发育不良、视神经发育不良和胼胝体发育不良）。此外，还可出现小头畸形或无脑畸形，以及中线发育缺陷（如小脑蚓部发育不全和侧脑室缺失）。中线发育缺陷可延伸至小脑裂，甚至脑干裂[24]。丹迪-沃克畸形包含第四脑室至后颅窝的囊性肿胀和小脑蚓部发育不良，发育不全的症状有时会在 MKS 患者中观察到[27,28]。丹迪-沃克畸形患者常合并脑积水和其他少见的 MKS 临床特征[29]。MKS 可合并垂体异位或垂体发育不全、蝶鞍畸形，以及神经元迁移障碍导致的微小沟回畸形和异位。

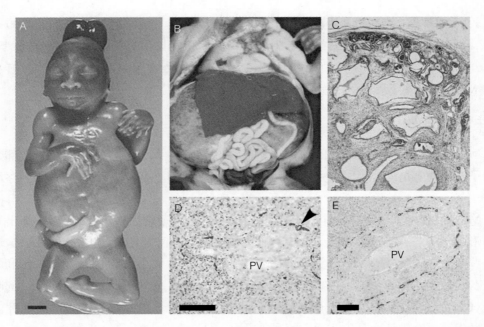

图 7.1 MKS 患者典型的外形和组织病理学特点。A. 孕龄 18 +/40 的 MKS 胎儿具有典型的外部特征，包括枕部脑膨出、囊性肾引起的巨大腹部肿块、轴后六指畸形和典型的 Potter 序列脸——额头倾斜，鼻子下垂。比例尺＝ 1 cm。B. 孕龄 18 +/40 的 MKS 胎儿由于严重增大的囊性肾引起腹部肿大。C. 肾的囊性发育不良，包括大的液性肾囊肿、小囊肿、近端小管和肾小球的囊性肿胀，伴肾实质缺失。D. 孕龄 18 +/40 未患病胎儿肝脏组织正常胆管的细胞角蛋白免疫组织化学染色显示：正常未闭合的胆管（箭头）和围绕门静脉（portal vein，PV）的胚胎胆管板的残余组织。比例尺＝ 50 μm。E. 孕龄 18 +/40 的 MKS 胎儿肝脏中残留的胚胎结构（胆管板畸形）。比例尺＝ 50 μm。图 7.1A 经 Raoul CM Henekam 博士允许改编自 Robert J. Gorlin 的收藏

肝脏缺陷

胆管增生、扩张，以及门静脉周围的先天性肝纤维化似乎是 MKS 的必要特征[15]。纤维化可能会损害肝脏的结构，在某些病例中可通过显微镜观察到（肝脏的纤维化）（图 7.1 D、E）。肝脏可能肿大，偶有囊肿出现。患者很可能没有胆囊。部分学者认为组织病理学检测出肝脏的损伤是诊断 MKS 的重要特征。

颅面部畸形

Potter 序列面部异常在 MKS 中较常见，包括前额倾斜、扁平鼻、宽圆脸及嘴唇增厚（图 7.1A）。患者可出现耳发育不良导致的小耳和低位耳。患者的颈部常短缩且颈部皮肤呈蹼状。小颌是此类患者一个常见的特征。腭裂（黏膜下腭裂或不完全腭裂）也很常见，有的患者还合并唇裂。唇腭裂可以是中央型或双侧型。一些中央型唇腭裂的患者会出现鼻中隔缺失。患者的舌头可能完全附着在口腔的底部，也可能出现舌分叶。据报道，患者可出现舌完全缺失、舌乳头状瘤、会厌和喉异常、牙槽嵴上凹痕。

骨骼系统缺陷

患者出现的多指畸形常表现为轴后六指畸形（图 7.1A），虽然轴前多指畸形有多达七

趾畸形的报道。多指/趾畸形通常出现在四肢,但也可能只出现在手部,或只出现在脚上,或只出现在一侧手部和四肢的一侧。MKS 患者的多指畸形比多趾畸形更常见,也可见并指畸形。患者的多指畸形可为额外(独立长出)的指(趾)或者从跖骨或掌骨分叉而来。额外的多指(趾)通常与其他手指(脚趾)平行,但有时可成角,甚至垂直于其他手指。枕部脑膨出相关的颅骨缺损包括深后颅窝和可延伸至枕骨大孔的枕骨缺损。大的前囟及后囟(枕囟)常见且通常合并脑水肿。前颅窝和中颅窝通常较浅,正好可以容纳缩小的大脑。除了罕见的胸骨缺失和肋骨短缩外,长骨短缩和弯曲偶尔是 MKS 的临床特征。患者的颈部通常短缩,并且第一颈椎和第二颈椎可能还没有完全成形,这可能与枕骨发育缺损有关。

泌尿生殖道缺陷

最常见的生殖器畸形是男性外生殖器发育不良,但也可能包括睾丸缺失、外生殖器性别不清、阴道发育不全、双角子宫、腹内睾丸发育不全、双子宫和阴道。双性人在一些病例中也有报道。MKS 的泌尿道缺陷包括膀胱发育不全或发育不良[30],输尿管发育不全或发育不良、双重输尿管,或者输尿管与膀胱分离。

眼发育缺陷

小眼是 MKS 最常见的眼异常,其他少见的眼部缺陷包括无眼、虹膜缺损、视神经缺损或发育不全。无虹膜、晶状体缺损、眼距过远、眼睑裂的倾斜和缩短也被报道过。

其他内脏器官的缺陷

MKS 患儿出现的先天性心脏缺陷包括动脉导管未闭、房/室间隔缺损、右位心、左上腔静脉残存、主动脉瓣狭窄、主动脉发育不良和心室发育不良。患者肠道可能存在旋转不良,盲肠和阑尾可能移位。有时也会出现肛门闭锁。副脾较为常见,但脾脏也可能增大或完全消失。胰腺的囊肿和纤维化改变偶尔可见于 MKS。

表型范围

MKS 的临床表现存在广泛的家族内甚至个体内变异。囊性肾发育不良似乎是 MKS 唯一必须具备的特征性表现,但由于肾脏异常是诊断 MKS 的必要条件,所以这可能是由于确认偏倚(ascertainment bias)。为了排除潜在的偏倚,一项研究表明在 MKS 先证者兄弟姐妹队列中,队列成员 100% 患有囊性肾发育不良[4]。另一项对芬兰 67 例 MKS 病例的研究也发现,所有患者均有多囊肾[7]。第三项针对 141 例 MKS 患者的研究发现,93% 的患者存在多囊肾[24],而一项针对 51 例 MKS 患者的早期研究报告显示,80% 的患者存在肾囊肿[5]。平均而言,约 93% 的 MKS 患者会合并囊性肾发育不良。

然而,枕部脑膨出和轴后多指畸形的临床变异更大。根据 Hsia、Fraser、Majewski 和 Salonen 论文的所有数据得出,平均 84% 的 MKS 患者出现枕部脑膨出和 78% 的患者出现多指畸形。这种临床表现上的一些变异可能与患者的基因型有关。如枕部脑膨出和轴后多指在 *MKS1* 基因突变引起的 MKS 中发生率非常高,但在 *MKS3* 基因突变引起的

MKS 患者中较少见[31]。

已有多项研究报道 MKS 患者先天性肝纤维化合并胆管增生的发生率较高[7,16]，其中一份研究表明 100% 的 MKS 患者有肝纤维化[7]。然而，有些文献报道肝纤维化的发生率较低，在 30%～40%[4,24]。

最常见的 MKS 异常（除了囊性肾发育不良、脑膨出、多指和肝纤维化这些主要特征外）是生殖器畸形、腭裂和（或）唇裂（约 40%），小头畸形或先天性无脑畸形（43%）。据报道，34% 的 MKS 患者有小颌畸形，31% 的患者有眼畸形。泌尿系统畸形见于 33% 的患者，先天性心脏缺陷见于 26% 的患者[4,7,24]。其他所有临床表现的发生率小于 20%。

诊断

可通过患者的家族史来了解下一代患 MKS 的风险。亲属关系的证据增加了常染色体隐性遗传病（如 MKS）的可能性。家族中有任何 MKS 或 MKS 样疾病的患者也会大大增加患病的风险。由于 MKS 是常染色体隐性遗传病，如果家长有 MKS 胎儿妊娠史，则再次妊娠生出患儿的风险为 25%。应尽早对高危孕妇进行检查，因为如果发现胎儿患有 MKS，通常可以建议父母选择终止妊娠，且在早期终止妊娠会降低并发症发生的风险。

一般来说，当存在囊性肾发育不良以及合并以下至少一种核心特征，包括枕部脑膨出、多指或肝门区导管增生，则可诊断为 MKS[5,7]。然而，需要注意的是，由于患者的临床表现在家庭之间和家庭内部差异很大，所以关于 MKS 的最低诊断标准存在争议。尽管有学者认为必须有囊性肾发育不良才能诊断为 MKS，但也有一些 MKS 患儿只有肾脏微囊肿，但这在产前是无法检测到的[32]。基于这点，一些领域内学者认为如果存在 MKS 的任何一个核心特征，加上其他两个"相关"特征就可以诊断 MKS。肝脏病变被认为是必要的诊断标准，但仅在验尸时才可被发现。可以通过 DNA 检测筛查已知 MKS 致病基因的突变，从而进行最终诊断。

同时，产前诊断时还应结合影像学技术、检测羊水的甲胎蛋白（α-fetoprotein，AFP），以及胎儿和父母的 DNA。

超声检查

应首选经腹部超声来检查胎儿异常，如果发现异常可以通过经阴道超声进一步确认[33]。在妊娠后期进行超声检查可因胎儿羊水减少而受到干扰[34]，但在妊娠头 3 个月受羊水干扰较小。可以通过经腹部超声对孕妇检查以评估妊娠 10～14 周胎儿患 MKS 的风险[34,35]。妊娠 10 周时可通过超声检查观察到枕骨的缺损[34]，妊娠 13 周时可见脑膨出[36]。在怀疑脑膨出时，可抽取膨出脑周围液体并测试其中有无细胞、α-葡萄糖苷酶的含量，以及测量 IgG 和 AFP 水平，观察其是否与脑脊液一致进行证实[37]。包括丹迪-沃克畸形在内的其他中枢神经系统缺陷也可以在妊娠前 3 个月的超声检查中发现[37]。但是在妊娠后期再次明确诊断和（或）进行产前 MRI 检查也很重要。胎儿肾脏在 9 周时可见，约 11 周时可逐渐形成成人肾脏形态并位于成人肾脏位置上。如果发现胎儿躯干隆起,对躯干进行精确测量可以早期判断胎儿是否存在多囊肾[38]。肾发育不良还表现为皮质髓质异常分化、髓质回声减弱、皮质回声增强和小髓质囊肿[39]。从 11 周开始,超声检查也可以看到胎儿膀胱。明确胎儿膀胱是否缺失是有用的,因为膀胱缺失可提示肾功能不全。胎儿多指畸形从 11 周开始就可以被检测出来,而且最好在妊娠的前 3 个月判断胎儿是否存在多指畸形,因为从妊娠后 3 个月开始,胎儿的手往往会握紧从而不容易判断胎儿是否存在多指畸形[40]。超声检查有助于发现扩张的侧脑室,从而判断 MKS 患者是否存在脑积水[41]。

磁共振成像

MRI 是一种非常有用的诊断 MKS 的工具,但目前相关的报道较少。MRI 已成功用于一种与 MKS 等位基因相关的纤毛病——朱伯特综合征(Joubert syndrome)的产前诊断[42]。目前,MRI 主要用于超声检查结果不确定的情况,或在缺乏羊水导致超声成像不清晰时作为替代检查。

MRI 对于检测组织异常的原因和程度是非常有用的,但必须在胎儿 18 周后才能进行。MRI 比超声成像具有更好的组织分辨率,能提供更清晰的颅内结构图像,从而准确诊断中枢神经系统畸形。虽然胎儿运动和母体主动脉搏动并不一定妨碍 MRI 对 MKS 的诊断[43],但在胎儿主动或被动运动引起的伪影影响结果时,可以通过对胎儿进行神经肌肉阻滞[44]或对母亲进行全身麻醉来预防。

胚胎子宫镜

怀孕前 3 个月,最早在第 7 周便可以利用经腹部超声或阴道内窥镜对胚胎可视化。后者是在超声引导下将一根细针穿过腹部引导内窥镜进入子宫进行的,其优势是从妊娠 11 周开始便能清晰地观察到多指和枕部脑膨出,这些胚胎表面的解剖结构异常[45]。另外,可以将胎儿镜经子宫颈插入羊膜囊表面来进行检查。这种方式可在妊娠 10 周时对高危的 MKS 进行早期诊断,从而能够在胎龄 10 周的高风险胚胎中诊断出 MKS[46]。然而,这些侵入性技术只推荐用于检查高危妊娠患者。

甲胎蛋白检测

羊水 AFP 升高可提示 MKS。正常情况下,妊娠 12 周的羊水和妊娠 15 周的母血均可用于检测 AFP。AFP 水平升高可能提示神经管开放性缺损[47],但要注意的是,大多数患儿的脑膨出呈闭合状态或者有些患者可能没有脑膨出,因此羊水 AFP 水平可能并未升高。羊水过少[33]和(或)羊水中存在胎儿血液也会使 AFP 水平的检测变得复杂。

DNA 检测

对父母和胎儿进行 DNA 检测是另一种有用的诊断方法,可直接对已知 MKS 致病基因进行 DNA 测序或对于已知 MKS 患者突变基因位点进行微卫星标记分析(microsatellite linkage analysis,MLA)。如果多发家系或近亲家庭中 MKS 的致病基因不明确,MLA 通常能对父母和胎儿进行更快速、更直接的基因分析。若父母双方在已知的 MKS 基因突变位点处都是杂合突变且胎儿是纯合子或复合杂合子则可以提示 MKS。但是 DNA 检测得出的基因诊断须与明确的超声检查结果结合才可以确诊。需要注意的是,几种 MKS 致病基因的双等位基因突变可导致其他不会严重威胁患者生命的纤毛病,主要是朱伯特综合征。

鉴别诊断

由于 MKS 有复杂的多器官受累的临床特点和广泛的临床表现变异性,MKS 的诊断可能很困难,因此 MKS 可能与其他疾病混淆。MKS 有时容易被误诊为 13 号染色体三体综合征。13 号染色体三体综合征也可出现囊性肾、小头畸形和多指畸形,但该病没有肝脏的囊性变和纤维化,也没有枕部脑膨出。13 号染色体三体综合征能导致更严重的肌肉发育异常,而骨骼缺陷在 MKS 中更常见[30]。对胎儿细胞的染色体分析可以用来排除 13 号染色体三体。

在出生前,巴尔得-别德尔综合征(Bardet-Biedl syndrome,BBS)和 MKS 的症状相似,因此比较容易误诊。虽然 BBS 具有智力低下和肥胖的特征,但这些直到患者晚年才会出现。BBS 具有的多指畸形、肾脏缺陷、肝脏异常、生殖器发育不良和心脏畸形的特点与 MKS 相似,所以可能导致误诊[48]。因此,应结合 MKS 家族病史或枕部脑膨出病史,谨慎地对两种疾病进行产前诊断与鉴别。

Smith-Lemli-Opitz 综合征(Smith-Lemli-Opitz syndrome,SLO)与 MKS 具有许多相同的临床表现,易使两种疾病相混淆[49],可以通过肾脏异常的差异对两者进行鉴别。在 SLO 中,肾脏发育不良且囊肿小;而在 MKS 中,肾脏虽呈囊性但肾脏体积通常会变大,且不伴发育不良。在 SLO 中可以出现外生殖器性别不清;而在 MKS 中可以看到的缺陷是男性生殖器发育不良,而不是真正的男性假两性畸形(male pseudohermaphrodite)。枕部脑膨出不是 SLO 的特征。

准确的诊断对患者来说很重要,特别是一些没有脑膨出或者脑膨出得到及时治疗的患者和部分肾功能正常的患者,因为有几例 MKS 患者在出生后存活[14,22,29,50]。如果肾囊性发育不良为单侧的,或者是双侧的但症状较轻,则胎儿也有小概率能存活。在这种情况下应该考虑继续妊娠和(或)使用维持胎儿生存的药物。

有意义的特点

作为一种神经管闭合障碍性疾病,令人惊讶的是并没有发现 MKS 患者中合并脊柱裂的报道。有趣的是,MKS 临床表现的变异性较大,甚至家族内部携带相同致病基因的患者都可能有不同的临床表现[51]。遗传修饰可以解释其中一部分变异,但 2 个患有 MKS 的同卵双胞胎出现显著临床表现差异的情况表明,其他非遗传因素在该疾病的发生、发展中也具有重要的作用[5]。

遗传学

MKS 是一类遗传异质性疾病。目前找到的可引起此疾病的致病基因有 10 个。但这些致病基因只能解释约 50% 进入英国利兹市 MKS 队列研究中的患者,所以很清楚的是还有一些未被发现的致病基因[52]。要找到其余致病基因可能是件具有挑战性的工作,因为单个家庭中的"私人突变"(private mutations)可能占比很大,而复杂的"双基因"和"三基因"遗传也可能是使 MKS 致病基因难以确定的原因。目前已知的致病基因如下。

(1) *MKS1* 基因——MKS1 蛋白[53]。

(2) *MKS2* 基因——TMEM216 蛋白[51]。

(3) *MKS3* 基因——TMEM67/meckelin 蛋白[54]。

(4) *MKS4* 基因——CEP290 蛋白[55]。

(5) *MKS5* 基因——RPGRIP1 样(RPGRIP1L)蛋白[56]。

(6) *MKS6* 基因——CC2D2A 蛋白[57]。

(7) *MKS7* 基因——nephrocystin-3 蛋白[58]。

(8) *MKS8* 基因——TCTN2 蛋白[59]。

(9) *MKS9* 基因——B9D1 蛋白[60]。

(10) *MKS10* 基因——B9D2 蛋白[61]。

7%的 MKS 患者存在 *MKS1* 基因突变,约 70%的芬兰 MKS 患者存在 *MKS1* 基因突变。绝大部分 *MKS1* 基因突变的芬兰 MKS 患者都有一个所谓的共同的"主芬兰(Finn major)"突变(MKS1 IVS15-7_35del)。该突变被认为由芬兰人的同一个祖先遗传而来[62]。"主芬兰"突变导致的 MKS 患者常出现显著的骨骼受累且与 MKS 患者的"短指发育不良"密切相关。在一项研究中,有学者发现 8 名"主芬兰"突变患者中有 6 名患者存在长骨缩短和弯曲,这在其他基因突变引起的 MKS 病例中要少见得多[10]。*MKS1* 基因突变的患者大部分可以合并多指和枕部脑膨出。在 Auber 等人[10]的研究中发现,所有 *MKS1* 基因突变的患者都有典型的 MKS 三联征并伴有肝导管发育不良。与 *MKS1* 基因突变相比,*TMEM67/MKS3* 基因突变导致的 MKS 综合征患者多指畸形和中枢神经系统畸形的发生率较低[31]。在另一项研究中发现,12 例 *MKS1* 基因突变患者中有 5 例合并骨发育不良和腭裂,有 2 例存在内脏转位,这在由其他基因导致的 MKS 患者中不太常见[62]。在英国利兹市 MKS 患者的队列研究中也发现了类似的基因型-表型相关性[52]。

目前已知的 MKS 致病基因的双等位突变也可导致其他相关的纤毛病。*TMEM216*(*MKS2*)基因突变也与朱伯特综合征的发生相关[51]。*TMEM67*(*MKS3*)基因突变与朱伯特综合征[63]、COACH 综合征(小脑蚓部发育不良/发育不全、智力缺陷、先天性共济失调、眼缺损和肝纤维化)[64]、肾消耗病[65],以及一种兼具多囊肾、朱伯特综合征和肾消耗病特征的疾病[65]相关。*CEP290*(*MKS4*)基因纯合突变可以出现在肾消耗病[66]、Senior-Løken 综合征、朱伯特综合征[67]、BBS[68]和莱伯先天性黑矇(Leber congenital amaurosis)患者中[69]。*RPGRIP1L*(*MKS5*)基因纯合突变与朱伯特综合征[56,70]和 COACH 综合征[71]有关。*MKS7* 基因的纯合突变也可导致肾消耗病[72],而 *CC2D2A*(*MKS6*)基因突变可导致朱伯特综合征[73]和 COACH 综合征[71]。在朱伯特综合征患者中也可出现 *TCTN2*(*MKS8*)基因突变[74]。

相关纤毛缺陷①

MKS1、TMEM216（MKS2）和 meckelin/TMEM67（MKS3）蛋白在中心体迁移中发挥重要作用。缺乏 MKS1、TMEM216 或 meckelin 蛋白的细胞要么因中心体和其中的中心粒不能迁移到细胞顶面作为基体而不能形成初级纤毛[64,75]，要么具有多个中心粒、多根纤毛和较长的纤毛[76]。

MKS1 蛋白可在纤毛基体与 B9D1（MKS9）[77]、TCTN2（MKS8）和 CC2D2A（MKS6）蛋白相互作用，调节参与神经管和肢体发育的 Hh 信号[74]。如果上述蛋白质中的任何一种发生突变或丢失，Hh 信号通路就会受到影响。

纤毛缺陷的生理学影响

由于 MKS 致病基因突变而导致的纤毛功能丧失会破坏人体发育。这是因为纤毛是细胞信号转导的中心，在组织细胞分裂、迁移、组织排布（tissue patterning）和器官发生中至关重要。Hh 信号通路能调控神经管发育和肢体形成，因此 MKS 的多指和神经管闭合缺陷（枕部脑膨出、中线缺陷如小脑蚓部发育不全）的发生都可直接归因于基因突变导致发育中的神经管和肢体中纤毛功能丧失而造成的 Hh 信号异常。

初级纤毛也被认为是细胞感知液体流动的感受器，能测量肾脏中尿液和中枢神经系统中脑脊液的流速，并通过调节细胞增殖来对液体流动做出响应。当初级纤毛缺陷时，肾小管中的上皮细胞无法根据液体流动情况恰当地调节组织生长，从而导致肾囊肿[78]。这是由于 PCP 分裂的缺陷，导致细胞纵向生长迟缓和以横向生长为主，最终造成上皮囊肿形成[79]。胚节中动纤毛机械感受的缺陷，以及周围检测液体流动、传递适当发育信号的初级纤毛的缺陷均被认为是导致 MKS 和其他纤毛病内脏反位等器官位置异常的原因。室管膜细胞上动纤毛的缺陷被认为减缓了脑脊液的流动，从而导致脑积水和其他中枢神经系统缺陷[80,81]。

胆道的胆管细胞上的纤毛也是化学传感器，它通过 Ca^{2+} 和 cAMP 信号来感知胆汁的渗透压或胆囊核苷酸浓度，以此来调节胆汁分泌和胆囊上皮细胞的增殖[82-84]。因此，纤毛缺失引起 MKS 患者肝门区的异常增生。

临床治疗

患有该病的患儿几乎总是在子宫内或出生后几个小时内死亡，主要的死亡原因是严重的产前肾功能不全引起的肺发育不全——最终导致呼吸功能不全。出生后能存活的患儿通常只出现轻度肾发育不良，肾脏功能没有严重受损或继发性地影响肺发育。出生后能活得更长常是因为其中枢神经系统缺陷相对轻微[无枕部脑膨出或脑膨出不含脑实质，和（或）出现轻度脑积水但可通过分流术纠正]。脑膨出患者常不能存活，尤其是当很少的

---

① 根据目前的文献，MKS 致病基因所编码的蛋白质 B9D1、B9D2、CC2D2A、CEP290、MKS1、RPGRIP1L、TCTN2、TMEM67 和 TMEM216 均为纤毛过渡区（transition zone）的结构组分。——审校者注

脑组织膨出表面时[85]。

MKS 患者最长的生存记录来自一名没有枕部脑膨出(虽然存在丹迪-沃克畸形)但具有所有 MKS 典型症状和体征的男孩,他最终存活了 43 个月。该患儿一直存在轻度囊性肾发育不良,在 37 个月时才开始出现肾功能不全并逐渐恶化,直到 43 个月时因肺炎和肾功能衰竭而死亡[22]。在另一研究中,作者描述了 2 名患有 MKS 的兄弟姐妹,其中 1 名患儿因严重的双侧囊性肾发育不良和严重的脑积水在出生后 3 小时内死亡,另一名患儿存活了 28 个月。第二个患儿由于存在相对轻微的肾脏发育不良且无枕部脑膨出(尽管存在脑积水和小脑蚓部发育不良),采用脑室-心房分流术治疗脑积水才使寿命得以延长。同时,患儿在出生后得到新生儿复苏、机械通气和纠正代谢性酸中毒处理。呼吸窘迫在患儿出生后反复出现,最终该患儿在 28 个月时死于肺炎和进行性肾功能下降[29]。

另一个出生后存活的 MKS 患儿是名男孩,合并轴后多指畸形、全身肿胀、囊性肾、轻微小头畸形和枕部大囊性膨出。婴儿存活至 5 个月。患儿存活的原因是枕部囊肿内不含脑组织,并且在患者枕部囊肿早期便通过介入治疗避免了脑膨出。这个患儿因为反复发作的呼吸暂停而死亡,他的兄弟姐妹也是如此,每天予三剂氨茶碱才能成功地控制其存在的呼吸困难[14]。相似地,Kaplan 等人[50]描述了 1 例合并枕部脑膨出和单侧多囊肾的患者。患者经早期手术治疗了脑膨出,肾脏功能未受影响,这使患者生存了 5 个月。Paavola 及其同事报告了一些 MKS 病例,大部分患者均在产前或出生时死亡,其中 1 例患者存活了 18 个月。该存活的患儿具有 MKS 所有的主要特征,包括枕部脑膨出(出生后成功实施了修补)和囊性肾(出生后没有立刻严重影响肾功能)。患者成功渡过了严重的呼吸暂停,在没有其他医疗干预的情况下存活了 18 个月。患者最终的死亡原因尚不明确[86]。

由于许多患者合并的肾功能损害程度较轻,因此可能被归类为"非典型"MKS。在大多数情况下,患儿得以存活主要归因于患者的肾脏发育异常没有损害患者的肾功能,或在出生前肺部发育没有受到肾脏发育异常的影响。尽管上述异常可能不会严重到在出生时立即导致死亡,但不管治疗与否,它们都会不可避免地恶化,最终导致患儿因肾衰竭和(或)支气管肺炎而死亡。未出现脑组织膨出,或者出现脑组织膨出但早期手术关闭脑膨出和(或)采用分流术治疗脑积水可以显著延长患者的寿命。任何针对中枢神经系统缺陷的治疗都是最有价值的治疗,都应该及时提供给 MKS 患者,以延长其生命。

对于所有 MKS 患者——足月前终止妊娠、足月后存活或者出生后存活的,都应向其父母提供遗传咨询,告知其胎儿畸形的原因以及之后妊娠生出患病孩子的概率。如果在出生前 MKS 的诊断成立,应该及时给胎儿父母提供产前咨询,让父母了解与 MKS 相关的风险并让父母做出是否继续妊娠的决定。许多父母会选择人工终止妊娠,虽然有时出于法律、道德或宗教原因而无法终止妊娠,此时也应该终止妊娠。

在流产或患儿死亡后,应给患儿父母提供进一步的咨询,以帮助父母在关于是否进行尸检和捐赠血液样本进行基因检测方面做出决策。遗传咨询师应解释尸检的价值与益处,尸检可有助于将来妊娠时对胎儿的诊断和遗传咨询。同时,还可对患儿、患儿父母和其他没有患病的兄弟姐妹提供的 DNA 样本进行基因检测,确认是否存在 10 个已知 MKS

致病基因突变中的基因。如果发现致病基因,则将来妊娠时可以快速对胎儿做出诊断,并确定未患病子女是否为携带者,以便他们达到生育年龄时选择是否进行风险评估。如果未发现已知的 MKS 致病基因突变,则此患者的 DNA 样本将会给未来研究中新的 MKS 致病基因的鉴定提供重要价值。提取用于研究的 DNA 样品时,必须遵守当地伦理委员会、机构审查委员会制定的指南或相关规定,以及《世界医学协会道德守则》(*Code of Ethics of the World Medical Association*)[赫尔辛基宣言(*Declaration of Helsinki*)]中对涉及人体的研究的道德原则。

(胡舟扬 李新华 译)

参考文献

[1] Meckel,J. 1882. Beschreibung zweier, durch sehr ähnliche Bildungsabweichungen entstellter Geschwister. *Deutsch Arch Physiol* 7, 99 - 172.

[2] Gruber, G. 1934. Beitrage zur frage "gekoppelter" Miszbildungen (Akrocephalosyndactylie und Dysencephalia splanchnocystica). *Beitrage Zur Pathologischen Anatomie Und Zur Allgemeinen Pathologie* 93, 459 - 476.

[3] Opitz, J. & Howe, J. 1969. The Meckel syndrome (dysencephalia splanchnocystica, the Gruber syndrome), in *Malformation Syndromes*, ed. by Bergsma D. Elsevier: New York, pp 167 - 179.

[4] Fraser, F. C. & Lytwyn, A. 1981. Spectrum of anomalies in the Meckel syndrome, or maybe there is a malformation syndrome with at least one constant anomaly. *Am J Med Genet* 9, 67 - 73.

[5] Hsia, Y. E., Bratu, M. & Herbordt, A. 1971. Genetics of Meckel syndrome (dysencephalia-splanchnocystica). *Pediatrics* 48, 237 - 247.

[6] Mecke, S. & Passarge, E. 1971. Encephalocele, polycystic kidneys and polydactyly as an autosomal recessive trait simulating certain other disorders — Meckel syndrome. *Annales De Genetique* 14, 97 - 103.

[7] Salonen, R. 1984. The Meckel syndrome — clinicopathological findings in 67 patients. *Am J Med Genet* 18, 671 - 689.

[8] Kompanje, E. J. O. 2003. Features described and illustrated in 1684 suggesting Meckel-Gruber syndrome. *Pediatr Dev Pathol* 6, 595 - 598.

[9] Krahe, C. 1684. The description of a monstrous child. *Phil Trans* 14, 599.

[10] Auber, B., Burfeind, P., Herold, S., Schoner, K., Simson, G., Rauskolb, R., et al. 2007. A disease causing deletion of 29 base pairs in intron 15 in the MKS1 gene is highly associated with the campomelic variant of the Meckel-Gruber syndrome. *Clin Genet* 72, 454 - 459.

[11] Martinezfrias, M. L., Bermejo, E., Cereijo, A., Sanchez, M., Lopez, M. & Gonzalo, C. 1991. Epidemiological aspects of Mendelian syndromes in a Spanish population sample. II—autosomal recessive malformation syndromes. *Am J Med Genet* 38, 626 - 629.

[12] Young, I. D., Rickett, A. B. & Clarke, M. 1985. High - incidence of Meckels syndrome in Gujarati Indians. *J Med Genet* 22, 301 - 304.

[13] Lurie, I. W., Prytkov, A. N. & Meldere, L. V. 1984. Meckel syndrome in different populations. *Am J Med Genet* 18, 661 - 669.

[14] Schurig, V., Bowen, P., Harley, F. & Schiff, D. 1980. The Meckel syndrome in the Hutterites. *Am J Med Genet* 5, 373 - 381.

[15] Salonen, R. & Norio, R. 1984. The Meckel syndrome in Finland: Epidemiologic and genetic aspects. *Am J Med Genet* 18, 8.

[16] Moerman, P., Verbeken, E., Fryns, J. P., Goddeeris, P. & Lauweryns, J. M. 1982. The Meckel syndrome-pathological and cytogenetic observations in 8 cases. *Hum Genet* 62, 240 - 245.

[17] Teebi, A. S., Alsaleh, Q. A. & Odeh, H. 1992. Meckel syndrome and neural - tube defects in Kuwait. *J Med Genet* 29, 140 - 140.

[18] Alawadi, S. A., Moussa, M. A., Naguib, K. K., Farag, T. I., Teebi, A. S., Elkhalifa, M. et al. 1985. Consanguinity among the Kuwaiti population. *Clin Genet* 27, 483 - 486.

[19] Al-Nassar, K., Kelly, C. & El-Kazimi, A. 1989. Patterns of consanguinity in the population of Kuwait. *Am J Hum Genet* 45(suppl 4), A0915.

[20] Teebi, A. S. & Teebi, S. A. 2005. Genetic diversity among the Arabs. *Community Genet* 8, 21 - 26.

[21] Zlotogora, J. 1997. Genetic disorders among Palestinian Arabs. 2. Hydrocephalus and neural tube defects. *Am J Med Genet* 71, 33 - 35.

[22] Genuardi, M., Dionisivici, C., Sabetta, G., Mignozzi, M., Rizzoni, G., Cotugno, G., et al. 1993. Cerebro-reno-digital (Meckel-like) syndrome with Dandy-Walker malformation, cystic kidneys, hepatic fibrosis and polydactyly. *Am J Med Genet* 47, 50 - 53.

[23] Sergi, C., Adam, S., Kahl, P. & Otto, H. F. 2000. Study of the malformation of ductal plate of the liver in Meckel syndrome and review of ether syndromes presenting with this anomaly. *Pediatr Dev Pathol* 3, 568 - 583.

[24] Majewski, F., Stoss, H., Goecke, T. & Kemperdick, H. 1983. Are bowing of long tubular bones and preaxial polydactyly signs of the Meckel syndrome? *Hum Genet* 65, 125 - 133.

[25] Simpson, J., Mills, J., Rhoads, G., Cunningham, G., Conley, M., Hoffman, H. 1991. Genetic heterogeneity in neural tube defects. *Ann Genet* 34, 279 - 286.

[26] Vanallen, M. I., Kalousek, D. K., Chernoff, G. F., Juriloff, D., Harris, M., Mcgillivray, B. C., et al. 1993. Evidence for multisite closure of the neural-tube in humans. *Am J Med Genet* 47, 723 - 743.

[27] Dandy, W. E. & Blackfan, K. D. 1914. Internal hydrocephalus — An experimental, clinical and pathological study. *Am J Dis Child* 8, 406 - 482.

[28] Taggart, J. K. & Walker, A. E. 1942. Congenital atresia of the foramens of Luschka and Magendie. *Arch Neurol Psychiatry* 48, 583 - 612.

[29] Lowry, R. B., Hill, R. H. & Tischler, B. 1983. Survival and spectrum of anomalies in the Meckel syndrome. *Am J Med Genet* 14, 417 - 421.

[30] Pettersen, J. C. 1983. Gross anatomical studies of a newborn with the Meckel syndrome. *Teratology* 28, 157 - 164.

[31] Consugar, M., Kubly, V., Lager, D., Hommerding, C., Wong, W., Bakker, E., et al. 2007. Molecular diagnostics of Meckel - Gruber syndrome highlights phenotypic differences between MKS1 and MKS3. *Hum Genet* 121, 591 - 599.

[32] Wright, C., Healicon, R., English, C. & Burn, J. 1994. Meckel syndrome — what are the minimum diagnostic criteria? *J Med Genet* 31, 482 - 485.

[33] Verjaal, M., Meyer, A. H., Beckerbloemkolk, M. J., Leschot, N. J., Weduwen, J. J. D. & Gras, J. 1980. Oligohydramnios hampering prenatal diagnosis of Meckel syndrome. *Am J Med Genet* 7, 85 - 86.

[34] Braithwaite, J. M. & Economides, D. L. 1995. First - trimester diagnosis of Meckel - Gruber syndrome by transabdominal sonography in a low-risk case. *Prenat Diagn* 15, 1168 - 1170.

[35] Sepulveda, W., Sebire, N. J., Souka, A., Snijders, R. J. M. & Nicolaides, K. H. 1997. Diagnosis of the Meckel-Gruber syndrome at eleven to fourteen weeks' gestation. *Am J Obstet Gynecol* 176, 316 - 319.

[36] Pachi, A., Giancotti, A., Torcia, F., Deprosperi, V. & Maggi, E. 1989. Meckel - Gruber syndrome-ultrasonographic diagnosis at 13 weeks gestational age in an at-risk case. *Prenat Diagn* 9, 187 - 190.

[37] Nizard, J., Bernard, J. P. & Ville, Y. 2005. Fetal cystic malformations of the posterior fossa in the first trimester of pregnancy. *Fetal Diagn Ther* 20, 146 - 151.

[38] Kaffe, S., Godmilow, L., Walker, B., Kerenyi, T. D., Beratis, N. G., Ainbender, E., et al. 1976. Prenatal diagnosis of Meckel syndrome. *Pediatr Res* 10, 367 - 367.

[39] Ickowicz, V., Eurin, D., Maugey-Laulom, B., Didier, F., Garel, C., Gubler, M. C., et al. 2006. Meckel - Gruber syndrome: Sonography and pathology. *Ultrasound Obstet Gynecol* 27,

296 - 300.

[40] Souka, A. P. & Nicolaides, K. H. 1997. Diagnosis of fetal abnormalities at the 10-14-week scan. *Ultrasound Obstet Gynecol* 10, 429 - 442.

[41] Wapner, R. J., Kurtz, A. B., Ross, R. D. & Jackson, L. G. 1981. Ultrasonographic parameters in the prenatal diagnosis of Meckel syndrome. *Obstet Gynecol* 57, 388 - 392.

[42] Doherty, D., Glass, I. A., Siebert, J. R., Strouse, P. J., Parisi, M. A., Shaw, D. W. W., et al. 2005. Prenatal diagnosis in pregnancies at risk for Joubert syndrome by ultrasound and MRI. *Prenat Diagn* 25, 442 - 447.

[43] Chao, A., Wong, A. M., Hsueh, C., Chang, Y-L., Wang, T-H. 2005. Integration of imaging and pathological studies in Meckel-Gruber syndrome. *Prenat Diagn* 25, 267 - 268.

[44] Williamson, R. A., Weiner, C. P., Yuh, W. T. C. & Abuyousef, M. M. 1989. Magnetic-resonance imaging of anomalous fetuses. *Obstet Gynecol* 73, 952 - 956.

[45] Quintero, R. A., Abuhamad, A., Hobbins, J. C. & Mahoney, M. J. 1993. Transabdominal thin-gauge embryofetoscopy—a technique for early prenatal diagnosis and its use in the diagnosis of a case of Meckel-Gruber syndrome. *Am J Obstet Gynecol* 168, 1552 - 1557.

[46] Dumez, Y., Dommergues, M., Gubler, M. C., Bunduki, V., Narcy, F., Lemerrer, M., et al. 1994. Meckel-Gruber syndrome—prenatal diagnosis at 10 menstrual weeks using embryoscopy. *Prenat Diagn* 14, 141 - 144.

[47] Chemke, J., Miskin, A., Ravacha, Z., Porath, A., Sagiv, M. & Katz, Z. 1977. Prenatal diagnosis of Meckel syndrome—alpha-feto protein and beta-trace protein in amniotic fluid. *Clin Genet* 11, 285 - 289.

[48] Karmous-Benailly, H., Martinovic, J., Gubler, M. C., Sirot, Y., Clech, L., Ozilou, C., et al. 2005. Antenatal presentation of Bardet-Biedl syndrome may mimic Meckel syndrome. *Am J Hum Genet* 76, 493 - 504.

[49] Lowry, R. B. 1983. Variability in the Smith-Lemli-Opitz syndrome—overlap with the Meckel syndrome. *Am J Med Genet* 14, 429 - 433.

[50] Kaplan, M., Benneriah, Z. & Achiron, R. 1993. Survival in an infant with a prenatally diagnosed Meckel syndrome variant. *Am J Perinatol* 10, 172 - 174.

[51] Valente, E. M., Logan, C. V., Mougou-Zerelli, S., Lee, J. H., Silhavy, J. L., Brancati, F., et al. 2010. Mutations in TMEM216 perturb ciliogenesis and cause Joubert, Meckel and related syndromes. *Nat Genet* 42, 619 - 625.

[52] Szymanska, K., Berry, I., Logan, C., Cousins, S., Lindsay, H., Jafri, H., et al. 2012. Founder mutations and genotype-phenotype correlations in Meckel-Gruber syndrome and associated ciliopathies. *Cilia* 1, 18.

[53] Kyttala, M., Tallila, J., Salonen, R., Kopra, O., Kohlschmidt, N., Paavola-Sakki, P., et al. 2006. MKS1, encoding a component of the flagellar apparatus basal body proteome, is mutated in Meckel syndrome. *Nat Genet* 38, 155 - 157.

[54] Smith, U. M., Consugar, M., Tee, L. J., Mckee, B. M., Maina, E. N., Whelan, S., et al. 2006. The transmembrane protein meckelin (MKS3) is mutated in Meckel-Gruber syndrome and the wpk rat. *Nat Genet* 38, 191 - 196.

[55] Baala, L., Audollent, S., Martinovic, J., Ozilou, C., Babron, M.-C., Sivanandamoorthy, S., et al. 2007a. Pleiotropic effects of CEP290 (NPHP6) mutations extend to Meckel syndrome. *Am J Hum Genet* 81, 170 - 179.

[56] Delous, M., Baala, L., Salomon, R., Laclef, C., Vierkotten, J., Tory, K., et al. 2007. The ciliary gene RPGRIP1L is mutated in cerebello-oculo-renal syndrome (Joubert syndrome type B) and Meckel syndrome. *Nat Genet* 39, 875 - 881.

[57] Tallila, J., Jakkula, E., Peltonen, L., Salonen, R. & Kestilä, M. 2008. Identification of CC2D2A as a Meckel syndrome gene adds an important piece to the ciliopathy puzzle. *Am J Hum Genet* 82, 1361 - 1367.

[58] Bergmann, C., Fliegauf, M., Bruchle, N. O., Frank, V., Olbrich, H., Kirschner, J., et al.

2008. Loss of nephrocystin-3 function can cause embryonic lethality, Meckel-Gruber-like syndrome, situs inversus, and renal-hepatic-pancreatic dysplasia. *Am J Hum Genet* 82, 959–970.

[59] Shaheen, R., Faqeih, E., Seidahmed, M. Z., Sunker, A., Alali, F. E., Alqahtani, K., et al. 2011. A TCTN2 mutation defines a novel Meckel Gruber syndrome locus. *Hum Mutat* 32, 573–578.

[60] Hopp, K., Heyer, C. M., Hommerding, C. J., Henke, S. A., Sundsbak, J. L., Patel, S., et al. 2011. B9D1 is revealed as a novel Meckel syndrome (MKS) gene by targeted exon-enriched next-generation sequencing and deletion analysis. *Hum Mol Genet* 20, 2524–2534.

[61] Dowdle, W. E., Robinson, J. F., Kneist, A., Sirerol-Piquer, M. S., Frints, S. G. M., Corbit, K. C., et al. 2011. Disruption of a ciliary B9 protein complex causes Meckel syndrome. *Am J Hum Genet* 89, 94–110.

[62] Khaddour, R., Smith, U., Baala, L., Martinovic, J., Clavering, D., Shaffiq, R., et al. 2007. Spectrum of MKS1 and MKS3 mutations in Meckel syndrome: A genotype-phenotype correlation. Mutation in brief ♯960. Online. *Hum Mutat* 28, 523–524.

[63] Baala, L., Romano, S., Khaddour, R., Saunier, S., Smith, U. M., Audollent, S., et al. 2007b. The Meckel-Gruber syndrome gene, MKS3, is mutated in Joubert syndrome. *Am J Hum Genet* 80, 186–194.

[64] Brancati, F., Iannicelli, M., Travaglini, L., Mazzotta, A., Bertini, E., Boltshauser, E., et al. 2009. MKS3/TMEM67 mutations are a major cause of COACH syndrome, a Joubert syndrome related disorder with liver involvement. *Hum Mutat* 30, E432–E442.

[65] Gunay-Aygun, M., Parisi, M. A., Doherty, D., Tuchman, M., Tsilou, E., Kleiner, D. E., et al. 2009. MKS3–related ciliopathy with features of autosomal recessive polycystic kidney disease, nephronophthisis, and Joubert syndrome. *J Pediatr* 155, 386–392.

[66] Chang, B., Khanna, H., Hawes, N., Jimeno, D., He, S., Lillo, C., et al. 2006. In-frame deletion in a novel centrosomal/ciliary protein CEP290/NPHP6 perturbs its interaction with RPGR and results in earlyonset retinal degeneration in the rd16 mouse. *Hum Mol Genet* 15, 1847–1857.

[67] Sayer, J., Otto, EA., O'Toole JF, Nurnberg G, Kennedy MA, Becker C, et al. 2006. The centrosomal protein nephrocystin-6 is mutated in Joubert syndrome and activates transcription factor ATF4. *Nat Genet* 38, 674–681.

[68] Leitch, C. C., Zaghloul, N. A., Davis, E. E., Stoetzel, C., Diaz-Font, A., Rix, S., et al. 2008. Hypomorphic mutations in syndromic encephalocele genes are associated with Bardet-Biedl syndrome. *Nat Genet* 40, 443–448.

[69] Den Hollander, A. I., Koenekoop, R. K., Yzer, S., Lopez, I., Arends, M. L., Voesenek, K. E. J., et al. 2006. Mutations in the CEP290 (NPHP6) gene are a frequent cause of Leber congenital amaurosis. *Am J Hum Genet* 79, 556–561.

[70] Arts, H. H., Doherty, D., Van Beersum, S. E. C., Parisi, M. A., Letteboer, S. J. F., Gorden, N. T., et al. 2007. Mutations in the gene encoding the basal body protein RPGRIP1L, a nephrocystin-4 interactor, cause Joubert syndrome. *Nat Genet* 39, 882–888.

[71] Doherty, D., Parisi, M. A., Finn, L. S., Gunay-Aygun, M., Al-Mateen, M., Bates, D., et al. 2010. Mutations in 3 genes (MKS3, CC2D2A and RPGRIP1L) cause COACH syndrome (Joubert syndrome with congenital hepatic fibrosis). *J Med Genet* 47, 8–21.

[72] Olbrich, H., Fliegauf, M., Hoefele, J., Kispert, A., Otto, E., Volz, A., et al. 2003. Mutations in a novel gene, NPHP3, cause adolescent nephronophthisis, tapeto-retinal degeneration and hepatic fibrosis. *Nat Genet* 34, 455–459.

[73] Gorden, N. T., Arts, H. H., Parisi, M. A., Coene, K. L. M., Letteboer, S. J. F., Van Beersum, S. E. C., et al. 2008. CC2D2A is mutated in Joubert syndrome and interacts with the ciliopathy-associated basal body protein CEP290. *Am J Hum Genet* 83, 559–571.

[74] Sang, L. Y., Miller, J. J., Corbit, K. C., Giles, R. H., Brauer, M. J., Otto, E. A., et al. 2011. Mapping the NPHP-JBTS-MKS protein network reveals ciliopathy disease genes and pathways.

Cell 145，513‐528.

[75] Dawe，H. R.，Smith，U. M.，Cullinane，A. R.，Gerrelli，D.，Cox，P.，Badano，J. L.，et al. 2007. The Meckel‐Gruber syndrome proteins MKS1 and meckelin interact and are required for primary cilium formation. *Hum Mol Genet* 16，173‐186.

[76] Tammachote，R.，Hommerding，C. J.，Sinders，R. M.，Miller，C. A.，Czarnecki，P. G.，Leightner，A. C.，et al. 2009. Ciliary and centrosomal defects associated with mutation and depletion of the Meckel syndrome genes MKS1 and MKS3. *Hum Mol Genet* 18，3311‐3323.

[77] Bialas，N. J.，Inglis，P. N.，Li，C. M.，Robinson，J. F.，Parker，J. D. K.，Healey，M. P.，et al. 2009. Functional interactions between the ciliopathy‐associated Meckel syndrome 1（MKS1）protein and two novel MKS1‐related（MKSR）proteins. *J Cell Sci* 122，611‐624.

[78] Nauli，S. M.，Alenghat，F. J.，Luo，Y.，Williams，E.，Vassilev，P.，Lil，X. G.，et al. 2003. Polycystins 1 and 2 mediate mechanosensation in the primary cilium of kidney cells. *Nat Genet* 33，129‐137.

[79] Simons，M.，Gloy，J.，Ganner，A.，Bullerkotte，A.，Bashkurov，M.，Kronig，C.，et al. 2005. Inversin，the gene product mutated in nephronophthisis type II，functions as a molecular switch between Wnt signaling pathways. *Nat Genet* 37，537‐543.

[80] Mcgrath，J.，Somlo，S.，Makova，S.，Tian，X. & Brueckner，M. 2003. Two populations of node monocilia initiate left‐right asymmetry in the mouse. *Cell* 114，61‐73.

[81] Nonaka，S.，Tanaka，Y.，Okada，Y.，Takeda，S.，Harada，A.，Kanai，Y.，et al. 1998. Randomization of left‐right asymmetry due to loss of nodal cilia generating leftward flow of extraembryonic fluid in mice lacking KIF3B motor protein. *Cell* 95，829‐837.

[82] Gradilone，S. A.，Masyuk，A. I.，Splinter，P. L.，Banales，J. M.，Huang，B. Q.，Tietz，P. S.，et al. 2007. Cholangiocyte cilia express TRPV4 and detect changes in luminal tonicity inducing bicarbonate secretion. *Proc Natl Acad Sci U.S.A.* 104，19138‐19143.

[83] Masyuk，A. I.，Masyuk，T. V.，Splinter，P. L.，Huang，B. Q.，Stroope，A. J. & Larusso，N. F. 2006. Cholangiocyte cilia detect changes in luminal fluid flow and transmit them into intracellular Ca^{2+} and cAMP signaling. *Gastroenterology* 131，911‐920.

[84] Masyuk，A. I.，Gradilone，S. A.，Banales，J. M.，Huang，B. Q.，Masyuk，T. V.，Lee，S. O.，et al. 2008. Cholangiocyte primary cilia are chemosensory organelles that detect biliary nucleotides via P.2Y（12）purinergic receptors. *Am J Physiol*，*Gastrointestinal Liver Physiol* 295，G725‐G734.

[85] Budorick，N. E.，Pretorius，D. H.，Mcgahan，J. P.，Grafe，M. R.，James，H. E. & Slivka，J. 1995. Cephalocele detection in utero—sonographic and clinical features. *Ultrasound Obstet Gynecol* 5，77‐85.

[86] Paavola，P.，Salonen，R.，Baumer，A.，Schinzel，A.，Boyd，P. A.，Gould，S.，et al. 1997. Clinical and genetic heterogeneity in Meckel syndrome. *Hum Genet* 101，88‐92.

肾消耗病

Nephronophthisis

Shalabh Srivastava, John A. Sayer

病名由来

肾消耗病(nephronophthisis，NPHP)也可称为青少年肾消耗病或家族性青少年肾消耗病。肾消耗病——nephronophthisis 字面上的意思是"肾单位的衰竭"。NPHP 组织病理学的特点是慢性肾小管间质性肾炎，最终导致肾单位脱落、皮质髓质交界处和髓质内多个大小不一的囊肿形成。该疾病是一种常染色体隐性遗传病。患者一般会在 30 岁之前发展为 ESRF。NPHP 涉及的基因编码的蛋白被统称为"nephrocystins 蛋白"。nephrocystins 蛋白定位于初级纤毛轴丝和基体，因此 NPHP 可归为纤毛病。

1951 年，Fanconi 首次提出了"家族性青少年肾消耗病"这一术语[1]。然而，在早期这种疾病也依其表现被称为"特发性实质性收缩肾"。随后，一系列被报道的病例中也依其表现将该疾病贴以"髓质囊性肾病"的标签。1967 年《新英格兰医学杂志》(*New England Journal of Medicine*)上的一篇文章详细描述了青少年肾消耗病和髓质囊性肾病，并指出两者几乎具有完全相同的表现[2]，然而，即使组织病理学改变相同，也并不意味着两者可以被视为同一种疾病。但是，需要牢记的是，髓质囊性肾病是常染色体显性遗传，而NPHP 是常染色体隐性遗传。

流行病学

据估计，在美国和加拿大，在存活新生儿中 NPHP 的发病率分别是 $9/(8.3 \times 10^6)$ 和 $1/50\ 000$[3]。一项芬兰的研究报道在存活新生儿中 NPHP 的发病率约为 $1/60\ 000$ [4]。在小于 30 岁的患者中，NPHP 是导致 ESRF 的最常见的遗传病[5]，占 ESRF 患儿的 10%～15%。

临床特点

儿童典型的 NPHP 在 6 岁左右发病，临床表现为多尿、继发性遗尿、多饮和嗜睡(继发于贫血)[6]。这些症状继发于肾性钠的丢失和肾脏尿液浓缩功能丢失。患者的这些症状与肾皮质集合管功能障碍有关且并不是 NPHP 独有的临床表现[7]。肾脏超声检查可发现大小正常的肾脏或缩小的肾脏，肾脏回声增强，皮质髓质囊肿形成[8]。

NPHP 有一种更罕见的 NPHP 婴儿变体，儿童在 3 岁时便出现 ESRF，肾脏超声检查显示肾囊性增大[9]。然而，NPHP 也可能直到患者成年期才被诊断出来[10,11]。

表型范围

由于 NPHP 临床表现广泛,通常将其分为婴儿型、少儿型和青少年型。

婴儿型 NPHP 可能被定义为早期出现(小于 5 岁)ESRF。胎儿的产前表现可能很明显,合并胎儿少尿和羊水过少[12]。婴儿型 NPHP 特有的相关肾外特征包括严重的早发性高血压、内脏转位和室间隔缺损[13]。

少儿型 NPHP 的 ESRF 的发病年龄平均为 12 岁。在儿童期早期(4~6 岁),患者多尿和多饮的症状(以及钠丢失)很明显,伴随尿渗透压降低(清晨尿<400 mosm/kg)且对去氨加压素治疗没有反应。这也可能是生长迟缓的证据(继发于盐消耗、脱水和肾功能不佳)。但是,通常没有(或者具有微量)血尿和蛋白尿。

青少年型 NPHP 的 ESRF 的平均发病时间稍晚,通常为 15 岁[14]。不过分子遗传学的进步使得这些临床表现的差别不那么重要了。婴儿型 NPHP 的临床表现可能与包括常染色体隐性多囊性肾病(autosomal recessive polycystic kidney disease,ARPKD)和口-面-指综合征在内的其他严重的儿童囊性肾病类似。

NPHP 的一个关键特征与肾外表现相关,这可出现在 10%~15% 的患者中[15]。最多见的肾外特征是视网膜变性,但多种其他相关特征,包括小脑蚓部发育不全(见于朱伯特综合征)、枕部脑膨出(见于梅克尔-格鲁伯综合征)、肝纤维化、内脏转位、支气管扩张和骨骼发育异常可能很明显[15]。表 8.1 列出了一些与 NPHP 相关的罕见综合征。

表 8.1　NPHP 相关综合征

综 合 征	肾外的临床特点	其他的特征
阿尔斯特雷姆综合征	渐进性视锥-视杆细胞营养不良导致失明,感音神经性耳聋,与高胰岛素血症相关的儿童肥胖和 2 型糖尿病	扩张型心肌病
Arima 综合征	小脑蚓部发育不全,眼睛异常	肝病
COACH 综合征(朱伯特综合征的亚类)	小脑蚓部发育不全/轻瘫,少尿症(智力低下),共济失调,眼缺损,肝纤维化	
Cogan 动眼失用症	完全缺乏或者缺乏水平向的自主性眼球运动	
埃利伟综合征	以短肢、短肋、轴后多指、指甲和牙齿发育不良为特点的骨骼发育异常	
热纳综合征(窒息性胸廓发育不全综合征)	以胸廓严重狭小,四肢、身材矮小和多指为特点的软骨发育不良性疾病	肝病,视网膜变性,胰腺囊肿
朱伯特综合征	小脑蚓部发育不全,以呼吸运动失调和智力低下为特点的神经系统症状	视网膜营养不良,肾脏异常
梅克尔-格鲁伯综合征	中枢神经系统畸形(包括枕部脑膨出)和肝异常,包括肝门纤维化或导管增生	多指,轴后多指最常见
RHYNS综合征	视网膜色素变性,垂体功能低下和轻度骨骼发育不良	

续　表

综　合　征	肾外的临床特点	其他的特征
Senior-Løken综合征	莱伯先天性黑矇	
森森布伦纳综合征（颅骨外胚层发育不良）	骨骼异常，包括颅骨前突、胸廓狭窄、四肢短小、短指/趾和外胚层缺陷	肝纤维化，心脏缺陷和视网膜色素变性

诊断

　　NPHP 的诊断主要依赖于可疑的临床表现（图 8.1）。患者可能会出现在各种科室，而不仅仅见于儿科或肾内科。首先应对 NPHP 患者进行无创性的检查。诊断 NPHP 的必要特征（关键、核心特征）包括多尿、烦渴史以及继发性遗尿。儿童期或晚年随时都可能出现肾功能不全/肾衰竭的并发症，如恶心、呕吐、瘙痒、易疲倦（贫血）和生长迟缓。

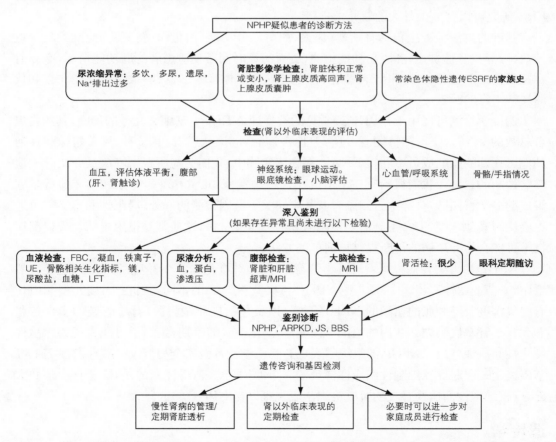

图 8.1　NPHP 疑似病例的诊断方法。ARPKD，常染色体隐性遗传性多囊性肾病；BBS，巴尔得-别德尔综合征；CKD，慢性肾病；ESRF，终末期肾衰竭；FBC，全血计数；JS，朱伯特综合征；LFT，肝功能检查；MRI，磁共振成像；NPHP，肾消耗病；RRT，肾替代治疗；UE，尿素和电解质

来源：Roslyn J. Simms, AnnMarie Hynes, Lorraine Eley, and John A. Sayer, Nephronophthisis: a genetically diverse ciliopathy, *International Journal of Nephrology*, Volume 2011. Copyright © 2011 Roslyn J. Simms et al., reproduced under the Creative Commons Attribution License.

诊断任何遗传性疾病，详细的家族史都是必要的。患者可能有肾脏疾病家族史（通常为常染色体隐性遗传）和家族中近亲结婚的情况。需要关注患者的家谱，特别是近亲结婚的家庭，在这些家庭中隐性遗传病，如 NPHP，可能表现为常染色体显性遗传模式[11]。

临床检查应包括血压评估和观察患者是否存在视网膜色素沉着、异常眼动和多指畸形等肾外的临床表现。

常规检查应包括尿试纸检测。通常，可以观察到患者具有少量尿蛋白（<0.5 g/L）和少量尿血。患者清晨的尿液常有助于评估尿渗透压。

应进行腹部和肾脏的超声检查以评估肾脏大小，寻找皮质髓质囊肿、皮质髓质分化，排除肾小管扩张和肝纤维化/脾肿大。

如果患者有任何神经系统症状，可能还需要进行脑 MRI 检查和针对小脑功能评估的全面的神经系统检查。此外，应该对患者进行常规的眼科检测，以寻找轻微的眼缺损、视网膜病变和判断患者是否合并动眼失用症。视觉诱发电位研究可以在新生儿中进行，ERG 研究可以在 8 个月大的婴儿中进行。

基础的血液检查应包括肾功能（尿素、肌酐）、肝功能（白蛋白、转氨酶、胆红素）、全血计数（以寻找肾性贫血）和凝血功能检测（凝血酶原时间可反应患者的肝功能情况，必要时在肾活检之前进行）。如果肾衰竭进展，应进行肾性骨营养不良、甲状旁腺功能亢进和代谢性酸中毒的筛查。

遗传学检测可以用于 NPHP 最常见的类型即 *NPHP1* 基因突变型的诊断，其约占患者总数的 25%。获得知情同意/进行遗传咨询后，应该从患者、其父母、兄弟姐妹和任何其他可找到的家庭成员中获得 DNA。在临床实践中，我们会与所有家庭成员介绍分子遗传学诊断的意义。我们机构有一个由成年肾脏病专家、儿童肾脏病专家和临床遗传学家组成的多学科团队，会详细告知患者及其家属关于基因检测的好处、局限性和意义。可能也会检测其他基因，但考虑到需要检测的基因数量非常多，这通常是很困难的。现代测序技术可能会为此疾病的诊断提供更简单的方法。

NPHP 患者的肾活检可发现肾小管萎缩、间质纤维化和肾小管基底膜缺陷（包括突然增厚、变薄或解体）[7,34,35]。婴儿型 NPHP 与典型 NPHP 的不同之处在于，婴儿型 NPHP 有中等程度肾脏肿胀的典型的 NPHP 表现，以及包括皮质微囊肿、肾小囊腔的囊性扩张和无肾小管基底膜破坏在内的组织学改变[36]。在疾病的晚期，组织学可能表现为弥漫性硬化性间质性肾病。NPHP 的组织学表现和髓质囊性肾病完全相似[5]。最近发现 *FAN1* 基因突变是引起巨核细胞性间质性肾炎的一个原因[37]。值得注意的是，除了存在核肿大外，巨核细胞性间质性肾炎的肾脏组织学表现难以与 NPHP 的区分[38,39]。

遗传学

如前所述，NPHP 是一种常染色体隐性遗传病，目前发现许多基因突变与这种疾病的发生有关。迄今为止，已经找到了此类疾病的 16 个致病基因（表 8.2），大约可以解释 30% 患者的发病原因（表 8.2）[40]。此外，也有若干寡基因突变致病的 NPHP 患者，即除存在某一 NPHP 基因的纯合或复合杂合突变外，还鉴定出第三个等位基因的突变（通常是另一个 NPHP 基因的杂合突变）。这些额外的等位基因突变可能改变患者的临床表现。在一个朱伯特综合征患者的队列研究中发现一些患者携带 *NPHP1* 和 *AHI1*、*NPHP6* 和 *AHI1*，以及 *NPHP1* 和 *NPHP6* 的合并基因突变[41]。*AHI1* 基因可能是 NPHP 患者大脑[41]和视网膜[42]临床表现的特定修饰基因。

表 8.2　NPHP 及相关肾外临床表现的致病基因①

基因（别名）	染色体	蛋　白	突变率[16]	肾外的特征	参考文献
NPHP1	2q13	nephrocystin-1	23%	SLS,JS	[17，18]
INV（*NPHP2*）	9q31	inversin	1%～2%	SLS,HF,VSD,内脏转位	[19]
NPHP3	3q22.1	nephrocystin-3	<1%	SLS,HF,MKS,内脏转位	[14]
NPHP4	1q36.22	nephrocystin-4 或 nephroretinin	2%～3%	SLS	[20，21]
IQCB1（*NPHP5*）	3q21.1	nephrocystin-5 或含有 B1 的 IQ 钙调素结合模体	3%～4%	SLS	[22]
CEP290（*NPHP6*）	12q21.32	中心体蛋白 290	1%	LCA,SLS,JS,MKS,BBS	[23，24]
GLIS2（*NPHP7*）	16q13.3	GLI 样蛋白 2	<0.5%		[25]
RPGRIP1L（*NPHP8*）	16q12.2	RPGRIP1 样蛋白	0.5%	SLS,JS,MKS	[26]
NEK8（*NPHP9*）	17q11.1	NIMA 相关激酶 8	<0.5%	SLS	[27]
SDCCAG8（*NPHP10*）	1q44	血清学明确的结肠癌抗原 8	<0.5%	SLS,BBS 样疾病	[28]
TMEM67（*NPHP11*）	8q22.1	腹膜蛋白 67	<0.5%	JS,HF,MKS	[29]
XPNPEP3（*NPHPL1*）	22q13	X 脯氨酰氨基酞酶 3	<0.5%	心肌病,癫痫发作	[30]
TTC21B（*NPHP12*）	2q24.3	鞭毛内运输蛋白 139	<1%	JS,MKS,BBS,JATD	[31]

① 这些基因编码的蛋白中,目前已知 NPHP1、NPHP4、NPHP5/IQCB1、NPHP6/CEP290、NPHP8/RPGRIP1L 和 NPHP11/TMEM67 是纤毛过渡区的结构组分,而过渡区作为纤毛的扩散屏障行使功能,并参与调节纤毛依赖性的信号转导;NPHP2/INVS/Inversin、NPHP3、NPHP9/NEK8,以及后来发现的 NPHP16/ANKS6 富集在紧邻过渡区的一段被称为 inversin compartment 的纤毛区域,该区域的具体功能尚不清楚,可能与受体等信号分子的周转有关;NPHP12/TTC21B 和 NPHP13/WDR19 分别为 IFT-A 复合物的组分 IFT139 和 IFT144,而 IFT-A 主要参与将纤毛内的膜受体等蛋白质运出纤毛;NPHP15/CEP164 是母中心粒远端附属结构（distal appendage）和纤毛过渡纤维（transition fiber）的结构组分,而过渡纤维对基体在细胞质膜上的锚定和 IFT"列车"的装配都很重要。——审校者注

续 表

基因(别名)	染色体	蛋 白	突变率[16]	肾外的特征	参考文献
WDR19 (NPHP13)	4q14	WD 重复域 19	<1%	颅外胚层发育不良,JS	[32]
ZNF423 (NPHP14)	16q12.1	锌指蛋白 423	<1%	JS,内脏异位	[33]
CEP164 (NPHP15)	11q23.3	164 kDa 中心体蛋白	<1%	SLS	[33]

BBS,巴尔得-别德尔综合征;HF,肝脏纤维化;JATD,热纳窒息性胸廓发育不良综合征;JS,朱伯特综合征;LCA,莱伯先天性黑矇;MKS,梅克尔-格鲁伯综合征;SLS,Senior-Løken 综合征;VSD,室间隔缺损。

一些 NPHP 致病基因的其他值得注意的特征是导致的疾病具有非常广泛的临床表现变异性[43]。例如 CEP290(也称为 NPHP6)基因突变可能导致单发的莱伯先天性黑矇[44]、单发的 NPHP[45]、朱伯特综合征[23],甚至梅克尔-格鲁伯综合征,导致胎儿围产期致死的临床表现[46]。虽然目前还不完全清楚单一基因疾病如何出现诸多临床表现的,但修饰等位基因(modifier alleles)(即可影响其他基因的表达或表型的基因)可能在这个过程中发挥重要作用。

基于聚合酶链反应分析和直接桑格测序的传统遗传学检测方法可检测 NPHP1 基因的纯合或杂合缺失和突变(见于约 25% 的病例)。其他基因可以使用新兴的高通量技术进行测试,例如 DNA 捕获和自动化测序技术。如果可以进行分子遗传学诊断,则没有必要进行肾活检。如果无法进行分子遗传学检测,则可能需要进行肾活检以确认或排除 NPHP。

相关纤毛缺陷

由于所有 NPHP 致病基因编码的蛋白都定位于初级纤毛及其相关结构(基体、中心体)中,这就形成了一个统一的假设——NPHP 属于纤毛病[47]。

每种 nephrocystins 蛋白都表达于纤毛内的现象可以解释导致患者多器官受累的多效性效应。在肾脏内,纤毛被认为在肾小管的尿液流动的机械传感中发挥重要作用[48],但 nephrocystins 蛋白在其中的具体作用尚不清楚。在感光细胞中,nephrocystins 蛋白可能具有维持连接纤毛的功能,若其缺陷会导致视网膜营养不良和变性[47]。

由于 nephrocystins 蛋白是常富含卷曲螺旋和其他蛋白质-蛋白质相互作用结构域的多结构域蛋白质[49],因而被认为属于衔接分子。它们的定位是动态的,可能不仅限于纤毛[23,50]。但是,有很强的证据表明 CEP290 可充当初级纤毛的"守门人",调控蛋白质进入纤毛轴丝[51,52]。最近通过精细的蛋白质-蛋白质相互作用研究,提供了 nephrocystins 蛋白能形成具有独立功能的复合物的证据[53]。这些研究表明,nephrocystins 蛋白 1、4 和 8 作为一个复合物在纤毛顶端行使功能,而 nephrocystins 蛋白 5 和 6 则在中心体发挥功能[53]。这些数据提示,每个基因的功能丧失均可能为疾病的发生贡献一种独特的机制。

临床管理

一旦诊断为 NPHP，就需要定期对患者进行临床随访，以达到对患者慢性肾病（chronic kidney disease，CKD）/ESRF 最佳的治疗。有肾外表现的患者应转诊至相应科室，以期获得最佳的治疗（图 8.1）。

遗传咨询还应该包括对再次妊娠出患病儿童风险的讨论，这种风险在多数家庭中为25％，但也应该考虑 X 连锁遗传的情况。此外，正如我们前面提到的，由于 NPHP 患者存在寡基因突变的情况，所以其临床症状（尤其是如中枢神经系统和眼睛受累这样的肾外表现）可能是多变且不可预测的。可以通过早期进行产前基因检测鉴定高风险夫妇基因突变的种类。纤毛病联盟（https://ciliopathyalliance.org/）由患者支持小组、研究人员、医生和相关的卫生专业人员组成，主要是为了更好地帮助患有像 NPHP 这样的纤毛病的患者和家庭，这也是患者及其医生宝贵的资源。

目前，尚无治愈 NPHP 和相关纤毛病的方法。临床医生必须聚焦于优化患者的肾脏替代治疗（renal replacement therapy，RRT）方案，并在有可能的情况下为患者进行肾移植。但是，随着人们对 NPHP 的病理生理学的认识不断加深，NPHP 的治疗也将会越来越具有前景。近年来，各种药物包括加压素受体拮抗剂[54]、mTOR 抑制剂（雷帕霉素）[55]、雷公藤甲素[56]和罗斯考维汀（细胞周期蛋白依赖性激酶抑制剂）[57]可以有效地减少 NPHP 和 ADPKD 动物模型中的肾囊肿。很多这些药物目前或最近被用于成年患者的临床试验。

小结

NPHP 及其相关综合征的致病基因的发现让人们对其发病机制等的理解也更为深入。迄今为止，人们发现至少有 16 个基因的突变可以导致 NPHP 的发生及多样的相关临床表现。

囊性肾病的纤毛假说可以让人们针对囊肿形成进行一系列探索性研究和临床试验。

NPHP 的临床治疗主要集中在进展性 CKD 的治疗和为肾脏替代疗法进行积极准备。遗传学的进步使得 1/3 的患者能获得分子遗传学诊断，同时有助于筛查出有患病风险的亲属及他/她们对未来的妊娠做决定。

（郑晶晶　高龄 译）

参考文献

［1］ Fanconi, G., Hanhart, E., Von, A. A., Uhlinger, E., Dolivo, G. & Prader, A. 1951.［Familial, juvenile nephronophthisis (idiopathic parenchymal contracted kidney)］. *Helv Paediatr Acta*, 6, 1-49.

［2］ Strauss, M. B. & Sommers, S. C. 1967. Medullary cystic disease and familial juvenile nephronophthisis. *New Engl J Med* 277, 863-864.

［3］ Potter, D. E., Holliday, M. A., Piel, C. F., Feduska, N. J., Belzer, F. O. & Salvatierra Jr, O. 1980. Treatment of end-stage renal disease in children: A 15-year experience. *Kidney Int* 18, 103-109.

［4］Ala-Mello，S. & Al，E. 1998. Molecular studies in Finnish patients with familial juvenile nephronophthisis exclude a founder effect and support a common mutation causing mechanism. *J Med Genet* 35，279－283.

［5］Hildebrandt，F.，Sayer，J. A.，Jungers，P. & Grunfeld，J.-P. 2006. Nephronophthisis-medullary cystic and medullary sponge kidney disease，in *Diseases of the Kidney and Urinary Tract*，ed. by Schrier，R. W. Philadelphia：Lippincott Williams & Wilkins. pp. 478－501.

［6］Ala-Mello，S.，Kivivuori，S. M.，Ronnholm，K. A.，Koskimies，O. & Siimes，M. A. 1996. Mechanism underlying early anaemia in children with familial juvenile nephronophthisis. *Pediatr Nephrol* 10，578－581.

［7］Krishnan，R.，Eley，L. & Sayer，J. A. 2008. Urinary concentration defects and mechanisms underlying nephronophthisis. *Kidney Blood Press Res* 31，152－162.

［8］Hildebrandt，F.，Attanasio，M. & Otto，E. 2009. Nephronophthisis：Disease mechanisms of a ciliopathy. *J Am Soc Nephrol* 20，23－35.

［9］Salomon，R.，Saunier，S. & Niaudet，P. 2009. Nephronophthisis. *Pediatr Nephrol* 24，2333－2344.

［10］Bollee，G.，Fakhouri，F.，Karras，A.，Noel，L. H.，Salomon，R.，Servais，A.，et al. 2006. Nephronophthisis related to homozygous NPHP1 gene deletion as a cause of chronic renal failure in adults. *Nephrol Dial Transplant* 21，2660－2663.

［11］Hoefele，J.，Nayir，A.，Chaki，M.，Imm，A.，Allen，S. J.，Otto，E. A.，et al. 2011. Pseudodominant inheritance of nephronophthisis caused by a homozygous NPHP1 deletion. *Pediatr Nephrol* 26，967－971.

［12］Haider，N. B.，Carmi，R.，Shalev，H.，Sheffield，V. C. & Landau，D. 1998. A Bedouin kindred with infantile nephronophthisis demonstrates linkage to chromosome 9 by homozygosity mapping. *Am J Hum Genet* 63，1404－1410.

［13］Simms，R. J.，Eley，L. & Sayer，J. A. 2009. Nephronophthisis. *Eur J Hum Genet* 17，406－416.

［14］Olbrich，H.，Fliegauf，M.，Hoefele，J.，Kispert，A.，Otto，E.，Volz，A.，et al. 2003. Mutations in a novel gene，NPHP3，cause adolescent nephronophthisis，tapeto-retinal degeneration and hepatic fibrosis. *Nat Genet* 34，455－459.

［15］Hildebrandt，F. & Zhou，W. 2007. Nephronophthisis-associated ciliopathies. *J Am Soc Nephrol* 18，1855－1871.

［16］Wolf，M. T. & Hildebrandt，F. 2011. Nephronophthisis. *Pediatr Nephrol* 26，181－194.

［17］Hildebrandt，F.，Otto，E.，Rensing，C.，Nothwang，H. G.，Vollmer，M.，Adolphs，J.，et al. 1997. A novel gene encoding an SH3 domain protein is mutated in nephronophthisis type 1. *Nat Genet* 17，149－153.

［18］Saunier，S.，Calado，J.，Heilig，R.，Silbermann，F.，Benessy，F.，Morin，G.，et al. 1997. A novel gene that encodes a protein with a putative src homology 3 domain is a candidate gene for familial juvenile nephronophthisis. *Hum Mol Genet* 6，2317－2323.

［19］Otto，E. A.，Schermer，B.，Obara，T.，O'Toole，J. F.，Hiller，K. S.，Mueller，A. M.，et al. 2003. Mutations in INVS encoding inversin cause nephronophthisis type 2，linking renal cystic disease to the function of primary cilia and left-right axis determination. *Nat Genet* 34，413－420.

［20］Mollet，G.，Salomon，R.，Gribouval，O.，Silbermann，F.，Bacq，D.，Landthaler，G.，et al. 2002. The gene mutated in juvenile nephronophthisis type 4 encodes a novel protein that interacts with nephrocystin. *Nat Genet* 32，300－305.

［21］Otto，E.，Hoefele，J.，Ruf，R.，Mueller，A. M.，Hiller，K. S.，Wolf，M. T.，et al. 2002. A gene mutated in nephronophthisis and retinitis pigmentosa encodes a novel protein，nephroretinin，conserved in evolution. *Am J Hum Genet* 71，1167－1171.

［22］Otto，E. A.，Loeys，B.，Khanna，H.，Hellemans，J.，Sudbrak，R.，Fan，S.，et al. 2005. Nephrocystin-5，a ciliary IQ domain protein，is mutated in Senior-Loken syndrome and interacts with RPGR and calmodulin. *Nat Genet* 37，282－288.

［23］Sayer, J. A., Otto, E. A., O'Toole, J. F., Nurnberg, G., Kennedy, M. A., Becker, C., et al. 2006. The centrosomal protein nephrocystin‐6 is mutated in Joubert syndrome and activates transcription factor ATF4. *Nat Genet* 38, 674‐681.

［24］Valente, E. M., Silhavy, J. L., Brancati, F., Barrano, G., Krishnaswami, S. R., Castori, M., et al. 2006. Mutations in CEP290, which encodes a centrosomal protein, cause pleiotropic forms of Joubert syndrome. *Nat Genet* 38, 623‐625.

［25］Attanasio, M., Uhlenhaut, N. H., Sousa, V. H., O'Toole J. F., Otto, E., Anlag, K., et al. 2007. Loss of GLIS2 causes nephronophthisis in humans and mice by increased apoptosis and fibrosis. *Nat Genet* 39, 1018‐1024.

［26］Wolf, M. T., Saunier, S., O'Toole, J. F., Wanner, N., Groshong, T., Attanasio, M., et al. 2007. Mutational analysis of the RPGRIP1L gene in patients with Joubert syndrome and nephronophthisis. *Kidney Int* 72, 1520‐1526.

［27］Otto, E. A., Trapp, M. L., Schultheiss, U. T., Helou, J., Quarmby, L. M. & Hildebrandt, F. 2008. NEK8 mutations affect ciliary and centrosomal localization and may cause nephronophthisis. *J Am Soc Nephrol* 19, 587‐592.

［28］Otto, E. A., Hurd, T. W., Airik, R., Chaki, M., Zhou, W., Stoetzel, C., et al. 2010. Candidate exome capture identifies mutation of SDCCAG8 as the cause of a retinal‐renal ciliopathy. *Nat Genet* 42, 840‐850.

［29］Otto, E. A., Tory, K., Attanasio, M., Zhou, W., Chaki, M., Paruchuri, Y., et al. 2009. Hypomorphic mutations in meckelin (MKS3/TMEM67) cause nephronophthisis with liver fibrosis (NPHP11). *J Med Genet* 46, 663‐670.

［30］O'Toole, J. F., Liu, Y., Davis, E. E., Westlake, C. J., Attanasio, M., Otto, E. A., et al. 2010. Individuals with mutations in XPNPEP3, which encodes a mitochondrial protein, develop a nephronophthisislike nephropathy. *J Clin Invest* 120, 791‐802.

［31］Davis, E. E., Zhang, Q., Liu, Q., Diplas, B. H., Davey, L. M., Hartley, J., et al. 2011. TTC21B contributes both causal and modifying alleles across the ciliopathy spectrum. *Nat Genet* 43, 189‐196.

［32］Bredrup, C., Saunier, S., Oud, M. M., Fiskerstrand, T., Hoischen, A., Brackman, D., et al. 2011. Ciliopathies with skeletal anomalies and renal insufficiency due to mutations in the IFT‐A gene WDR19. *Am J Hum Genet* 89, 634‐643.

［33］Chaki, M., Airik, R., Ghosh, A., Giles, R., Chen, R., Slaats, G., et al. 2012. Exome capture reveals ZNF423 and CEP164 mutations, linking renal ciliopathies to DNA damage response signaling. *Cell*. 150, 533‐548.

［34］Hildebrandt, F., Waldherr, R., Kutt, R. & Brandis, M. 1992. The nephronophthisis complex: Clinical and genetic aspects. *Clin Invest* 70, 802‐808.

［35］Zollinger, H. U., Mihatsch, M. J., Edefonti, A., Gaboardi, F., Imbasciati, E. & Lennert, T. 1980. Nephronophthisis (medullary cystic disease of the kidney). A study using electron microscopy, immunofluorescence, and a review of the morphological findings. *Helv Paediatr Acta* 35, 509‐530.

［36］Gagnadoux, M. F., Bacri, J. L., Broyer, M. & Habib, R. 1989. Infantile chronic tubulo‐interstitial nephritis with cortical microcysts: Variant of nephronophthisis or new disease entity? *Pediatr Nephrol* 3, 50‐55.

［37］Zhou, W., Otto, E. A., Cluckey, A., Airik, R., Hurd, T. W., Chaki, M., et al. 2012. FAN1 mutations cause karyomegalic interstitial nephritis, linking chronic kidney failure to defective DNA damage repair. *Nat Genet* 44, 910‐915.

［38］Mihatsch, M. J., Gudat, F., Zollinger, H. U., Heierli, C., Tholen, H. & Reutter, F. W. 1979. Systemic karyomegaly associated with chronic interstitial nephritis. A new disease entity? *Clin Nephrol* 12, 54‐62.

［39］Palmer, D., Lallu, S., Matheson, P., Bethwaite, P. & Tompson, K. 2007. Karyomegalic interstitial nephritis: A pitfall in urine cytology. *Diagn Cytopathol* 35, 179‐182.

［40］Hurd, T. W. & Hildebrandt, F. 2011. Mechanisms of nephronophthisis and related ciliopathies. *Nephron Exp Nephrol* 118, e9 - 14.

［41］Tory, K., Lacoste, T., Burglen, L., Moriniere, V., Boddaert, N., Macher, M. A., et al. 2007. High NPHP1 and NPHP6 mutation rate in patients with Joubert syndrome and nephronophthisis: Potential epistatic effect of NPHP6 and AHI1 mutations in patients with NPHP1 mutations. *J Am Soc Nephrol* 18, 1566 - 1575.

［42］Coppieters, F., Casteels, I., Meire, F., De Jaegere, S., Hooghe, S., Van Regemorter, N., et al. 2010a. Genetic screening of LCA in Belgium: Predominance of CEP290 and identification of potential modifier alleles in AHI1 of CEP290 - related phenotypes. *Hum Mutat* 31, E1709 - 1766.

［43］Valente, E. M., Brancati, F. & Dallapiccola, B. 2008. Genotypes and phenotypes of Joubert syndrome and related disorders. *Eur J Med Genet* 51, 1 - 23.

［44］Den Hollander, A. I., Koenekoop, R. K., Yzer, S., Lopez, I., Arends, M. L., Voesenek, K. E., et al. 2006. Mutations in the CEP290 (NPHP6) gene are a frequent cause of Leber congenital amaurosis. *Am J Hum Genet* 79, 556 - 561.

［45］Coppieters, F., Lefever, S., Leroy, B. P. & De Baere, E. 2010b. CEP290, a gene with many faces: Mutation overview and presentation of CEP290base. *Hum Mutat* 31, 1097 - 1108.

［46］Baala, L., Audollent, S., Martinovic, J., Ozilou, C., Babron, M. C., Sivanandamoorthy, S., et al. 2007. Pleiotropic effects of CEP290 (NPHP6) mutations extend to Meckel syndrome. *Am J Hum Genet* 81, 170 - 179.

［47］Hildebrandt, F. & Otto, E. 2005. Cilia and centrosomes: A unifying pathogenic concept for cystic kidney disease? *Nat Rev Genet* 6, 928 - 940.

［48］Nauli, S. M., Alenghat, F. J., Luo, Y., Williams, E., Vassilev, P., Li, X., et al. 2003. Polycystins 1 and 2 mediate mechanosensation in the primary cilium of kidney cells. *Nat Genet* 33, 129 - 137.

［49］Simms, R. J., Hynes, A. M., Eley, L. & Sayer, J. A. 2011. Nephronophthisis: A genetically diverse ciliopathy. *Int J Nephrol* 2011, 527137.

［50］Morgan, D., Eley, L., Sayer, J., Strachan, T., Yates, L. M., Craighead, A. S., et al. 2002. Expression analyses and interaction with the anaphase promoting complex protein Apc2 suggest a role for inversin in primary cilia and involvement in the cell cycle. *Hum Mol Genet* 11, 3345 - 3350.

［51］Betleja, E. & Cole, D. G. 2010. Ciliary trafficking: CEP290 guards a gated community. *Curr Biol* 20, R928 - R931.

［52］Craige, B., Tsao, C. C., Diener, D. R., Hou, Y., Lechtreck, K. F., Rosenbaum, J. L. & Witman, G. B. 2010. CEP290 tethers flagellar transition zone microtubules to the membrane and regulates flagellar protein content. *J Cell Biol* 190, 927 - 940.

［53］Sang, L., Miller, J. J., Corbit, K. C., Giles, R. H., Brauer, M. J., Otto, E. A., et al. 2011. Mapping the NPHP-JBTS-MKS protein network reveals ciliopathy disease genes and pathways. *Cell*, 145, 513 - 528.

［54］Gattone, V. H. 2nd, Wang, X., Harris, P. C. & Torres, V. E. 2003. Inhibition of renal cystic disease development and progression by a vasopressin V2 receptor antagonist. *Nat Med* 9, 1323 - 1326.

［55］Shillingford, J. M., Murcia, N. S., Larson, C. H., Low, S. H., Hedgepeth, R., Brown, N., et al. 2006. The mTOR pathway is regulated by polycystin - 1, and its inhibition reverses renal cystogenesis in polycystic kidney disease. *Proc Natl Acad Sci U.S.A.*103, 5466 - 5471.

［56］Leuenroth, S. J., Bencivenga, N., Igarashi, P., Somlo, S. & Crews, C. M. 2008. Triptolide reduces cystogenesis in a model of ADPKD. *J Am Soc Nephrol* 19, 1659 - 1662.

［57］Bukanov, N. O., Smith, L. A., Klinger, K. W., Ledbetter, S. R. & Ibraghimov-Beskrovnaya, O. 2006. Long-lasting arrest of murine polycystic kidney disease with CDK inhibitor roscovitine. *Nature* 444, 949 - 952.

9 口-面-指综合征Ⅰ型
Oral-facial-digital typeⅠsyndrome
Brunella Franco

病名由来

Mohr 于 1941 年报道了一个有明显的口腔和手指发育异常的家族,7 名家庭成员中的 4 名男性成员患病[1]。Papillon-Leage 和 Psaume 在 1954 年报道了一组有类似症状的女性患者,并首次确认这种罕见的遗传性疾病为一种新的疾病。1962 年,Gorlin 和 Psaume 对此疾病进行了更详细的定义[2]。这种由口腔、面部和指/趾的先天性发育异常构成的疾病,最初被称为口-面-指发育不良(orofaciodigital dysostosis)。多年来,多囊性肾病被认为是该疾病的一种常见临床表现。1967 年,Rimoin 和 Edgerton 认为 Mohr、Papillon-Leage 和 Psaume 鉴定到的是两种在遗传学上不相同的疾病,可根据临床特征和遗传方式加以区分,并提出将 X 连锁的显性遗传的疾病称为口-面-指综合征Ⅰ型(OFDⅠ型),将常染色体隐性遗传的疾病(Mohr 综合征)称为口-面-指综合征Ⅱ型(OFDⅡ型)[3]。OFDⅠ型还可称为 OFD1、OFDSⅠ、OFDS1 等,其在 OMIM 数据库条目是 OMIM 311200,可以通过 http://omim.org/entry/311200 进行检索。

流行病学

OFDⅠ型是 OFD 综合征目前为止报道的 13 种亚型中的一种[4]。这种遗传病非常罕见。Wahrman 等人认为在存活新生儿中,该综合征的发病率约为 1/50 000[5]。1975 年,Melnick 等人报道在存活新生儿中,OFDⅠ型的发病率约为 1/250 000[6]。迄今为止,在欧洲、北美、澳大利亚、亚洲和中东已报告了 130 余例经分子诊断确诊的患者(包括同一家族中的患者)[7]。OFDⅠ型患者在不同种族中均有发现[8,9]。绝大多数患者(>75%)的发病呈散发性并有新发基因突变[8,10]。

临床特点

OFDⅠ型是一种 X 连锁的显性男性致死疾病。男性患儿死亡通常发生在妊娠中期[11,12]。此病的临床表现包括面部、口腔和指(趾)畸形(图 9.1)。有许多患者合并中枢神经系统受累和肾囊肿。有些患者可能仅有轻度的临床表现,尤其是在儿童期已经通过手术矫正了部分畸形的患儿。

口腔畸形

近 97% 的患者存在口腔畸形,包括舌异常(分叶状舌、舌错构瘤、舌裂)、口腔系带异

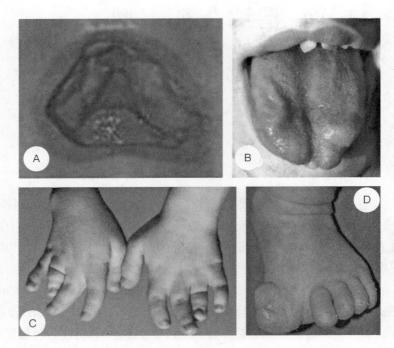

图 9.1 OFD Ⅰ型患者口-面-指表现。A. 腭裂。B. 双裂或者分叶状舌。C. 常可见短指和斜指等肢体异常。D. 拇趾重复

经授权改编自：Prattichizzo et al.，Mutational spectrum of the oral-facial-digital type Ⅰ syndrome：a study on a large collection of patients，*Human Mutation*，Volume 29，Issue 10，pp. 1237－1246，Copyright © 2008 Wiley-Liss，Inc.

常增生、腭裂和(或)高腭穹、牙槽嵴裂和牙齿异常(上颌尖牙错位、咬合不足、下颌侧切牙发育不全和多生牙)。

颅面畸形

超过 87％患者合并颅面部的异常，包括面部畸形(眼睑裂下斜、鼻翼发育不良、眶距过宽、内眦距过宽、下颌后缩、扁平脸、面部不对称、前额隆起)，唇裂/假性唇裂，耳和面部的粟粒疹(往往在出生后三年内消失)，毛发异常(干燥或者质脆)和(或)脱发(颅骨隆起处尤其明显)。

骨骼畸形

超过 88％的患者会出现骨骼畸形，包括短指(趾)畸形(＞60％)、指(趾)弯曲(＞45％)、并指(趾)畸形(＞49％)、轴前多指(趾)畸形(19％)和更罕见的轴后多指(趾)畸形(＞3％)。拇指宽大畸形和拇指重复畸形较常见。有趣的是，上肢畸形比下肢畸形更常见(分别为83％和44％)。7％的患者身材矮小。少数病例报道的其他骨骼表现包括颅底角增大和长、短骨畸形等[2,13,14]。也有一些病例报道发现患者的手、脚的管状骨不规则地缩短。另外，有报道称在患者的掌骨特别是指骨处有厚而不规则的网状透射结构和(或)针状结构[10,15]。手指的锥形骨骺和不规则长骨也被报道过[16]。

中枢神经系统畸形

据报道,约 50％的患者合并中枢神经系统异常,包括智力低下/选择性认知障碍和(或)中枢神经系统畸形。最常见的畸形为胼胝体发育不全、脑内单发或多发上皮囊肿或蛛网膜囊肿、脑穿通畸形、脑灰质异位、小脑畸形、脑回畸形、小头畸形[2,17-22]。也有少数患者因为下丘脑错构瘤而出现性早熟[23,24]。

肾脏异常

60％以上的 OFD Ⅰ 型成人患者可以有囊性肾病[8,25],囊性肾病通常发生于 20～30 岁,在 10 岁以前患者很少会因为肾脏异常而需要积极救治。有一些患者肾脏的异常决定了整个疾病的进程[18,26]。组织学分析表明,大多数肾囊肿起源于肾小球。与常染色体显性遗传的多囊性肾病(ADPKD)相比,OFD Ⅰ 型患者的囊性肾的大小通常正常或中度增大,且肾囊肿并不会改变患者肾脏的外形(表 9.1)。

表 9.1 OFD Ⅰ 型患者的临床表现及各临床表现所占比例

临 床 特 征	已发表病例合并突变的概率(/n)
颅面部	**87.30% (110/126)**
头发异常/脱发	21.5% (29/135)
粟粒疹	29.4% (37/126)
面部畸形	69.1% (87/126)
唇裂/假性上唇裂	32.6% (44/135)
口腔	**96.8% (122/126)**
舌异常	84.1% (106/126)
口腔系带异常	63.7% (86/135)
牙槽嵴裂	22.2% (28/126)
腭裂/高腭穹	49.6% (67/135)
牙齿畸形	43.3% (58/134)
骨骼	**88.1% (111/126)**
上肢	83.3% (105/126)
下肢	44.4% (56/126)
短指(趾)	63.7% (86/135)
指(趾)弯曲	47.4% (64/135)
并指	49.6% (67/135)
轴前多指(趾)	19.3% (26/135)
轴后多指(趾)	3.7% (5/135)
肾	
囊性肾病	37.3% (50/134)

续　表

临　床　特　征	已发表病例合并突变的概率(/n)
神经系统	
中枢神经系统受累*	48.4％（61/126）
智力低下	28.9％（39/135）

根据现有资料确定了每一类别的病例总数。n＝135，包括 Ferrante 等人[27,28]、Morisawa 等人、Prattichizzo 等人[8]、Rakkolainen[23]、Romio 等人[29]、Thauvin Robinet 等人[10,30] 的论文中描述的所有患者。n＝126，包括除 Thauvin Robinet 等人 2009 年[30] 所述患者外其他所有患者。n＝134，包括除 Thauvin Robinet 等人 2009 年[30] 描述的 1 例患者外的所有患者，因没有关于该患者具体临床特征的信息。索引病例以及携带突变的受影响的亲属都被考虑在内。
* 包括智力低下/选择性认知障碍和（或）中枢神经系统畸形。
经授权引自：Marina maca 和 Brunella Franco，The molecular basis of oral-facial-digital syndrome，type 1，*American Journal of Medical Genetics Part A*，Volume 151C，Issue 4，pp. 318－325 Copyright © 2009 Wiley-Liss，Inc.

表 9.1 对 OFD I 型的临床表现进行了概括。其他学者也对患者其他临床表现进行了详细的报道[7,31]。少数患者（＞5％）可合并传导性/感觉神经性/中枢性耳聋，大约 5％的患者合并胰腺、肝脏和（或）卵巢囊肿[7,8]。最近一份报告的结论增加了此疾病患者发生肝脏和胰腺囊肿的可能性[32]。在家族内和家族间都常可观察到女性患者的表型有差异，这可能是 X 染色体失活①所致[33,34]。迄今为止，有关男性 OFD I 型患者的报道很少。有一位男性患者同时合并克兰费尔特综合征（Klinefelter syndrome）[5]；有一名来自呈 X 染色体显性遗传家族的 34 周早产男性患儿，其出生后便发生心力衰竭并在分娩后 21 小时死亡[35]；一名足月分娩的具有包括多囊肾在内典型 OFD I 型症状的男婴，出生 4 小时后便死亡[36]。最近有学者报道了来自同一家庭的被诊断为患有"未分类"X 连锁致命性先天性畸形综合征的 3 个男性新生儿，外显子组测序显示存在 *OFD 1* 基因的剪接突变。通常，男性患者除了具有 OFD I 型特征性临床表现，还合并严重的多系统并发症；而女性携带者只显示出轻微的 OFD I 型临床特征[37]。

表型范围

大量证据表明，同一基因的突变可能导致不同的纤毛病临床表现。迄今为止，在 OFD I 型中突变的基因，其名为 *OFD1*，在其他疾病中也发现了该基因的突变，这也表明了纤毛病的多面性。Budny 及其同事在新型 X 连锁隐性智力低下综合征中发现了多种 *OFD1* 转录本，该综合征可表现出小头畸形、面部畸形、拇指宽大畸形、短指（趾）、肥胖和呼吸系统纤毛功能障碍引起的呼吸道反复感染[38]。有学者发现一个了严重的 Simpson-Golabi-Behmel 综合征 2 型（SGBS2）患者家族，该家族患者的临床表现与 OFD I 型患者的具有相似性[39]，随后人们将致病基因定位到了 X 染色体短臂第 22 区域（Xp22）中 *OFD1* 基因所在的区域[40]。*OFD1* 转录本还与 X 连锁隐性遗传的朱伯特综合征（JBTS10）[41-43]、X 连锁隐性遗传视网膜色素变性（RP23）[44] 中突变的基因有关。上述疾病均被证实存在纤毛功能障碍，但需要进一步的研究来充分解释 *OFD1* 转录本变化时不同临床表现产生的分子机制。

---

① 指女性的两条 X 染色体会有一条处于转录失活状态的情况。——审校者注

诊断

OFD Ⅰ型的诊断通常是在出生时根据在大多数患病婴儿中观察到的特征性口腔、面部和手指异常来确定的；对于其他患者，尤其是在儿童期早期已经通过手术矫正了畸形的轻型患者，只有在儿童期后期或成年期出现多囊性肾病时才会考虑 OFD Ⅰ型。也可以采用分子遗传学检测对患者进行诊断。有关开展基因检测的实验室的信息可在基因检测实验室目录网站（http://www.genetests.org/），孤儿院网站（http://www.orpha.net/consor/cgi-bin/index.php）和欧洲 DNA 实验室名录（European Directory of DNA Laboratories, EDDNAL）网站（http://www.eddnal.com）上获得。临床上，建议对所有疑似 OFD Ⅰ型的女性患者进行基因检测。

在进行基因检测时，由于女性患者存在野生型的等位基因，需要对所有外显子进行 DNA 直接测序，并对其中的阴性病例进行剂量分析以检测直接测序无法鉴定的基因组重排。这两种方法结合在一起可以找出大约 85％患者的突变基因。其余 15％的患者可能具有现有技术无法检测的基因突变、其他类型 OFD 或其他遗传性疾病。诊断 OFD Ⅰ型时应与其他 OFD 亚型进行鉴别。最近的研究表明，TCTN3 基因突变在一种合并骨发育不良、胫骨缺损、囊性肾和脑异常的特殊 OFD 亚型（OFD Ⅳ型，又称 Mohr-Majewski 综合征）中被发现[45]。2010 年，Valente 等人在两名没有血缘关系的朱伯特综合征 2 型（JBTS2）德裔犹太人患者中发现了 TMEM216 基因相同的纯合突变。这两名患者除了具有脑 MRI 中可见的"磨牙征"和多指畸形外，还有舌肿瘤或口腔系带异常增生这些与 OFD Ⅵ型患者类似的临床表现[46]。之后，更大样本的队列研究证实，OFD Ⅵ型是朱伯特综合征及其相关疾病（JSRD）的一种罕见的亚型[47]。

有意义的临床表现

OFD Ⅰ型与其他纤毛病有共同的特征，如囊性肾病、中枢神经系统受累和骨骼畸形。除此之外，OFD Ⅰ型还具有其他纤毛病少见的特征性临床表现，如牙齿畸形和皮肤受累。虽然 OFD Ⅰ型患者不合并视网膜色素变性，但最近的研究表明，剪接正确的 OFD1 转录本的减少可以导致孤立出现的视网膜变性[44]。这些研究表明，我们仍需要进一步了解纤毛病背后的病理过程，对这些过程的深入认识可望加深我们对更多的共有病理过程的了解。

遗传学

OFD Ⅰ型的致病基因定位于 X 染色体短臂第 22 区域（Xp22）[48]。对 Xp22 所有转录本的系统性突变分析鉴定到 CXORF5 基因（别名 71-7A）为致病基因，该转录本随后被命名为 OFD1 转录本[49]。迄今为止，已发现该基因的 130 种不同突变（9 个基因组缺失突变和 121 个点突变，其中主要为移码突变），超过 70％的患者为散发病例[7,17]，其中移码突变占 51.5％。点突变包括错义突变（11.5％）、无义突变（11.5％）、剪接位点突变（16.9％）和整码缺失突变。突变主要分布在编码 OFD1 蛋白的前 17 个外显子中，最常涉及的外显子是 3、8、9、13、16 和 12。有趣的是，有些突变不仅仅出现在一个患者中，特别是迄今为止发现的 12 例突变均为 8 号外显子 5′端 9 个连续 A 碱基，提示可能发生了 DNA 复制错误。在 DNA 测序没有发现异常的 OFD Ⅰ型患者中，约 23％ 被发现存在基因组缺失[30]。到目前为止，在大多数 OFD Ⅰ型患者中发现的突变均导致 OFD1 蛋白的 N 末端过早截断，因此可推测这些突变是通过使该蛋白丧失功能起作用的。目前有学者在尝试寻找患者基因型和临床表现的相关性，但还没有令人信服的结果。

相关纤毛缺陷

纤毛作为从细胞表面伸出的特化细胞器，几乎存在于所有哺乳动物的细胞上。初级纤毛被认为是细胞的天线。发育过程中发挥着重要作用的 Hh、Wnt 和 PCP 等多个信号通路，都需要通过初级纤毛进行转导。此外，来自动物模型的研究表明，在胚胎发育过程中，初级纤毛对确保正确的躯体发育模式是必须的。OFD1 转录本编码的蛋白质定位于中心体和基体[50,51]，且动物模型[52-56]和体外系统[57]的功能研究表明该蛋白质在初级纤毛形成中起着重要作用。

纤毛缺陷的生理效应

纤毛蛋白的突变能导致纤毛缺陷，并引起"纤毛病"。因为初级纤毛缺陷使得其不能正常传导发育相关的信号通路，所以包括 OFD Ⅰ型在内的许多纤毛病均表现出明显的发育异常。功能性实验表明，OFD1 基因突变导致的纤毛形成和功能缺陷会导致 Shh 信号转导异常，而这也是 OFD Ⅰ型骨骼发育异常最可能的原因[52,54]。囊性肾病是纤毛病的一种共同特征，大量实验证据表明，绝大多数与遗传性囊性肾病有关的转录本编码的蛋白定位于纤毛[58]。肾囊肿内的上皮细胞通常没有纤毛。然而，最近有研究表明，在肾脏 OFD1 基因特异性失活的条件性小鼠模型中，初级纤毛在早期可形成，而在囊肿发生后消失，这提示初级纤毛缺失是囊性肾病的一个结果而不是导致其发生的原因[56]。进一步深入研究纤毛与囊性肾病的关系，将有助于了解肾囊肿的发病机制并为治疗干预提供更好的途径。在 OFD Ⅰ型患者中也经常观察到中枢神经系统受累，包括智力低下、认知缺陷和各种畸形[7]。近年来的研究为 OFD1 转录本在背腹轴形成和胎鼠脑发育中轴突伸长方面的作用提供了实验证据[53]。此外，最近的多项研究还提供了初级纤毛在神经元信号传导、发育和成人大脑维持中作用的数据[59]。纤毛是出生后神经元前体细胞 Shh 信号的重要调节器，参与协调出生后前脑发育、干细胞或前体细胞的维持[60]。纤毛功能紊乱导致的 Shh 信号下降可以使小鼠出生后大脑海马形态发生异常和有丝分裂活动失调[60]，说明海马是中枢神经系统相关的纤毛病的靶器官。进一步的研究将有助于了解 OFD1 基因和初级纤毛在大脑发育和高级脑功能中的作用。

临床管理

OFD Ⅰ型是一种遗传性发育障碍性疾病，临床管理应包括治疗、随访和遗传咨询。

治疗

当患者出现唇/腭裂、舌肿瘤、系带异常增生和指(趾)畸形(并指,多指)时可以进行整形手术修复。可以拔除多生牙,进行错𬌗的矫治。应该对患者特殊的学习障碍进行评估,且最终应采取语言治疗和给予特殊教育。当患者出现某些特异的神经系统疾病(如癫痫)时应予药物治疗。所有患者均需要常规接受肾脏疾病的治疗,必要时可予 RRT。

随访

定期评估 OFD Ⅰ型患者的内脏表现以实现早期诊断是正确护理和预防肝脏、胰腺、肾脏并发症的重要步骤。对肝、肾、胰腺纤维囊性疾病的及时诊断和充分认识也可以减少不必要的、侵入性的诊断和治疗。如果患者合并唇裂,应定期进行言语和听力评估。

遗传咨询

应该向 OFD Ⅰ型患者及其家属提供适当的遗传咨询。OFD Ⅰ型是一种 X 连锁显性遗传病。大约 75% 的患者是无家族史的散发性病例。OFD Ⅰ型的女性先证者可能是由于新的基因突变而患上该疾病。最近的研究表明,大多数病例(>77%)也是由新的基因突变导致的[8]。在散发性病例中,未患 OFD Ⅰ型的母亲,即使她生育了患有 OFD Ⅰ型的女儿,她再次生育一名患有 OFD Ⅰ型的女儿的概率小于 1%。在受孕时,女性后代遗传到 OFD1 基因的致病性等位基因的风险为 50%;然而,大多数带有致病等位基因的男性胎儿会流产。在极少数具有家族史的患者中,从患病母亲的外周血样本提取到的 DNA 中检测不到突变,提示可能发生了嵌合现象。因此,对于 OFD Ⅰ型,应考虑到嵌合现象发生的可能性[8]。在该遗传性疾病的致病基因突变已经确定的情况下,可以对高危妊娠进行产前诊断。产前的超声检查可以发现脑的结构畸形和(或)其他缺陷(如手指或者脚趾畸形)。

(白冲 李新华 译)

参考文献

[1] Mohr, O. 1941. A hereditary lethal syndrome in man. *Avh Norske Videnskad*, *Oslo* 14, 1-18.

[2] Gorlin, R. J. & Psaume, J. 1962. Orofaciodigital dysotosis: A new syndrome. A study of 22 cases. *J Pediatr* 61, 520-530.

[3] Rimoin, D. & Edgerton, M. 1967. Genetic and clinical heterogeneity in the oral-facial-digital syndromes. *J Pediatr* 71, 94-102.

[4] Gurrieri, F., Franco, B., Toriello, H. & Neri, G. 2007. Oral-facial-digital syndromes: A review and diagnostic guidelines. *Am J Med Genet* 143A, 3314-3323.

[5] Wahrman, J., Berant, M., Jacobs, J., Aviad, I. & Ben-Hur, N. 1966. The oral-facial-digital syndrome: A male-lethal condition in a boy with 47/xxy chromosomes. *Pediatrics* 37, 812-821.

[6] Melnick, M. & Shields, E. 1975. Oral-facial-digital syndrome type 1: A phenotypic and genetic analysis. *Oral Surg* 40, 599-610.

[7] Macca, M. & Franco, B. 2009. The molecular basis of oral-facial-digital syndrome, type 1. *Am J Med Genet*, *C*, *Semin Med Genet* 151C, 318-325.

[8] Prattichizzo, C., Macca, M., Novelli, V., Giorgio, G., Barra, A. & Franco, B. 2008. Mutational spectrum of the oral-facial-digital type I syndrome: A study on a large collection of

patients. *Hum Mutat* 29, 1237 - 1246.

［9］ Salinas, C., Pai, G., Vera, C., Milutinovich, J., Hagerty, R., Cooper, J., et al. 1991. Variability of expression of the orofaciodigital syndrome type 1 in black females: Six cases. *Am J Med Genet* 38, 574 - 582.

［10］ Thauvin-Robinet, C., Cossee, M., Cormier-Daire, V., Van Maldergem, L., Toutain, A., Alembik, Y., et al. 2006. Clinical, molecular, and genotype-phenotype correlation studies from 25 cases of oral-facial-digital syndrome type 1: A French and Belgian collaborative study. *J Med Genet* 43, 54 - 61.

［11］ Doege, T., Thuline, H., Priest, J., Norby, D. & Bryant, J. 1964. Studies of a family with the oral-facial-digital syndrome. *New Engl J Med* 271, 1073 - 1080.

［12］ Wettke Schäfer, R. & Kantner, G. 1983. X-linked dominant inherited diseases with lethality in hemizygous males. *Hum Genet* 64, 1 - 23.

［13］ Aduss, H. & Pruzansky, S. 1954. Postnatal craniofacial development in children with the OFD syndrome. *Arch Oral Biol*, 9, 193 - 203.

［14］ Stahl, A. & Furhmann, W. 1968. Oro-facio-digitales Syndrom. Klinik und Genetik. *Deutsche medizinische Wochenschrift* 93, 1224 - 1228.

［15］ Wood, B. P., Young, L. W. & Townes, P. L. 1975. Cerebral abnormalities in the oral-facial-digital syndrome. *Pediatr Radiol* 3, 130 - 136.

［16］ Stapleton, F. B., Bernstein, J., Koh, G., Roy, S. 3rd & Wilroy, R. S. 1982. Cystic kidneys in a patient with oral-facial-digital syndrome type I. *Am J Kidney Dis* 1, 288 - 293.

［17］ Bisschoff, I. J., Zeschnigk, C., Horn, D. et al. (2013). Novel mutations including deletions of the entire OFD1 gene in 30 families with type 1 orofaciodigital syndrome: A study of the extensive clinical variability. *Hum Mut* 34, 237 - 247.

［18］ Coll, E., Torra, R., Pascual, J., Botey, A., Ara, J., Perez, L., et al. 1997. Sporadic orofaciodigital syndrome type 1 presenting as end-stage renal disease. *Nephrol Dial Transplant* 12, 1040 - 1042.

［19］ Connacher, A. A., Forsyth, C. C. & Stewart, W. K. 1987. Orofaciodigital syndrome type 1 associated with polycystic kidneys and agenesis of the corpus callosum. *J Med Genet* 24, 116 - 118.

［20］ Holub, M., Potocki, L. & Bodamer, O. A. 2005. Central nervous system malformations in oral-facial-digital syndrome, type 1. *Am J Med Genet A*, 136, 218.

［21］ Odent, S., Le Marec, B., Toutain, A., David, A., Vigneron, J., Treguier, C., et al. 1998. Central nervous system malformations and early end-stage renal disease in Oro-facio-digital syndrome type 1: A review. *Am J Med Genet* 75, 389 - 394.

［22］ Towfighi, J., Berlin, C. M. Jr. Ladda, R. L., Frauenhoffer, E. E. & Lehman, R. A. 1985. Neuropathology of oral-facial-digital syndromes. *Arch Pathol Lab Med* 109, 642 - 646.

［23］ Rakkolainen, A., Ala-Mello, S., Kristo, P., Orpana, A. & Jarvela, I. 2002. Four novel mutations in the OFD1 (Cxorf5) gene in Finnish patients with oral-facial-digital syndrome 1. *J Med Genet* 39, 292 - 296.

［24］ Somer, M., Lindahl, E. & Perheentupa, J. 1986. Precocious puberty associated with oral-facial-digital syndrome type I. *Acta Paediatr Scand* 75, 672 - 675.

［25］ Saal, S., Faivre, L., Aral, B., Gigot, N., Toutain, A., Van Maldergem, L., et al. 2010. Renal insufficiency, a frequent complication with age in oral-facial-digital syndrome type I. *Clin Genet* 77, 258 - 265.

［26］ Feather, S. A., Winyard, P. J., Dodd, S. & Woolf, A. S. 1997a. Oral-facial-digital syndrome type 1 is another dominant polycystic kidney disease: Clinical, radiological and histopathological features of a new kindred. *Nephrol-Dial-Transplant* 12, 1354 - 1361.

［27］ Ferrante, M. I., Ghiani, M., Bulfone, A. & Franco, B. 2001a. IL1RAPL2 maps to Xq22 and is specifically expressed in the central nervous system. *Gene* 275, 217 - 221.

［28］ Morisawa, T., Yagi, M., Surono, A., Yokoyama, N., Ohmori, M., Terashi, H. et al. 2004. Novel double-deletion mutations of the OFD1 gene creating multiple novel transcripts. *Hum*

Genet 115, 97－103.

[29] Romio, L., Wright, V., Price, K., Winyard, P. J., Donnai, D., Porteous, M. E., et al. 2003. OFD1, the gene mutated in oral-facial-digital syndrome type 1, is expressed in the metanephros and in human embryonic renal mesenchymal cells. *J Am Soc Nephrol* 14, 680－689.

[30] Thauvin-Robinet, C., Franco, B., Saugier-Veber, P., Aral, B., Gigot, N., Donzel, A., et al. 2009. Genomic deletions of OFD1 account for 23% of oral-facial-digital type 1 syndrome after negative DNA sequencing. *Hum Mutat* 30, E320－329.

[31] Franco, B. 2008. The molecular basis of oral-facial-digital type I (OFDI) syndrome, in *Inborn Errors of Development*, second edition, ed. by Epstein, J. C. Erickson, R. P. & Wynshaw-Boris, A. New York：Oxford University Press.

[32] Chetty-John, S., Piwnica-Worms, K., Bryant, J., Bernardini, I., Fischer, R. E., Heller, T., et al. 2010. Fibrocystic disease of liver and pancreas; under-recognized features of the X-linked ciliopathy oral-facial-digital syndrome type 1 (OFD I). *Am J Med Genet*, *Part A*, 152A, 2640－2645.

[33] Franco, B. & Ballabio, A. 2006. X-inactivation and human disease：X-linked dominant male-lethal disorders. *Curr Opin Genet Dev* 16, 254－259.

[34] Morleo, M. & Franco, B. 2008. Dosage compensation of the mammalian X chromosome influences the phenotypic variability of X-linked dominant male-lethal disorders. *J Med Genet* 45, 401－408.

[35] Goodship, J., Platt, J., Smith, R. & Burn, J. 1991. A male with type I orofaciodigital syndrome. *J Med Genet* 28, 691－694.

[36] Gillerot, Y., Heimann, M., Fourneau, C., Verellen-Dumoulin, C. & Van Maldergem, L. 1993. Oral-facial-digital syndrome type I in a newborn male. *Am J Med Genet* 46, 335－338.

[37] Tsurusaki, Y., Kosho, T., Hatasaki, K., Narumi, Y., Wakui, K., Fukushima, Y., et al. 2012. Exome sequencing in a family with an X-linked lethal malformation syndrome：Clinical consequences of hemizygous truncating OFD1 mutations in male patients. *Clin Genet* 83, 135－144.

[38] Budny, B., Chen, W., Omran, H., Fliegauf, M., Tzschach, A., Wisniewska, M., et al. 2006. A novel X-linked recessive mental retardation syndrome comprising macrocephaly and ciliary dysfunction is allelic to oral-facial-digital type I syndrome. *Hum Genet* 120, 171－178.

[39] Terespolsky, D., Farrell, S. A., Siegel-Bartelt, J. & Weksberg, R. 1995. Infantile lethal variant of Simpson－Golabi－Behmel syndrome associated with hydrops fetalis. *Am J Med Genet* 59, 329－333.

[40] Brzustowicz, L. M., Farrell, S., Khan, M. B. & Weksberg, R. 1999. Mapping of a new SGBS locus to chromosome Xp22 in a family with a severe form of Simpson-Golabi-Behmel syndrome. *Am J Hum Genet* 65, 779－783.

[41] Coene, K. L., Roepman, R., Doherty, D., Afroze, B., Kroes, H. Y., Letteboer, S. J., Ngu, L. H., et al. 2009. OFD1 is mutated in X-linked Joubert syndrome and interacts with LCA5-encoded lebercilin. *Am J Hum Genet* 85, 465－481.

[42] Field, M., Scheffer, I. E., Gill, D., Wilson, M., Christie, L., Shaw, M., et al. 2012. Expanding the molecular basis and phenotypic spectrum of X-linked Joubert syndrome associated with OFD1 mutations. *Eur J Hum Genet* 20, 806－809.

[43] Juric-Sekhar, G., Adkins, J., Doherty, D. & Hevner, R. F. 2012. Joubert syndrome：Brain and spinal cord malformations in genotyped cases and implications for neurodevelopmental functions of primary cilia. *Acta Neuropathol* 123, 695－709.

[44] Webb, T. R., Parfitt, D. A., Gardner, J. C., Martinez, A., Bevilacqua, D., Davidson, A. E., et al. 2012. Deep intronic mutation in OFD1, identified by targeted genomic next-generation sequencing, causes a severe form of X-linked retinitis pigmentosa (RP23). *Hum Mol Genet* 21, 3647－3654.

[45] Thomas, S., Legendre, M., Saunier, S., Bessieres, B., Alby, C., Bonniere, M., et al. 2012.

TCTN3 mutations cause Mohr-Majewski syndrome. *Am J Hum Genet* 91, 372–378.

[46] Valente, E. M., Logan, C. V., Mougou-Zerelli, S., Lee, J. H., Silhavy, J. L., Brancati, F., et al. 2010. Mutations in TMEM216 perturb ciliogenesis and cause Joubert, Meckel and related syndromes. *Nat Genet* 42, 619–625.

[47] Poretti, A., Vitiello, G., Hennekam, R. C., Arrigoni, F., Bertini, E., Borgatti, R., et al. 2012. Delineation and diagnostic criteria of oral-facial-digital syndrome type VI. *Orphanet J Rare Dis* 7, 4.

[48] Feather, S. A., Woolf, A. S., Donnai, D., Malcolm, S. & Winter, R. M. 1997b. The oral-facial-digital syndrome type 1 (OFD1), a cause of polycystic kidney disease and associated malformations, maps to Xp22.2-Xp22.3. *Hum Mol Genet* 6, 1163–1167.

[49] Ferrante, M. I., Giorgio, G., Feather, S. A., Bulfone, A., Wright, V., Ghiani, M., et al. 2001b. Identification of the gene for oral-facial-digital type I syndrome. *Am J Hum Genet* 68, 569–576.

[50] Giorgio, G., Alfieri, M., Prattichizzo, C., Zullo, A., Cairo, S. & Franco, B. 2007. Functional characterization of the OFD1 protein reveals a nuclear localization and physical interaction with subunits of a chromatin remodeling complex. *Mol Biol Cell*, 18, 4397–4404.

[51] Romio, L., Fry, A. M., Winyard, P. J., Malcolm, S., Woolf, A. S. & Feather, S. A. 2004. OFD1 is a centrosomal/basal body protein expressed during mesenchymal-epithelial transition in human nephrogenesis. *J Am Soc Nephrol* 15, 2556–2568.

[52] Bimonte, S., De Angelis, A., Quagliata, L., Giusti, F., Tammaro, R., Dallai, R., et al. 2010. Ofd1 is required in limb bud patterning and endochondral bone development. *Dev Biol*, 349, 179–191.

[53] D'Angelo, A., De Angelis, A., Avallone, B., Piscopo, I., Tammaro, R., Studer, M., et al. 2012. Ofd1 controls dorso-ventral patterning and axoneme elongation during embryonic brain development. *PLoS One* 7, e52937.

[54] Ferrante, M. I., Zullo, A., Barra, A., Bimonte, S., Messaddeq, N., Studer, M., et al. 2006. Oral-facial-digital type I protein is required for primary cilia formation and left-right axis specification. *Nat Genet* 38, 112–117.

[55] Ferrante, M. I., Romio, L., Castro, S., Collins, J. E., Goulding, D. A., Stemple, D. L., et al. 2009. Convergent extension movements and ciliary function are mediated by ofd1, a zebrafish orthologue of the human oral-facial-digital type 1 syndrome gene. *Hum Mol Genet* 18, 289–303.

[56] Zullo, A., Iaconis, D., Barra, A., Cantone, A., Messaddeq, N., Capasso, G., et al. 2010. Kidney-specific inactivation of Ofd1 leads to renal cystic disease associated with upregulation of the mTOR pathway. *Hum Mol Genet* 19, 2792–2803.

[57] Singla, V., Romaguera-Ros, M., Garcia-Verdugo, J. M. & Reiter, J. F. 2010. Ofd1, a human disease gene, regulates the length and distal structure of centrioles. *Dev Cell* 18, 410–424.

[58] Yoder, B. K. 2007. Role of primary cilia in the pathogenesis of polycystic kidney disease. *JASN, J Am Soc Nephrol* 18, 1381–1388.

[59] Louvi, A. & Grove, E. A. 2011. Cilia in the CNS: The quiet organelle claims center stage. *Neuron* 69, 1046–1060.

[60] Breunig, J. J., Sarkisian, M. R., Arellano, J. I., Morozov, Y. M., Ayoub, A. E., Sojitra, S., et al. 2008. Primary cilia regulate hippocampal neurogenesis by mediating sonic hedgehog signaling. *Proc Natl Acad Sci U.S.A*. 105, 13127–13132.

10 常染色体显性遗传性多囊性肾病
Autosomal dominant polycystic kidney disease

Richard Sandford

病名由来

尽管早在 16 和 17 世纪就有尸检描述,多囊性肾病(polycystic kidney disease,PKD)在 18 世纪前还是一种少见的临床疾病[1]。第一个被报道的临床病例也许是波兰国王 Stefan Bathory,他于 1585 年死于与尿毒症类似的疾病,享年 53 岁。尸检结果也几乎明确揭示其患有 PKD。Adelon 在 1820 年对一种可能是广泛的 PKD 和多囊性肝病(polycystic liver disease,PLD)的描述,以及 Reyer 在 1841 年进一步提出的"肾脏囊性变性"的概念,建立了器官结构异常与疾病的联系。在接下来的几年里,有多篇关于囊性肾病和囊性肝病的报道,而 Lejars 在 1888 年首次使用了"多囊肾"这个术语。直到 19 世纪末,PKD 才成为一种可通过临床表现、病理和解剖学诊断的疾病。1899 年,Steiner 首次发现了它的遗传学基础。

目前,人们称其为 ADPKD,以反映其遗传方式和病理学,并区别于其他多囊性疾病,特别是 ARPKD。此疾病的分子病理学信息可见于 OMIM 数据库(www.ncbi.nlm.nih.gov/omim)。其他术语,如"成人多囊性肾病",则已不再使用。

流行病学

与大多数纤毛病不同,ADPKD 并不属于罕见病。据估计,其患病率在 1/400 ~ 1/1 000,是最常见的导致终末期肾病(end-stage renal disease,ESRD)的单基因疾病[2]。该疾病可见于全世界不同种族中,但在不同的人群中准确的患病率还不确定,大约在美国统计的患病率 1/400 和日本的 1/4 000 之间[3]。在多数大型系列性研究中,约有 85% 的病例是由 *PKD1* 基因突变导致的,剩下的是由 *PKD2* 基因突变引起的[4]。

根据流行病数据预测,英国有超过 6 万人患有 ADPKD 和相关并发症或有发展成相应疾病的风险。在英国,每年由 ADPKD 引起的 ESRF 是 0.064‰(与美国和欧洲其他国家类似)。ADPKD 占所有年龄段接受 RRT 的成人患者的 6.7%(占小于 65 岁接受 RRT 患者的 10.2%,男女比例为 0.8)。9.6% 的流行病例和 12.2% 的肾移植患者是 ADPKD[英国肾脏病登记处(UK Renal Registry),第十三次年度报告 2010,www.renalreg.com]。2009 年,英国 ADPKD 患者开始接受 RRT 的平均年龄为 54.7 岁,而 1997 年为 55.1 岁(英国肾脏病登记处,个人交流)。然而,长期研究,如丹麦国家常规透析和移植登记中心(National Registry on Regular Dialysis and Transplantation,NRDT)的研究结果显示 ADPKD 患者发展至 ESRD 的年龄从 55.9 岁(1990—1995 年)增加到 60.6 岁(2002—2007

年)[5]。英国的一项单中心研究中，ADPKD 患者接受 RRT 的年龄从 51.1 岁（1971—1985年）增加至 54.4 岁（1986—2000 年）[6]。同时，此项和其他研究中心的系列报告提出，ADPKD 的自然进程或可被外界因素改变，但其具体影响因素目前仍然未知。

临床特点

ADPKD 主要的临床表现可见表 10.1。

表 10.1 常染色体显性遗传性多囊性肾病的常见临床表现

特 征	患 病 率
囊性变	
多囊肾	40 岁前 100%
多囊肝	50 岁前＞90%
多囊胰腺	10%
多囊精囊	约 40% 男性
非囊性变	
高血压	80%～90%
二尖瓣脱垂	约 25%
颅内动脉瘤	约 8%

囊性病变的特征

ADPKD 特征性表现为双侧囊性肾进行性增大（图 10.1），但同一家族内和不同家族之间的患者临床表现差异会很大。ADPKD 的进展速度也有很大差异，约有 50% 的患者在 60 岁前出现 ESRD，但儿童时期病情严重的患者很少。根据患者的基因型（*PKD1* 或 *PKD2*）的不同，已针对不同年龄患者建立了精确的超声诊断标准，但对于多数患者，在 15 岁前便可以根据肾脏影像学结果对其进行诊断[7,8]。

ADPKD 相关的肾脏并发症包括进行性肾功能下降、肾区痛、肾结石症和肉眼血尿。尽管 ADPKD 可合并肾体积增大和囊肿形成，但这不是一种癌前病变[9]。肾功能检测结果可能明显保持稳定，很多年后才出现衰退。也有患者起初症状隐匿，直到三四十岁才出现肾功能下降，常见的并发症包括高血压及 CKD 3 期（及 3 期以上）[10]。一旦肾小球滤过率（glomerular filtration rate，GFR）开始衰退，其就会以 5 mL/min 的平均速度恶化直至出现 ESRD。因此，血清肌酐升高发生在病程中相对较晚的时候。

然而，在疾病早期，一些年轻患者的 GFR 是正常的，但肾功能已出现了异常，这为对高危人群进行症状前筛查提供了合理性依据。这些肾功能异常包括尿液浓缩缺陷、有效肾血浆流量减少、滤过分数增加和尿白蛋白排出量增加[11]。这些症状可作为预测疾病严重程度和 ESRD 发生风险的早期生物标志[12]。对于儿童，肾小球过度滤过［定义为肌酐清除率≥140 mL/(min·1.73 m²)］的出现可能预示着更快速的肾功能衰退[12,13]。也有

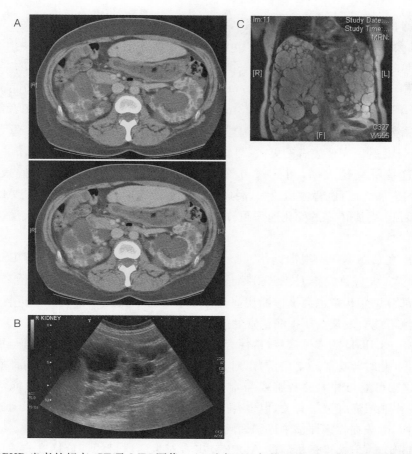

图 10.1 ADPKD 患者的超声、CT 及 MRI 图像。A. 腹部 CT 扫描可用于准确评估多囊肾和多囊肝的结构，并估计肾脏体积。B. 常规腹部超声通常用于筛查 ADPKD 的高危人群。C. MRI 在多囊肾和多囊肝的成像中也有价值，尤其是在评估大量多囊肝或连续测量肾体积中需要重复成像时

研究表明 ADPKD 合并高血压或者血压≥75 百分位（75th percentile）的儿童具有肾功能恶化的风险[14]。

其他因素，包括确诊年龄早、男性、高血压、肉眼血尿和蛋白尿，也与肾功能迅速衰退有关。然而，*PKD1* 基因突变情况和总肾体积对评判该病恶化的速度有更好的预测价值[15-18]。目前，上述结论的运用主要限于科学研究，但这种状况未来可能会改变，因为将来需要通过精确预测疾病的严重程度来确定那些会受益于更早期的针对性治疗的患者。*PKD1* 基因突变的患者出现 ESRD 的平均年龄为 53 岁，而 *PKD2* 基因突变的患者则为 69 岁[18]。CRISP 和 HALT① 的研究均证实总肾脏体积与肾脏功能评估指标（如 GFR）之

① CRISP 为多囊性肾病放射成像研究联盟（Consortium for Radiologic Imaging Studies of PKD）的缩写，这是一个于 2001 年成立的利用影像学研究 PKD 的学术团体。HALT 为阻止多囊性肾病进展（Halt Progression of Polycystic Kidney Disease）的缩写。HALT 研究为在 2006—2014 年间同时在多个临床中心进行的两项临床研究。如想了解更多信息，可参阅 NIDDK Central Repository-Consortium for Radiologic Imaging Studies of Polycystic Kidney Disease（CRISP）（nih.gov）和 NIDDK Central Repository-The HALT Progression of Polycystic Kidney Disease（HALT PKD）（nih.gov）。——译者注

间有很强的相关性[19,20]，当总肾脏体积（total kidney volume，TKV）超过 1 500 mL 时，预示着 GFR 会以超过每年（4.33±8.07）mL/min 的速度下降[16]。使用高度调整后的 TKV（height adjusted TKV，htTKV）对同一队列 8 年内随访数据进一步分析表明，与其他标准临床指标相比，以 htTKV ≥1 600 cc/m 作为基线能最好地预测发生肾功能不全的风险［CKD3：GFR 30～59 mL/(min·1.73 m²)][21]。这些研究还显示，每个患者都会出现肾脏体积的指数式增长，并且由于 PKD1 基因突变患者肾脏的囊肿数量多，患者平均肾脏体积比 PKD2 基因突变患者的更大（尽管二者肾囊肿的生长速率相近）[17,22]。

上述这些研究还表明，可通过 6 个月至几年这样的临床相关时间尺度来监控 ADPKD 的进展。而且，肾体积较大、高血压和肾脏快速增大的年轻患者是 ADPKD 的高危人群。因此，肾脏体积的变化速率可作为一个替代性临床生物标志和疾病进展的结果衡量指标。

高血压在 ADPKD 中很常见，80%～90% 的 ADPKD 患者和几乎所有 ESRD 患者都有高血压[10]。大多数成年人在获得确诊时便已患有高血压，此时 GFR 还未明显降低。有相当一部分患病儿童也会被诊断出高血压[7,14]。对于血压正常的儿童进行 24 小时动态血压监测可能会发现血压夜间正常的变化减弱和对运动过度反应。

疼痛是 ADPKD 的常见症状，常伴有疼痛的家族史、高血压和血尿[23,24]，可以发生在疾病的早期（此时肾功能通常正常）。对其典型的描述是局部或广泛的背部、腹部隐痛或胀痛[24]，这很可能与肿大的肾脏或与脊柱姿势的改变有关。剧烈疼痛可能与急性并发症，如囊肿出血或囊肿感染有关，但也有一小部分患者出现剧烈疼痛时并没有这些急性并发症。然而，除非在临床评估中仔细询问，否则患者的疼痛很可能会被忽视。很难评估疼痛对患者的影响，但接受透析前的 ADPKD 患者对生活质量的评价标准与普通人群是相似的[25]。

囊肿也见于肝和胰腺。通常只有 ADPKD 患者会同时合并多发肾囊肿和肝囊肿，无论有无阳性家族史。肝囊肿的发病率也随着年龄增长而增加。在利用 MRI 进行的 CRISP 研究中发现，在 15～24 岁的 ADPKD 患者中肝囊肿发病率为 58%，25～34 岁的患者中为 85%，35～46 岁的患者中为 94%[26]。肝囊肿在 ADPKD 的儿童中很少见。肝囊肿通常是无症状的，常在对肾囊肿的检查中被发现。肝囊肿的出现并不损害患者的肝功能。有些患者也可以合并严重 PLD，多见于女性患者，并可伴有严重疼痛、腹胀、胃食管反流和饱腹感。肝囊肿的并发症包括感染、出血和破裂，可表现为疼痛、发热和腹部压痛。胰腺囊肿通常无症状。

非囊性病变特征

ADPKD 中最有临床意义的非囊性表现是颅内动脉瘤（intracranial aneurysm，ICA）。约 8% 的 ADPKD 患者会出现无症状 ICA，其发病率远高于普通人群[27]。如果有家族性 ICA 破裂史，则其发生的概率进一步增加至 16%。对患者进行 ICA 筛查的适应证包括具有家族性动脉瘤或蛛网膜下腔出血病史者、有动脉瘤破裂史者，以及需择期进行重大手术者和焦虑患者。目前不提倡对 ADPKD 患者进行动脉瘤广泛筛查[28]。ADPKD

筛查中所发现的大多数 ICA 较小且位于大脑前循环中。ADPKD 患者动脉瘤破裂的风险与普通 ICA 患者相似,但可至多提前 10 年发生,甚至在患者肾功能和血压还正常的时候就发生。唯一确定的破裂风险因素是既往动脉瘤破裂的家族史。ADPKD 中 ICA 破裂的具体发生率难以估计,有一项研究报道每年其破裂发生率约为 1/2 000[29]。与普通 ICA 患者类似,动脉瘤一旦发生破裂,患有 ICA 的 ADPKD 患者的死亡率将大大升高。

ADPKD 中其他血管异常包括二尖瓣脱垂、主动脉根部扩张和主动脉夹层。除非有高度怀疑或明确的家族遗传史,否则不建议筛查这些并发症。

表型范围

ADPKD 患者通常于 40~50 岁在高危个体筛查或者高血压、腰区痛或血尿的调查中被发现。该病临床演变过程的个体差异较大,许多患者可出现较长的无症状期。ESRD 通常发生在 60 岁之后,在 30 岁以前和儿童期出现得很少。但是,也会有多达三分之一的患者直至老年都保持良好的肾功能,不需要接受透析或肾移植。这些 ADPKD 患者很可能是因 PKD2 基因突变所致。ADPKD 还可在胎儿、新生婴儿或幼儿这些极端的年龄下被发现。最近的研究发现了 PKD1 基因的亚效等位基因突变并且这类突变可引起广泛的临床表现。在少数 ADPKD 家族中出现的严重的宫内疾病,就可能是因为遗传了来自患病父/母的致病生殖细胞突变和非患病父/母的亚效等位基因[30]。这也预示着有这种情况的父母再次妊娠的"再次出现"风险会很高。

在没有 ADPKD 家族史的儿童中也发现了类似于 ARPKD 的严重早发性宫内疾病[31]。这是由于遗传到来自父母双方的两个 PKD1 亚效等位基因。因此,应用基因检测对非典型 PKD 病例进行评估便非常重要。

诊断

对于有明确家族遗传史的个体,鉴定到 ADPKD 的任何典型临床特征都在很大程度上提示该病的诊断,但确诊通常需要依靠肾的影像学检查[32]。对于亲代筛查(parental screening)后确定无家族史的患者(约占病例总数的 10%),需要寻找腹部影像学上的典型特征(多发肾囊肿,伴或不伴肝囊肿),同时排除那些会导致诊断为其他疾病的临床特征(表 10.2)。近些年,分子检测的应用越来越广泛,可以用于疾病的确诊,对评估影像学特征并非为典型 ADPKD 的多发肾囊肿也有帮助。应在患者进行诊断筛查或遗传学检测之前让其接受遗传咨询,以讨论确诊 ADPKD 后能给其带来的好处和意外后果。

最近公布了针对 ADPKD 遗传风险为 50% 的个体的新的诊断标准(表 10.3)[8]。这些标准基于患者的超声影像且还没有被 CT 或 MRI 验证。然而,超声检查的普遍性和低成本使其容易被广泛地用于 ADPKD 的诊断。虽然超声成像缺乏系列测量所需的精度(如 CT 和 MRI 可提供的),但其可以提供有关肾脏总体积的一些信息,能反映肾脏疾病的严重程度和预后[33]。

表 10.2　ADPKD 的鉴别诊断

疾　病	基　因	特　征	OMIM
肾囊肿和糖尿病（renal cysts and diabetes，RCAD）	HNF1B	青年起病糖尿病（MODY5）、PKD、肝功能异常、生殖道异常	137920
von Hippel-Lindau 病（VHL）	VHL	肾囊肿、肾细胞癌、视网膜和中枢神经系统血管母细胞瘤、嗜铬细胞瘤、胰腺囊肿	193300
结节性硬化症（tuberous sclerosis complex，TSC）	TSC1，TSC2	多系统错构瘤病。由于连续的基因缺失，可能和 ADPKD 同时出现。肾血管平滑肌脂肪瘤和肾囊肿并存	TSC1 191100 TSC2 613254
UMOD 肾病（髓质囊性肾病 2）	UMOD	小肾、髓质囊肿、高尿酸血症	603860
获得性囊性肾病	—	通常发生在任何病因的终末期肾脏	
常染色体隐性多囊性肾病	PKHD1	双侧 PKD，CHF	263200
单纯性囊肿	—	在高龄患者中出现	
常染色体显性多囊性肝病	PRKCSH，SEC63	PLD，无 PKD	174050
OFD Ⅰ型	OFD1	PKD、口腔系带、舌裂、腭裂、畸形特征、肢端异常	311200

表 10.3A　ADPKD 的超声诊断标准[8]

年龄（岁）	PKD1 基因突变	PKD2 基因突变	未　知
15～30	≥3 个囊肿 PPV 100% SEN 94%	PPV 100% SEN 69%	PPV 100% SEN 82%
30～39	≥3 个囊肿 PPV 100% SEN 97%	PPV 100% SEN 95%	PPV 100% SEN 95%
40～59	≥2 个双侧囊肿 PPV 100% SEN 93%	PPV 100% SEN 89%	PPV 100% SEN 90%

表 10.3B　ADPKD 的超声排除标准[8]

年龄（岁）	PKD1 基因突变	PKD2 基因突变	未　知
15～30	≤1 个囊肿 NPV 99% SPEC 98%	NPV 83% SPEC 97%	NPV 91% SPEC 97%
30～39	≤1 个囊肿 NPV 100% SPEC 96%	PV 97% SPEC 94%	NPV 98% SPEC 95%
40～59	≤1 个囊肿 NPV 100% SPEC 94%	NPV 100% SPEC 94%	NPV 100% SPEC 94%

PPV，阳性预测值；SEN，敏感度。

数据来源：York Pei et al. Unified criteria for ultrasonographic diagnosis of ADPKD, *Journal of American Society of Nephrology*, Volume 20, pp. 205-212, Copyright © 2009 by the American Society of Nephrology, DOI：10.1681/ASN.2008050507.

在基因突变未知的家族中,如果需要确诊为 ADPKD,对于 15～39 岁的个体,需要有 3 个及 3 个以上肾囊肿;对于 40～59 岁的个体,每个肾需要有 2 个及 2 个以上囊肿;而≥ 60 岁的个体每个肾需要 4 个及 4 个以上囊肿。对于 30 岁或 30 岁以上的患者,或者 30 岁以下的 *PKD1* 基因突变患者,上述标准的灵敏度为 94%;但对于 30 岁以下的 *PKD2* 基因突变患者,诊断的灵敏度只有 69%(表 10.3)。

在≥40 岁的个体中,如果肾囊肿少于 2 个,则足以排除诊断。

上述诊断标准也用于对具有高危风险的潜在活体肾脏捐赠者进行评估,以排除其患有 ADPKD。对于≥40 岁的个体,超声结果正常或只有单个囊肿,则阴性预测值为 100%。对于 30～39 岁的个体,超声结果正常具有 0.7% 的假阴性率。而对于<30 岁的患者,即使超声没有发现肾囊肿也不能完全排除 ADPKD。在这些情况下,可以利用 CT 或者 MRI(图 10.1),而如果患者的家族突变已知,还可结合遗传学检测方法。

ADPKD 的分子检测现已广泛应用于临床。在实验室里,可获得高达 88% 的突变检测率[4]。大部分的突变都是序列变体(sequence variant),其中重复和缺失较常见(图 10.2)。如果有多个患病和不患病的家族成员参与检测,也可以对其进行连锁分析。基因连锁分析仅适用于少数家庭,但对于无法进行突变检测或尚未鉴定出突变的患者,也可利用该方法诊断或排除疾病。

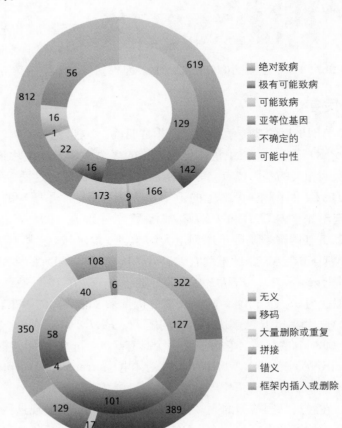

图 10.2 在 *PKD1* 基因(外圈)和 *PKD2* 基因(内圈)中发现的突变数量和类型

数据来源:ADPKD 突变数据库 PKDB Database,可从 http://pkd.mayo.edu 获取。

可以根据家族史预测患者的基因型，以决定先检测 *PKD1* 基因还是 *PKD2* 基因[34,35]。若存在一个≤55 岁的合并 ESRD 的家族成员，则患者有很大可能是 *PKD1* 基因突变；若出现一个肾功能良好的或者＞70 岁才出现 ESRD 的患病的家族成员，则很有可能为 *PKD2* 基因突变。

其他有意义的特点

ADPKD 患者也会出现各种肾以外的囊性或者非囊性的临床表现。40%的男性患者合并精囊腺囊肿，但其临床意义尚不确定。一小部分患者合并蛛网膜囊肿，甚至有患者进展为硬膜下血肿，尽管其相关性有待进一步证实[36]。

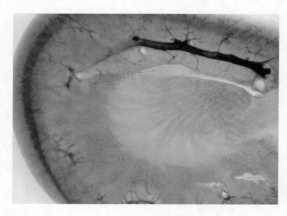

图 10.3 PKD1 蛋白在小鼠肾脏和血管的表达[37]

ADPKD 患者中高血压、心脏瓣膜异常、ICA 和其他血管异常出现的频率显著增加，提示它们可能是该疾病的主要表现。支持这一点的是，*PKD1* 基因在小鼠心血管组织中呈显著的高表达（图 10.3）。血管异常的致病机制是否与肾囊肿形成的机制（如纤毛功能异常）相同还有待确定。

极少数 ADPKD 患者也会合并多发性胆管错构瘤和先天性肝纤维化等各种肝导管板畸形[38]。其他相关合并症包括结缔组织异常和结肠憩室疾病，后者仅见于 ESRD 患者。

遗传学

ADPKD 的遗传学基础已经非常明确。20 世纪 80 年代的几个研究小组对具有经典 ADPKD 特征的呈常染色体显性遗传的多个大型家族使用连锁分析，发现了至少两个与该疾病相关的基因位点[39,40]。随后的分子分析证明这两个基因位点分别为 16p 13.3 上的 *PKD1* 基因和 4p 21 上的 *PKD2* 基因。另一个不明确的基因位点——*PKD3*，尚未被鉴定出来。*PKD1* 和 *PKD2* 基因最终分别在 1994 年和 1996 年被克隆出来[41,42]。*PKD1* 基因覆盖基因组序列上大约 50 kb 的区域，包含 46 个外显子，编码一条约 14 kb 的大型 mRNA。由此推测它编码分子量超过 460kDa 的多结构域跨膜蛋白——多囊蛋白 1(polycystin-1)。*PKD1* 基因的外显子 1～33 在 16 号染色体上复制出 6 个假基因，序列相似性为 98%～99%。这给突变分析带来了非常大的困难，但现在已经用基因位点特异性的长片段 PCR 法解决了这个问题[4]。*PKD2* 基因有 15 个外显子，覆盖基因组序列上大约 68 kb 的区域。它可产生一个具有 2 904 bp 开放阅读框(open reading frame，ORF)的 mRNA，该 mRNA 可编码瞬时受体电位(transient receptor potential，TRP)通道家族的一个新成员——TRPP2。

在经过基因检测的大多数 ADPKD 患者中，均发现这两个基因的突变[4]。在临床特征明确的患者中，有 85%是 *PKD1* 基因突变所致，其余由 *PKD2* 基因突变导致[4]。使用包括高通量测序技术在内的不同方法对临床症状典型的患者进行检测，其突变检出率可达到 63％至 89％[4,43]。大多数患者的突变是独有的（即单个家族独有），但约 30％是重复的。ADPKD 突变数据库（http://pkdb.mayo.edu/）是 *PKD1* 和 *PKD2* 基因所有序列变异最完整的数据库，其包含近 1 800 个独特的 ADPKD 家系的信息（图 10.2）。*PKD1* 基因具有高度的多态性，超过 40％的变异可能属于中性变异。在剩下的变异中，约有 50％属于致病突变，其中大部分为无义或移码突变导致的使基因功能丧失的突变。*PKD2* 基因的变异较少，其中约 25％是中性的，而约 70％是致病的，同样大部分为功能缺失突变。

目前的证据支持大多数 ADPKD 相关的突变是完全外显的这一结论。

然而，最近有报道称，一些家族有非常轻微的临床表现或有明显的非外显率，而且提供了令人信服的其存在不完全外显或亚效等位基因的证据[30]。另一个亚效等位基因或致病性突变会导致疾病发生。体细胞嵌合也可能是导致患者症状轻微的原因[44]。

ADPKD 是一个符合二次打击假说的疾病[45]。强有力的证据表明，囊肿的形成除了需要一个遗传到的胚系突变，还需要一个正常的等位基因发生体细胞突变，即两个等位基因都失活。在肾和肝囊肿囊壁的上皮细胞中都发现了 *PKD1* 和 *PKD2* 基因的体细胞突变，提示囊肿的发生和由此产生的疾病的严重程度可能取决于 *PKD1* 和 *PKD2* 基因的体细胞突变（随机突变）率，这一过程可能很难通过治疗来改变。然而，与 ADPKD 相关的其他临床表现可能不需要体细胞突变，单个突变就足以发挥致病作用。例如，没有证据支持 ICA 的发展中存在体细胞突变。

ADPKD 患者症状存在较大的家族内变异，提示环境和基因修饰因子也可能发挥效应。据估计，ESRD 发生之前，遗传背景的差异可解释 32％～42％的 eGFR 的差异，以及 43％～78％的 ESRD 发病年龄的差异。有研究显示，*DKK3* 基因位点的遗传变异可影响 *PKD1* 基因突变患者的临床表现，这需要进一步的研究来证实并鉴定出其他的修饰基因[46,47]。

相关纤毛缺陷

ADPKD 的特征是多囊肾和肝导管板畸形。肝导管板畸形包括胆道错构瘤和 PLD。这些临床表现在其他纤毛病中也很常见。然而，该病很少出现其他纤毛病的典型特征。先天性肝纤维化和偏侧性发育缺陷是极少被报道的并发症[38,48]。因此，ADPKD 在临床上易于识别。与大多数常染色体隐性遗传或寡基因遗传的纤毛病不同，ADPKD 是一种常染色体显性遗传病，好发于成人。这种成人发病的现象可能部分与其需要一个随机出现的"二次打击"有关。

纤毛缺陷的生理效应

尽管多囊蛋白 1 和 TRPP2 蛋白均被推测在纤毛外具有独立的功能，但它们在初级纤毛中共同构成离子通道（多聚蛋白复合物）[12]。两种蛋白质之间的相互作用最初被认为对二者的膜定位和作为 Ca^{2+} 通透性非选择性阳离子通道的功能至关重要[49]。进一步的研究表明，尽管大部分的 TRPP2 蛋白位于内质网中[50]，但这两种蛋白均可定位于初级纤毛。在初级纤毛中,多囊蛋白复合物因纤毛弯曲被激活,而在肾小管中,纤毛的弯曲可能由尿液流动引起[51]。激活的多囊蛋白复合物导致细胞内 Ca^{2+} 浓度增加和多种下游信号通路的激活[52]。纤毛内 Ca^{2+} 水平的局部增加被 TRPP2 蛋白放大,因为 TRPP2 蛋白也是一个 Ca^{2+} 激活的阳离子通道,通过与两种主要的胞内 Ca^{2+} 通道(雷诺丁受体和肌醇 1,4,5-三磷酸受体)相互作用,介导 Ca^{2+} 从细胞内钙库(主要是内质网)释放出来[53,54]。相反,在模式系统中液体流动减少或 TRPP2 激活会导致多囊蛋白 1 的多个 C 端裂解片段在细胞核中积累。Wnt 信号通路组分和转录激活因子 STAT6/p100 参与该核转位过程[52]。多囊蛋白 1 可作为 G 蛋白偶联受体来调节 AP-1 和 NFAT 信号。其还可以调节 mTOR、p21 信号通路,以及经典和非经典 Wnt 信号通路。这可以解释在 ADPKD 患者囊肿上皮细胞和动物模型中观察到的许多细胞异常现象,包括细胞增殖、分化、凋亡和 PCP 的改变。

目前尚不清楚究竟哪一种细胞异常是囊肿形成的关键起始步骤。但是,多囊蛋白复合物的确在肾的发育中起着关键作用。肾发生过程中肾小管细胞增殖、分化和定向细胞分裂(为肾小管伸长所需)发生的时候,多囊蛋白功能的丧失会导致严重的囊肿表型[55]。肾发育完成后,多囊蛋白功能丧失不会导致囊肿形成,除非此时细胞因受损进入了增殖期(正常情况下细胞受损会引起组织修复)[56]。

一旦囊肿形成,液体分泌是囊肿扩张的关键驱动力。在囊肿上皮细胞中,cAMP 是一个关键的第二信使,可驱动细胞增殖和液体分泌,这一效应受细胞内 Ca^{2+} 水平调节[57]。因此,可优先尝试通过阻断血管加压素和生长抑素受体信号系统以降低肾脏中 cAMP 的水平从而减轻疾病的严重程度,已有通过该方法治疗 PKD 和 PLD 的临床试验[58-60]。

临床管理

ADPKD 临床管理的首要目标为降低与其肾和肾外临床表现相关的发病率和死亡率。此外,临床管理也为受遗传性疾病长期的医学和非医学后果影响的患者及其家属提供持续的医疗支持和咨询。尤其重要的是,应以防止伴随 CKD 和 ESRD 发生的长期心血管和代谢异常为目标。

治疗

目前还没有公认有效的针对性治疗囊性肾病的方法。许多潜在治疗方法正在临床前和临床研究阶段(对其疗效进行评估)。直到最近,还没有治疗方法在改变疾病的病程,特别是肾功能进行性衰退方面显示出应用前景。这部分是因为缺乏有效的试验终点,难以在有临床意义的时间尺度内进行疗效评估,而在这种情况下设计临床试验是很困难的。随着总肾脏体积作为疾病进展的替代评估指标被确定,目前许多临床试验正在计划开展或正在进行中。在 Clinicaltrials.gov 上检索 ADPKD 可查找到 46 项临床研究。其中,许多研究将肾脏体积的变化作为主要的研究终点,并靶向治疗 ADPKD 疾病模型中已确定的异常信号通路,如 mTOR 信号通路或响应 cAMP 变化的信号通路。TEMPO 3：4 试验的结果表明,在 3 年随访中,血管升压素 V2 受体拮抗剂托伐普坦(tolvaptan)可降低患者肾脏 cAMP 的水平,从而改变疾病的病程,以减缓肾脏体积的增加和 GFR 的下降[60]。而利用类似的试验终点,mTOR 抑制剂却未展示出有效性[61]。然而,除了临床试验使用的药物,临床试验设计、患者或肾脏的特性也可能是造成上述结果差异的原因,进一步的临床试验可能需要在疾病早期阶段通过使用不同疗法的组合进行探索[62]。

但是,有疗效的药物将如何引入临床实践中,以及其引入可能会使哪些患者受益都还需要进一步确定。目前仍不清楚长期使用,如几十年,是否也能有同样的疗效。

在对肾功能良好的 ADPKD 患者进行的长期随访中,可以发现存在一个难得的治疗"窗口期",在此期间,有可能通过减少发展到 ESRD 的患者的数量和推迟其发病年龄而改变疾病的病程。因此,在不久的将来,可能会在疾病的各个阶段进行更多的临床试验。

处理并发症

ADPKD 患者经常出现急性或慢性肾区疼痛、肉眼血尿和高血压。因此对患者的处理主要是针对这些并发症和其他相关症状。然而,在常规医疗、护理之外,仍有很多不确定的情况,包括如何监测疾病的进展、抗高血压药物的选择和血压控制水平、诊断筛查的最佳年龄和遗传学检测的作用。ADPKD 一经诊断,所有患者都应接受全面评估,明确疾病的严重程度。应遵守当地和国家批准的慢性肾衰竭治疗指南(http://www.renal.org/Clinical/GuidelinesSection/Detection-Monitoring-and-Care-of-Patients-with-CKD.aspx),并考虑到疾病相关的并发症。

这些诊治措施包括以下几项。

(1)进行肾脏影像学检查,判断患者肾脏疾病的严重程度并测量肾脏体积以评估患者的预后。可用于评估 PLD 的严重程度。

(2)监测血压,记录高血压最早的发病时间(如果觉得患者血压测量结果不可靠或对于年轻患者,也可予 24 小时动态血压监测)。

(3)全面尿液分析,以记录微量白蛋白尿或蛋白尿并排除感染。

(4)全面的生化和代谢指标检查,明确肾功能和心血管危险因素,例如高脂血症。

(5)如果心脏出现异常或有胸主动脉疾病家族史,应行心脏影像学检查。

(6)如果有 ICA 或早发性中风的个人或家族史,建议至神经外科就诊。

● 高血压

高血压发生在 ADPKD 早期。一些研究正在试图确定血压的理想控制水平和选出适用于改变疾病进展的降压药物[63]。相当多的证据支持 ADPKD 患者中存在肾素-血管紧张素-醛固酮系统(renin-angiotensin-aldosterone system,RAAS)激活,因此靶向该系统的药物常被认为能预防心血管疾病发生和保护肾脏。还有一些研究表明,与使用 RAAS阻断剂相比,单独使用利尿剂可能对患者的肾功能并无保护作用[64]。MDRD 研究表明,严格控制血压或许能保护 ADPKD 患者的肾功能[65]。筛查和治疗 ADPKD 患儿的高血压可起到保护患儿肾功能的作用。因此,ADPKD 患儿的治疗应该由有经验的儿科医生进行[14]。仍然需要循证医学的证据对高危儿童筛查和随访进行指导。目前认为,除非高危儿童出现需要立刻筛查的症状,否则建议在青少年期或更晚的时候进行筛查。

- 肾区疼痛

肾区疼痛是 ADPKD 患者常见的症状。一旦排除了肾结石或囊肿感染等潜在原因，通常可使用常规的镇痛药进行治疗，但应避免使用非甾体类抗炎性药物等肾毒性药物。更持久、更严重的疼痛的治疗可以在疼痛专家指导下使用其他药物进行。极少数患者需要接受囊肿抽吸或进行囊肿切除减压手术。囊肿切除减压手术的长期效果较好。一旦发生 ESRD 则可以进行肾切除术。其他方法，如囊肿选择性栓塞以减少肾脏肿块大小的疗效目前仍在评估中。

如果疼痛是由于囊肿出血，症状的缓解通常很迅速，而且通常是自限性的。如果症状延长或伴有血流动力学不稳定，则可能需要行栓塞术或外科手术干预。囊肿感染的患者表现为肾区疼痛伴发热，影像学检查可见复杂囊肿，但这不是囊肿感染特有的。当患者出现囊肿感染时应行血、尿培养，进行正规的抗菌治疗。如果经过几周治疗后感染仍未控制，应及时行囊肿抽吸或引流术。囊肿感染很难治疗，如果先前出现过治疗失败的情况，抗菌治疗常需要持续几个月。结石引起的疼痛的治疗方法与非 ADPKD 患者相同。ADPKD 患者肾内结石类型通常是尿酸结石或草酸钙结石。

- 妊娠

对于妊娠期的 ADPKD 女性患者，应加强对高血压和其他并发症的监测。如果担心胎儿生长受限和羊水减少，还应进行额外的产前超声检查。可能会偶然发现一过性胎儿肾回声增强和胎儿肾囊肿。如果发现异常，应该进行更细致的产前、产后超声检查。

- 终末期肾病

一旦出现 ESRD，可行 RRT，如血液透析和腹膜透析。肾脏肿大或肝脏肿大较严重的患者不能进行腹膜透析。肾移植是治疗的首选，最好是使用活体供体。与其他非糖尿病肾病相比，ADPKD 的肾移植结果相似或更好。在某些情况下，特别是合并严重疼痛、经常血尿、囊肿感染或肾结石时，也可能需要行肾切除术。

其他疗法

目前尚无临床证据证明增加液体摄入量和不喝含咖啡因的饮料的疗法或干预措施有疗效。理论上，两者都可以调节 cAMP 水平从而对患者有益。高的液体摄入量可能产生类似于血管升压素 V2 受体阻断剂的效果[66]。

遗传咨询

应向所有诊断为 ADPKD 或有遗传风险的个体提供遗传咨询，尤其是高风险个体（特别是年轻的、无症状的个体），告知与最新诊断相关的问题。对于那些想了解更多该疾病信息的儿童，可以请其父母或监护人一起接受咨询，但目前不建议对 15 岁之前的高危无症状个体进行 ADPKD 筛查，除非出现了有效的治疗方法。血压监测可以单独进行。遗传咨询时医生可以和患者讨论的问题包括症状前筛查、健康和医疗保险、就业、生殖问题和活体器官移植。通过遗传咨询获得家族史也是一种可简单而有效地确定是否存在其他有 ADPKD 患病风险的家庭成员的方法，可询问他们是否考虑接受疾病筛查和对基因型的预测提供参考[34,35]。也可以考虑进行遗传学检测。如果达到具有临床价值的突变检出率，将有更多的家庭会得到遗传学检测的机会。目前遗传学检测适用于对高危亲属、潜在的活体器官捐献者的症状前检测，对存在非典型临床特征的患者的诊断性检测，以及产前和胎盘植入前的检测。

额外的资源

GeneReviews	http://www.ncbi.nlm.nih.gov/sites/GeneTests
PKD 基金会	www.pkdcure.org/
PKD 慈善机构	http://pkdcharity.org.uk/
Clinical Trials.gov	www.clinicaltrials.gov/
HALT	http://haltpkd.org/index.html
GeneTests	http://www.ncbi.nlm.nih.gov/sites/GeneTests
英国遗传基因检测网络（UKGTN）	www.ukgtn.nhs.uk/

（胡舟扬 译）

参考文献

[1] Torres, V. E. & Watson, M. L. 1998. Polycystic kidney disease: Antiquity to the 20th century. *Nephrol Dial Trans* 13, 2690 – 2696.

[2] Iglesias, C. G., Torres, V. E., Offord, K. P., Holley, K. E., Beard, C. M. & Kurland, L. T. 1983. Epidemiology of adult polycystic kidney disease, Olmsted County, Minnesota: 1935 – 1980. *Am J Kidney Dis* 2, 630 – 639.

[3] Higashihara, E., Nutahara, K., Kojima, M., Tamakoshi, A., Yoshiyuki, O., Sakai, H., et al. 1998. Prevalence and renal prognosis of diagnosed autosomal dominant polycystic kidney disease in Japan. *Nephron*, 80, 421 – 427.

[4] Rossetti, S., Consugar, M. B., Chapman, A. B., Torres, V. E., Guay-Woodford, L. M., Grantham, J. J., et al. 2007. Comprehensive molecular diagnostics in autosomal dominant polycystic kidney disease. *J Am Soc Nephrol* 18, 2143 – 2160.

[5] Orskov, B., Romming Sorensen, V., Feldt-Rasmussen, B. & Strandgaard, S. 2010. Improved prognosis in patients with autosomal dominant polycystic kidney disease in Denmark. *Clin J Am Soc Nephrol* 5, 2034 – 2039.

[6] Haynes, R., Kheradmand, F. & Winearls, C. G. 2011. Survival after starting renal replacement treatment in patients with autosomal dominant polycystic kidney disease: A single-centre 40-year study. *Nephron Clin Pract* 120, c42 – 47.

[7] Mekahli, D., Woolf, A. S. & Bockenhauer, D. 2010. Similar renal outcomes in children with ADPKD diagnosed by screening or presenting with symptoms. *Pediatr Nephrol* 25, 2275 – 2282.

[8] Pei, Y., Obaji, J., Dupuis, A., Paterson, A. D., Magistroni, R., Dicks, E., et al. 2009. Unified criteria for ultrasonographic diagnosis of ADPKD. *J Am Soc Nephrol* 20, 205 – 212.

[9] Bonsib, S. M. 2009. Renal cystic diseases and renal neoplasms: A mini-review. *Clin J Am Soc Nephrol* 4, 1998 – 2007.

[10] Dicks, E., Ravani, P., Langman, D., Davidson, W. S., Pei, Y. & Parfrey, P. S. 2006. Incident renal events and risk factors in autosomal dominant polycystic kidney disease: A population and family-based cohort followed for 22 years. *Clin J Am Soc Nephrol* 1, 710 – 717.

[11] Helal, I., Reed, B. & Schrier, R. W. 2012. Emergent early markers of renal progression in

autosomaldominant polycystic kidney disease patients: Implications for prevention and treatment. *Am J Nephrol* 36, 162‑167.

[12] Torres, V. E., King, B. F., Chapman, A. B., Brummer, M. E., Bae, K. T., Glockner, J. F., et al. 2007b. Magnetic resonance measurements of renal blood flow and disease progression in autosomal dominant polycystic kidney disease. *Clin J Am Soc Nephrol* 2, 112‑120.

[13] Meijer, E., Rook, M., Tent, H., Navis, G., Van Der Jagt, E. J., De Jong, P. E. & Gansevoort, R. T. 2010. Early renal abnormalities in autosomal dominant polycystic kidney disease. *Clin J Am Soc Nephrol* 5, 1091‑1098.

[14] Cadnapaphornchai, M. A., Mcfann, K., Strain, J. D., Masoumi, A. & Schrier, R. W. 2008. Increased left ventricular mass in children with autosomal dominant polycystic kidney disease and borderline hypertension. *Kidney Int* 74, 1192‑1196.

[15] Chapman, A. B., Guay‑Woodford, L. M., Grantham, J. J., Torres, V. E., Bae, K. T., Baumgarten, D. A., et al. 2003. Renal structure in early autosomal‑dominant polycystic kidney disease (ADPKD): The Consortium for Radiologic Imaging Studies of Polycystic Kidney Disease (CRISP) cohort. *Kidney Int* 64, 1035‑1045.

[16] Grantham, J. J., Torres, V. E., Chapman, A. B., Guay‑Woodford, L. M., Bae, K. T., King Jr, B. F. et al. 2006b. Volume progression in polycystic kidney disease. *N Engl J Med* 354, 2122‑2130.

[17] Harris, P. C., Bae, K. T., Rossetti, S., Torres, V. E., Grantham, J. J., Chapman, A. B., et al. 2006. Cyst number but not the rate of cystic growth is associated with the mutated gene in autosomal dominant polycystic kidney disease. *J Am Soc Nephrol* 17, 3013‑3019.

[18] Hateboer, N. V., Dijk, M. A., Bogdanova, N., Coto, E., Saggar‑Malik, A. K., San Millan, J. L., Torra, R., et al. 1999. Comparison of phenotypes of polycystic kidney disease types 1 and 2. European PKD1‑PKD2 Study Group. *Lancet* 353, 103‑107.

[19] Grantham, J. J., Chapman, A. B. & Torres, V. E. 2006a. Volume progression in autosomal dominant polycystic kidney disease: The major factor determining clinical outcomes. *Clin J Am Soc Nephrol* 1, 148‑157.

[20] Torres, V. E., Chapman, A. B., Perrone, R. D., Bae, K. T., Abebe, K. Z., Bost, J. E., et al. 2012b. Analysis of baseline parameters in the HALT polycystic kidney disease trials. *Kidney Int* 81, 577‑585.

[21] Chapman, A. B., Bost, J. E., Torres, V. E., Guay‑Woodford, L., Bae, K. T., Landsittel, D., et al. 2012. Kidney volume and functional outcomes in autosomal dominant polycystic kidney disease. *Clin J Am Soc Nephrol* 7, 479‑486.

[22] Grantham, J. J., Cook, L. T., Torres, V. E., Bost, J. E., Chapman, A. B., Harris, P. C., et al. 2008. Determinants of renal volume in autosomal‑dominant polycystic kidney disease. *Kidney Int* 73, 108‑116.

[23] Bajwa, Z. H., Gupta, S., Warfield, C. A. & Steinman, T. I. 2001. Pain management in polycystic kidney disease. *Kidney Int* 60, 1631‑1644.

[24] Bajwa, Z. H., Sial, K. A., Malik, A. B. & Steinman, T. I. 2004. Pain patterns in patients with polycystic kidney disease. *Kidney Int* 66, 1561‑1569.

[25] Rizk, D., Jurkovitz, C., Veledar, E., Bagby, S., Baumgarten, D. A., Rahbari‑Oskoui, F., et al. 2009. Quality of life in autosomal dominant polycystic kidney disease patients not yet on dialysis. *Clin J Am Soc Nephrol* 4, 560‑566.

[26] Bae, K. T., Zhu, F., Chapman, A. B., Torres, V. E., Grantham, J. J., Guay‑Woodford, L. M., et al. 2006. Magnetic resonance imaging evaluation of hepatic cysts in early autosomal‑dominant polycystic kidney disease: The Consortium for Radiologic Imaging Studies of Polycystic Kidney Disease cohort. *Clin J Am Soc Nephrol* 1, 64‑69.

[27] Pirson, Y., Chauveau, D. & Torres, V. 2002. Management of cerebral aneurysms in autosomal dominant polycystic kidney disease. *J Am Soc Nephrol* 13, 269‑276.

[28] Irazabal, M. V., Huston, J. 3rd, Kubly, V., Rossetti, S., Sundsbak, J. L., Hogan, M. C.,

et al. 2011. Extended follow-up of unruptured intracranial aneurysms detected by presymptomatic screening in patients with autosomal dominant polycystic kidney disease. *Clin J Am Soc Nephrol* 6, 1274 – 1285.

[29] Schievink, W. I., Torres, V. E., Piepgras, D. G. & Wiebers, D. O. 1992. Saccular intracranial aneurysms in autosomal dominant polycystic kidney disease. *J Am Soc Nephrol* 3, 88 – 95.

[30] Rossetti, S., Kubly, V. J., Consugar, M. B., Hopp, K., Roy, S., Horsley, S. W., et al. 2009. Incompletely penetrant PKD1 alleles suggest a role for gene dosage in cyst initiation in polycystic kidney disease. *Kidney Int* 75, 848 – 855.

[31] Vujic, M., Heyer, C. M., Ars, E., Hopp, K., Markoff, A., Orndal, C., et al. 2010. Incompletely penetrant PKD1 alleles mimic the renal manifestations of ARPKD. *J Am Soc Nephrol* 21, 1097 – 1102.

[32] Chapman, A. B. & Wei, W. 2011. Imaging approaches to patients with polycystic kidney disease. *Semin Nephrol* 31, 237 – 244.

[33] O'Neill, W. C., Robbin, M. L., Bae, K. T., Grantham, J. J., Chapman, A. B., Guay-Woodford, L. M., et al. 2005. Sonographic assessment of the severity and progression of autosomal dominant polycystic kidney disease: The Consortium of Renal Imaging Studies in Polycystic Kidney Disease (CRISP). *Am J Kidney Dis* 46, 1058 – 1064.

[34] Barua, M., Cil, O., Paterson, A. D., Wang, K., He, N., Dicks, E., et al. 2009. Family history of renal disease severity predicts the mutated gene in ADPKD. *J Am Soc Nephrol* 20, 1833 – 1838.

[35] Robinson, C., Hiemstra, T. F., Spencer, D., Waller, S., Daboo, L., Karet Frankl, F. E., et al. 2012. Clinical utility of PKD2 mutation testing in a polycystic kidney disease cohort attending a specialist nephrology out-patient clinic. *BMC Nephrol* 13, 79.

[36] Wijdicks, E. F., Torres, V. E. & Schievink, W. I. 2000. Chronic subdural hematoma in autosomal dominant polycystic kidney disease. *Am J Kidney Dis* 35, 40 – 43.

[37] Boulter, C., Mulroy, S., Webb, S., Fleming, S., Brindle, K. & Sandford, R. 2001. Cardiovascular, skeletal, and renal defects in mice with a targeted disruption of the Pkd1 gene. *Proc Natl Acad Sci U.S.A.* 98, 12174 – 12179.

[38] O'Brien, K., Font-Montgomery, E., Lukose, L., Bryant, J., Piwnica-Worms, K., Edwards, H., et al. 2012. Congenital hepatic fibrosis and portal hypertension in autosomal dominant polycystic kidney disease. *J Pediatr Gastroenterol Nutr* 54, 83 – 89.

[39] Reeders, S. T., Breuning, M. H., Davies, K. E., Nicholls, R. D., Jarman, A. P., Higgs, D. R., et al. 1985. A highly polymorphic DNA marker linked to adult polycystic kidney disease on chromosome 16. *Nature* 317, 542 – 544.

[40] Kimberling, W. J., Fain, P. R., Kenyon, J. B., Goldgar, D., Sujansky, E. & Gabow, P. A. 1988. Linkage heterogeneity of autosomal dominant polycystic kidney disease. *N Engl J Med* 319, 913 – 918.

[41] Mochizuki, T., Wu, G., Hayashi, T., Xenophontos, S. L., Veldhuisen, B., Saris, J. J., Reynolds, D. M., et al. 1996. PKD2, a gene for polycystic kidney disease that encodes an integral membrane protein. *Science* 272, 1339 – 1342.

[42] Ward, C. J., Peral, B., Hughes, J., Thomas, S., Gamble, V., Maccarthy, A. B., et al. 1994. The polycystic kidney-disease-1 gene encodes a 14-kb transcript and lies within a duplicated region on chromosome-16. *Cell* 77, 881 – 894.

[43] Rossetti, S., Hopp, K., Sikkink, R. A., Sundsbak, J. L., Lee, Y. K., Kubly, V., et al. 2012. Identification of gene mutations in autosomal dominant polycystic kidney disease through targeted resequencing. *J Am Soc Nephrol* 23, 915 – 933.

[44] Harris, P. C. & Rossetti, S. 2010. Determinants of renal disease variability in ADPKD. *Adv Chronic Kidney Dis* 17, 131 – 139.

[45] Harris, P. C. 2010. What is the role of somatic mutation in autosomal dominant polycystic kidney disease? *J Am Soc Nephrol* 21, 1073 – 1076.

[46] Liu, M., Shi, S., Senthilnathan, S., Yu, J., Wu, E., Bergmann, C., et al. 2010. Genetic

variation of DKK3 may modify renal disease severity in ADPKD. *J Am Soc Nephrol* 21，1510 - 1520.

[47] Paterson, A. D., Magistroni, R., He, N., Wang, K., Johnson, A., Fain, P. R., et al. 2005. Progressive loss of renal function is an age-dependent heritable trait in type 1 autosomal dominant polycystic kidney disease. *J Am Soc Nephrol* 16，755 - 762.

[48] Bataille, S., Demoulin, N., Devuyst, O., Audrezet, M. P., Dahan, K., Godin, M., et al. 2011. Association of PKD2 (polycystin 2) mutations with left-right laterality defects. *Am J Kidney Dis* 58，456 - 460.

[49] Hanaoka, K., Qian, F., Boletta, A., Bhunia, A. K., Piontek, K., Tsiokas, L., et al. 2000. Co-assembly of polycystin - 1 and - 2 produces unique cation - permeable currents. *Nature* 408，990 - 994.

[50] Yoder, B. K., Hou, X. & Guay-Woodford, L. M. 2002. The polycystic kidney disease proteins, polycystin-1, polycystin-2, polaris, and cystin, are co-localized in renal cilia. *J Am Soc Nephrol* 13，2508 - 2516.

[51] Nauli, S. M., Alenghat, F. J., Luo, Y., Williams, E., Vassilev, P., Li, X., et al. 2003. Polycystins 1 and 2 mediate mechanosensation in the primary cilium of kidney cells. *Nat Genet* 33，129 - 137.

[52] Chapin, H. C. & Caplan, M. J. 2010. The cell biology of polycystic kidney disease. *J Cell Biol*, 191，701 - 710.

[53] Anyatonwu, G. I., Estrada, M., Tian, X., Somlo, S. & Ehrlich, B. E. 2007. Regulation of ryanodine receptor-dependent calcium signaling by polycystin-2. *Proc Natl Acad Sci U.S.A*. 104，6454 - 6459.

[54] Sammels, E., Devogelaere, B., Mekahli, D., Bultynck, G., Missiaen, L., Parys, J. B., et al. 2010. Polycystin-2 activation by inositol 1,4,5 - trisphosphate - induced Ca^{2+} release requires its direct association with the inositol 1,4,5 - trisphosphate receptor in a signaling microdomain. *J Biol Chem* 285，18794 - 18805.

[55] Fischer, E., Legue, E., Doyen, A., Nato, F., Nicolas, J. F., Torres, V., et al. 2006. Defective planar cell polarity in polycystic kidney disease. *Nat Genet* 38，21 - 23.

[56] Happe, H., Leonhard, W. N., Van Der Wal, A., Van De Water, B., Lantinga-Van Leeuwen, I. S., Breuning, M. H., et al. 2009. Toxic tubular injury in kidneys from Pkd1 - deletion mice accelerates cystogenesis accompanied by dysregulated planar cell polarity and canonical Wnt signaling pathways. *Hum Mol Genet* 18，2532 - 2542.

[57] Mangoo-Karim, R., Uchic, M. E., Grant, M., Shumate, W. A., Calvet, J. P., Park, C. H., et al. 1989. Renal epithelial fluid secretion and cyst growth: The role of cyclic AMP. *FASEB J* 3，2629 - 2632.

[58] Gattone, V. H. 2nd, Wang, X., Harris, P. C. & Torres, V. E. 2003. Inhibition of renal cystic disease development and progression by a vasopressin V2 receptor antagonist. *Nat Med* 9，1323 - 1326.

[59] Hogan, M. C., Masyuk, T. V., Page, L., Holmes, D. R. 3rd, Li, X., Bergstralh, E. J., et al. 2012. Somatostatin analog therapy for severe polycystic liver disease: Results after 2 years. *Nephrol Dial Trans* 27，3532 - 3539.

[60] Torres, V. E., Chapman, A. B., Devuyst, O., Gansevoort, R. T., Grantham, J. J., Higashihara, E., et al. 2012a. Tolvaptan in patients with autosomal dominant polycystic kidney disease. *N Engl J Med* 367，2407 - 2418.

[61] Serra, A. L., Poster, D., Kistler, A. D., Krauer, F., Raina, S., Young, J., et al. 2010. Sirolimus and kidney growth in autosomal dominant polycystic kidney disease. *N Engl J Med* 363，820 - 829.

[62] Torres, V. E. 2010. Treatment strategies and clinical trial design in ADPKD. *Adv Chronic Kidney Dis* 17，190 - 204.

[63] Chapman, A. B., Torres, V. E., Perrone, R. D., Steinman, T. I., Bae, K. T., Miller, J. P.,

et al. 2010. The HALT polycystic kidney disease trials: Design and implementation. *Clin J Am Soc Nephrol* 5, 102 - 109.

[64] Ecder, T., Edelstein, C. L., Fick - Brosnahan, G. M., Johnson, A. M., Chapman, A. B., Gabow, P. A., et al. 2001. Diuretics versus angiotensin - converting enzyme inhibitors in autosomal dominant polycystic kidney disease. *Am J Nephrol* 21, 98 - 103.

[65] Sarnak, M. J., Greene, T., Wang, X., Beck, G., Kusek, J. W., Collins, A. J., et al. 2005. The effect of a lower target blood pressure on the progression of kidney disease: Long-term follow-up of the modification of diet in renal disease study. *Ann Intern Med* 142, 342 - 351.

[66] Wang, C. J., Creed, C., Winklhofer, F. T. & Grantham, J. J. 2011. Water prescription in autosomal dominant polycystic kidney disease: A pilot study. *Clin J Am Soc Nephrol* 6, 192 - 197.

11 常染色体隐性遗传性多囊性肾病

Autosomal recessive polycystic kidney disease

Carsten Bergmann

分类和鉴别诊断

囊性肾病分型最早由 Osathanondh 和 Potter 提出，他们系统地将其分为四类[1]。Potter Ⅰ型指常染色体隐性遗传性多囊性肾病（ARPKD），Potter Ⅱ型指肾囊性发育不良，Potter Ⅲ型指 ADPKD，Potter Ⅳ型的发生与肾或输尿管长期梗阻导致的肾囊肿或肾积水有关。Potter Ⅱ～Ⅳ型可以是许多综合征的一部分。尽管这种分型方法对病理解剖学描述很有意义，但很难与临床的和遗传学的实体相对应，所以逐渐被遗传命名法替代。

囊性肾病的准确诊断对患者的治疗和为其家庭提供咨询都十分重要。在需要对不同肾囊肿分型时，首先区分其为获得性的还是遗传性的可能会有帮助。了解患者的家族史和临床表现、囊肿的位置及形态，以及任何可能存在的肾外临床表现也有助于做出诊断。有时，细胞遗传学研究和微阵列比较基因组杂交（comparative genomic hybridisation，CGH）可能有助于排除基因组重排或者大片段的基因缺失或重复等异常（图 11.1）。

遗传性囊性肾病主要包括 ARPKD、ADPKD、肾小球囊性肾病（glomerulocystic kidney disease，GCKD）以及髓质囊性肾病（medullary cystic kidney disease，MCKD）-肾消耗病复合体。值得一提的是，囊性肾病是许多遗传性疾病的重要特点。例如，热纳综合征（Jeune syndrome）、巴尔得-别德尔综合征（Bardet-Biedl syndrome，BBS）、朱伯特综合征（Joubert syndromes）和梅克尔-格鲁伯综合征（Meckel-Gruber syndrome，MKS）等主要的隐性遗传性纤毛病，或显性遗传的结节性硬化症（tuberous sclerosis，TSC）、von Hippel-Lindau 综合征和鳃-耳-肾（branchio-oto-renal，BOR）综合征。

病名由来

顾名思义，ARPKD 遵循常染色隐性遗传的一般规律，即个体需同时遗传到父、母生殖细胞中突变的 *PKHD1* 等位基因才会发病。患者的父母通常均携带一个杂合的 *PKHD1* 基因突变且身体均健康，不会发展出囊肿。存在一个缺陷等位基因和另一个正常的 *PKHD1* 等位基因的其他个体也一样，杂合子不会导致 ARPKD。*PKHD1* 基因的名字是缩写，代表"多囊肾和肝病 1（polycystic kidney and hepatic disease 1）"；PKHD1 有时也作为疾病的名称，表明 ARPKD 患者必定会出现伴随导管板畸形（ductal plate malformation，DPM）的胆道增生及先天性肝纤维化（congenital hepatic fibrosis，CHF）。

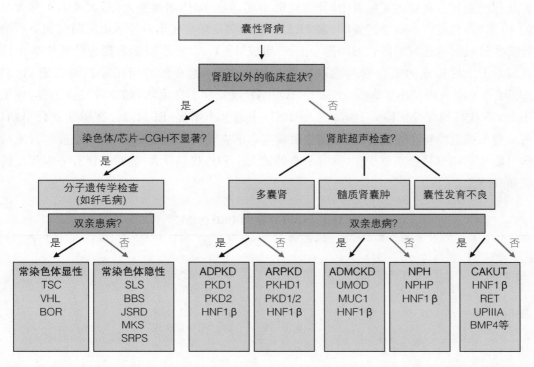

图 11.1　囊性肾病的诊断流程图。需要注意的是，上述流程图只是简单的总结，应根据实际情况调整。结论的得出还取决于父母的年龄和家族史。显性遗传病在新生突变的情况下可能出现散发或隐性遗传的现象。TSC，结节性硬化症；VHL，von Hippel-Lindau 综合征；BOR，鳃-耳-肾综合征；SLS，Senior-Løken 综合征；BBS，巴尔得-别德尔综合征；JSRD，朱伯特综合征相关性疾病；MKS，梅克尔-格鲁伯综合征；SRPS，短肋多指畸形综合征（热纳综合征等）；ADPKD，常染色显性遗传性多囊性肾病；ARPKD，常染色体隐性遗传性多囊性肾病；ADMCKD，常染色体显性遗传性髓质囊性肾病；NPHP，肾消耗病；CAKUT；先天性肾脏和尿路异常（congenital anomalies of the kidney and urinary tract）

流行病学及形态学特征

ARPKD 的发病率比 ADPKD 低得多。据推测，在高加索人存活新生儿中，ARPKD 的发病率约 1/20 000，这对应于在非封闭人群中约为 1∶70 的致病基因携带者出现的频率。封闭人群的患病率可能会高很多。例如，Kaariainen 及其同事报道在芬兰 ARPKD 的发病率为 1/8 000[2]。由于一些患病婴儿可能尚未确诊便在产前或围产期死亡，因此很难给出该疾病确切的患病率数据。同样，被报道的患者队列差异很大也增加了得到其准确的发病率的难度。例如由产科医生和病理科医生报道的多是围产期死亡的严重患者，儿科接触到的是轻中度的患儿（及他们成年后转诊的科室）。值得注意的是，在儿科报道的所有患 PKD 的儿童中，ARPKD 患者总数与早发型 ADPKD 类似。相反，围产期死亡的 PKD 患者中，ARPKD 患者总数则超过 ADPKD。

肾囊肿是充满液体并覆有上皮组织的扩张性囊状病变，常起源于肾小管。一般情况下，根据病理解剖即能可靠地确诊 ARPKD[3]，但是患者的组织学改变可能因年龄和囊性扩张程度而异。在新生儿患者中,肾的轮廓不变,但对称性剧烈肿大(最大可为正常大小的 10 倍)并合并许多微小的囊肿(表 11.1)。整个肾皮质呈梭形延伸或由从髓质到皮质沿肾实质呈放射状排列的圆柱形间隙(space)组成(图 11.2)。组织学表现为特征性的由柱状或立方上皮构成的集合管和远端小管的梭形扩张,通常保持与泌尿系统相通(这与 ADPKD 不同);而肾小球囊肿(也见于 ADPKD)或发育不良症状(如软骨发育不良,也见于 MKS 或其他综合征性纤毛病)在 ARPKD 中通常不明显(图 11.2)。在胎儿发育早期,可短暂形成近端肾小管囊肿,但在出生时就基本消失了[4]。随着临床病程的进展,肾脏结构可能与 ADPKD 越来越类似,即肾脏囊肿的大小和外观差异大,通常还伴有一定程度的间质纤维化[5]。

表 11.1 ARPKD 和 ADPKD 的特征

	ARPKD	ADPKD
别名	婴儿多囊性肾病 Potter Ⅰ型	成人多囊性肾病 Potter Ⅲ型
患病率	约 1/20 000	1/500～1/1 000 (约 2% 早期表现)
肾脏病理		
肉眼观察	巨大、对称性增大的肾脏(肾形)	广泛增大(也呈肾形),但增大的程度通常较小
囊肿的位置	扩张的集合管和远端小管	肾单位各部位均有囊肿(包括肾小球)
超声和囊肿直径	初发时超声下可见典型的椒盐样表现①,可见整个肾实质(肾皮质和髓质)回声增强,此由微小的甚至不可见的囊肿(通常＜2 mm)导致;随着年龄的增长,囊肿可以长到几厘米(与 ADPKD 相似)	肾皮质和髓质中可见大小不一的囊肿(成人患者中常有几个较大的囊肿);开始时通常很小,然而有时在儿童期早期就已经有几厘米了
肝脏病理	必须存在的表现:DPM/CHF 伴胆管增生和门静脉纤维化(可能是卡罗利病)	"肝囊肿"在成年人中很常见,但在儿童中很少见。偶尔会出现 DPM/CHF
伴发畸形	罕见胰腺囊肿和(或)纤维化;有一例患者合并颅内动脉瘤的报道	胰腺囊肿和(或)其他上皮器官囊肿;ICA 约占 8%,呈家族性聚集
主要临床症状	围产期/新生儿期:呼吸窘迫(30%～50%)。寿命长的患者合并肾功能不全、门脉高压症和其他合并症	一般在 30～50 岁时合并动脉高血压、蛋白尿、血尿和(或)肾功能不全 约 2% 的儿童会出现早期临床表现(很少有围产期呼吸窘迫)
兄弟姐妹的患病风险	25%	50%(除了极少数自发突变病例没有风险)
孩子的患病风险	＜1%(除非父母一方患病且为近亲结婚;或父母均不患病,但双方家庭中均有 ARPKD 患者)	50%(也适用于有自发突变的患者)

① 所谓椒盐样表现/图案(pepper-salt pattern),泛指由两种不相容的深色和浅色颗粒物/结构共同构成的形态或图案。由于西餐的餐桌上常有一瓶混有胡椒和盐颗粒的椒盐佐料,这样的说法很容易被西方人理解。——审校者注

续　表

	ARPKD	ADPKD
患病家庭成员的表现	患病的兄弟姐妹通常具有相似的临床进程（约 20％广泛的家族内变异）	具有一定变异性。然而，在同一家族中，临床表现往往相同。早期表现出临床症状的患者的后代"再次出现"风险约为 50％
父母的肾脏	没有改变	除了罕见的自发突变病例外，通常父母一方受影响并表现出肾囊肿[当父母太年轻时（30～40 岁或＜30 岁）要小心漏诊]
预后	围产期出现呼吸窘迫的患者通常预后较差，能安全渡过新生儿期的患者预后会更好（15％的患者会在儿童期死于肾脏疾病）。会因为门静脉高压出现严重的并发症（如食管静脉曲张）。如果有条件可以进行器官移植（通常是肾-肝联合移植）	在很早期具有临床表现的年轻患者的预后往往优于 ARPKD。在"成人"患者中，到 60 岁时约 50％会出现慢性肾衰竭。ESRD 发病的中位年龄分别为 54 岁（PKD1）和 74 岁（PKD2）

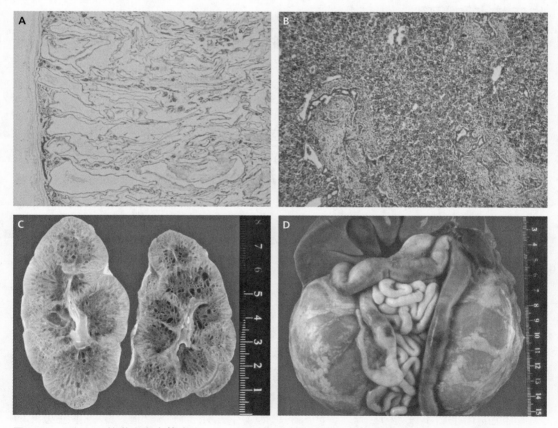

图 11.2　ARPKD 的微观和大体表现。A. 显微镜下，肾集合管和远端小管呈梭状扩张，内衬柱状或立方上皮。扩张的集合管垂直于肾小囊。B. ARPKD 中的必定出现的肝胆改变是 DPM，其特征是肝门三体发育不良伴有胆管增生和 CHF。C. ARPKD 肾脏横切面，可见由放射状排列的梭形延伸的肾皮质或圆柱形间隙组织组成的肾实质（从髓质到皮质）。D. ARPKD 患者的腹部器官，可见肾脏对称性增大，但仍保持其肾形外观。引自：*Comprehensive Pediatric Nephrology*，Denis F. Geary and Franz Schaefer（editors），Polycystic Kidney Disease：ADPKD and ARPKD，Carsten Bergmann and Klaus Zerres，pp. 155 - 178，Copyright © 2008。由 Elsevier 授权使用

肝脏的变化从胚胎发育的早期就开始显现。胆管板缺陷可导致肝门三体发育不良伴胆管增生和 CHF(图 11.2B)[6]。在疾病晚期,纤维间隔可与不同的门脉束连接从而分隔肝实质,常导致门静脉高压,但是,其余的肝实质通常正常。因此,胆汁淤积的标志物,如 γ-谷氨酰转移酶(γ-GT)有时会升高,而其他肝酶则通常在正常范围内。胆道异常可能发生在生理重塑过程的任何阶段,发生的时机或发育阶段决定了患者的临床和组织学表现。通常,由小叶间胆管引起的囊肿与胆管分离,而那些由中型和大型胆管畸形引起的囊肿通常与胆管相通。

尽管疾病亚组间有临床表现上的重叠,如胆管错构瘤、ARPKD 和其他纤毛病(如 BBS、朱伯特综合征和 MKS)主要表现为小叶间胆管的 DPM,而中型肝内胆管的 DPM 通常存在于 ADPKD 和 PLD 中。卡罗利病通常由大的肝内胆管的 DPM 引起,而胆总管囊肿被认为是大的肝外 DPM 的表现[6]。

临床特点和管理

ARPKD 患儿治疗的重点是对肾脏和肝脏相关并发症的处理。尽管仍然没有针对性的治疗方法,但是与其他 CKD 一样,预防和有效控制并发症(如动脉高血压和尿路感染)对减缓疾病进展为 ESRD 至关重要。ARPKD 患者的肾功能不全和 ESRD 的治疗与其他普通患者一致,采用标准的治疗方法。

常染色体隐性遗传性多囊性肾病表型范围

ADPKD 通常为成年发病,只有不到 5% 的患者早期发病,而 ARPKD 好发于婴幼儿。但是,ARPKD 患者临床表现的变异性比通常认为的更大[7]。尽管如此,即便过去几十年里新生儿治疗及重症监护技术取得了巨大的进步,ARPKD 的短期和长期发病率、死亡率依旧很高。表 11.2 列出了患者确诊时的年龄、初始临床特征并总结了 ARPKD 的各种临床研究结果。值得注意的是,这些研究在患者纳入标准和数据分析方法方面存在很大差异。多数研究采用的患者都来自儿科,部分来自专科中心(specialised single-centre),因此不能充分代表早期致死型 ARPKD。Roy 及其同事进行的研究[8]中的大多数患者曾被 Kaplan 及其同事报道。Kaplan 及其同事的研究中还特别包含了经病理解剖学确诊为 CHF 的患者[9]。Kaariainen 等人主要分析了来自芬兰死亡人口登记的数据[2],而 Cole 等人的研究的纳入标准为出生后 1 年内确诊和新生儿期后存活的患者[10]。

总体而言,大多数 ARPKD 患儿是在妊娠后期或出生时被发现的。严重的患病胎儿会出现 Potter 序列征和羊水过少的临床表现,常伴有肺发育不全、特征性面容、四肢短缩及畸形足。出生后不久,多达 30%~50% 的患病新生儿死于呼吸窘迫。这些重症患儿的呼吸窘迫主要是由两个原因引起的。第一个原因是机械性的,巨大的肾脏使得膈肌上抬,造成胸腔受压。另一个原因是严重的肺发育不全,为子宫内肾功能不全造成羊水过少/无羊水所致。相反,ESRF 是造成新生儿死亡的很罕见的原因。新生儿期常出现与尿液稀释缺陷有关的低钠血症,但通常会随着年龄的增长而好转[9,13]。机械通气和其他生命支持技术的进步以及肾脏替代疗法进一步提高了 ARPKD 患者的生存率,如今许多患者能

表 11.2　ARPKD 患者临床研究中相关结论的概述

	Gunay-Aygun 等人 (2010, 2012)[11,12]	Bergmann 等人 (2005)[13]	Guay-Woodford, Desmond 等人 (2003)[14]	Capisonda 等人 (2003)[8]	Roy 等人 (1997)[15]	Zerres 等人 (1996)[16]	Gagnadoux 等人 (1989)[17]	Kaplan 等人 (1989)[18]	Kääriäinen 等人 (1988)[2]	Cole 等人 (1987)[10]
患者(n)	73(63例没有血缘关系的患者)	186(164)	166	31	52	115	33	55	73(18名新生儿幸存者)	17
诊断年龄	42%围产期,58%非围产期(中位数2.9岁)	23%产前 31%<1月龄 16%1~12月龄 30%>1岁	46%产前 27%<1月龄 11% 1~12月龄 16%>1岁	32%产前 23%<1月龄 19% 1~12月龄 26%>1岁	85%<1岁 15%>1岁	10%产前 41%<1月龄 23% 1~12月龄 26%>1岁	33%<1月龄 55% 1~18月龄 12% 6~11岁	42%<1月龄 42% 1~12月龄 16%<1岁	72%<1月龄 6%<1岁 22%>1岁	100% 1~12月龄(纳入标准)
肾功能	25%围产期有症状的患者,11岁前出现ESRD;25%围产期无症状的患者,32岁前出现ESRD	86%患者的GFR<97%同龄人 慢性肾衰竭的中位发病年龄为4岁 29%患者10岁前出现ESRD 58%患者20岁前出现ESRD	42%患者的GFR<97%的同龄人 13%患者出现ESRD	51%患者的GFR<80 mL/(min·1.73 m²) 16%的患者出现ESRD	33%患者出现ESRD(15岁前)	72%患者GFR<同龄97%人 10%患者出现ESRD	42%患者的GFR<80 mL/(min·1.73 m²) 21%的患者出现ESRD	58%患者的血清肌酐>100 μmol/mL	82%患者的GFR<90 mL/(min·1.73 m²)	35%患者的GFR<40 mL/(min·1.73 m²) 29%的患者出现ESRD
肾长度	围产期患者:6.3±3.3 SD 非围产期患者:4.5±3.7 SD	92%>2 SD	NA	NA	NA	68%>2SD	>100% 2 SD	NA	NA	NA

续　表

	Gunay-Aygun 等人 (2010, 2012)[11,12]	Bergmann 等人 (2005)[13]	Guay-Woodford, Desmond 等人 (2003)[14]	Capisonda 等人 (2003)[8]	Roy 等人 (1997)[15]	Zerres 等人 (1996)[16]	Gagnadoux 等人 (1989)[17]	Kaplan 等人 (1989)[18]	Kääriäinen 等人 (1988)[2]	Cole 等人 (1987)[10]
高血压（接受药物治疗的百分比）	NA	76%（80%男性/72%女性）开始服药的平均年龄为3岁（53%的患者在前6个月开始服药）	65%	55%	60%（15岁前）	70%	76%	65%	61%	100%（药物治疗或血压>95%同龄人）
生长迟缓	NA	16%<2SD(23%男性/10%女性)	24%<2 SD	NA	NA	25%<2 SD	18%<4SD	NA	6%<2.5SD	NA
贫血	NA	14%（9%男性/19%女性）	NA	NA	NA	NA	NA	NA	NA	NA
门静脉 HTN# 的证据	64%患者脾肿大 30%患者食管静脉曲张	44%（41%男性/47%女性）* 38%脾肿大 15%食管静脉曲张 2%腹水	15%	37%	23%（8/35）	46%	39%	47%	50%（肝肿大）	35%
存活率	NA	1年85% 5年84% 10年82%	1年79% 5年75%	1年87% 9年80%	NA	1年89% 3年88%	1年91%	1年79% 10年51% 15年46%	1年19%	1年88%
1岁内的死亡率	NA	15%	8%	13%	26%	9%	9%	24%	22%	12%

ESRD，终末期肾病；SD，标准差；NA，未获得；BP，血压。

基于肝肿大、肝硬化和门静脉定向逆转的超声学证据，或者食管静脉曲张或腹水的临床、影像学或内窥证据。

* 先天性肝纤维化的临床表现与年龄呈正相关，87%患者的肝脏回声增强（男性89%，女性84%），27例患者中发现的肝脏表型改变可能指的是卡罗利病患者出现的肝内胆管扩张较大（男性17%，女性15%）。在这项调查中，只有2例男性，只有2例男性行细胞受损（1%）。强调 ARPKD 患者通常保留肝功能。6例患者行肝移植（4例男性、2例女性。2例女性）平均年龄为13.8岁），其中4例患者同时进行了 NTX（联合 LNTX）。

存活到成年。少数患者直至老年阶段也无临床症状并且预期寿命与正常人无差别[7]。虽然这些例子表明 ARPKD 患者的临床表现谱比以前预想的大，但总体上，那些只有非常轻微症状的患者很少见。通常，ARPKD 患者会发展出很多相关并发症，如全身性高血压、ESRF 和 CHF[8,13,18]。因此，ARPKD 仍然是一种可造成预期寿命严重短缩的疾病，也是造成儿童肾脏和肝脏疾病及死亡的重要原因。在一项对近 200 名确诊 *PKHD1* 基因突变的 ARPKD 患者的研究中，发现在关键的新生儿期后仍能存活的患者的 5 年存活率为 94%，10 年存活率为 92%[18]。Avner 的研究显示存活到 1 岁的患者的 10 年存活率达 82%[19]。

- 囊肿

超声扫描显示，患有 ARPKD 的儿童通常具有特征性的双侧肾脏肿大伴皮质髓质分化不良产生的高回声信号。囊肿通常呈梭形且很小，常在早期就形成所谓的椒盐样表现。大囊肿在婴幼儿中并不常见，但在疾病晚期可能会看到，因为此时 ARPKD 和 ADPKD 的超声影像常难以区分[5,20]。通过超声测量的肾脏长度与年龄的相关性分析显示，92% 患者的肾脏长度≥97% 同龄人的[18]。这项研究还发现，在任何情况下肾脏的尺寸都不会减小（尺寸变化在 0～17 标准差）。

- 慢性肾衰竭

我们的一项针对有儿童肾科的三级医院的肾病患者的研究发现慢性肾衰竭首次被发现的平均年龄为 4 岁[18]。ARPKD 婴儿患者出生后最初的 6 个月，其 GFR 可能会随着肾脏发育（成熟）而暂时获得改善[10]。然而，随后会发生渐进性但程度差异较大的肾功能下降。儿童肾功能下降的治疗应遵循相应儿科患者慢性肾功能不全的治疗指南[21]。我们的研究发现[18]，在 10 岁时，29% 的患者会发生 ESRD；在 20 岁时，58% 的患者会发生 ESRD，这远低于先前发现的在 10 岁以前 ARPKD 患者 ESRD 的发病率约为 50% 的研究报告[8,10]。肾移植是 ESRD 患者的首选治疗方法。在肾脏严重肿大的情况下可选择自体肾切除术，这样也可以为后期异体肾移植创造条件。有小样本的研究报道，单侧或双侧肾切除术可改善呼吸系统症状，增加肠内营养效果并提高腹膜透析效率[22,23]。有在双侧肾切除术后对两个婴儿患者（分别为出生后 9 个月和出生后 15 个月）行早期肾移植替代治疗的报道，但是通常不建议用于新生儿期的患者。最近，我们报道了一名合并巨大肾脏的 ARPKD 新生儿，我们对其进行了抢救性的单侧肾切除术，然后进行了数日的血液透析治疗，但最终这个小女孩死于肺动脉高压的并发症[24]。总体而言，对于 ARPKD 合并严重肾脏肿大的患者，应考虑行单侧或双侧肾切除术并在早期进行持续的 RRT。

- 肝胆并发症

所有 ARPKD 患者，无一例外地，都表现出 CHF。随着 ARPKD 患者生存期的延长，肝胆并发症可能成为主要的临床表现。化脓性胆管炎是 ARPKD 的一种潜在的致死性并发症，可导致暴发性肝衰竭。为此需要反复地评估且需积极地使用抗菌疗法。值得注意的是，有些情况下 ARPKD 患者胆管炎的症状不典型。因此，对于患有无法解释的反复败血症的患者，尤其是合并革兰阴性菌感染的患者，应严格进行评估[25]。ARPKD 患者肝细胞功能通常正常，但门静脉高压可能造成呕血或黑便（食管静脉曲张破裂出血所致）和

（或）脾功能亢进及其导致的全血细胞减少。主要可通过内镜治疗静脉曲张出血，如硬化治疗或静脉曲张绑扎（variceal banding）。还可以选择行门体分流术或同时结合肝肾联合移植（combined liver and kidney transplantation，CLKT）进行治疗。目前，关于 CLKT 的手术指征尚无共识且缺乏长期随访的数据支持。我们最近详细分析了在一个专科医疗中心利用 CLKT 治疗由 *PKHD1* 基因突变导致 ARPKD 的 8 名患者[26]。CLKT 术后患者的存活率为 100%，移植的肝、肾的生存率为 72% 和 88%。所有患者肝、肾功能均稳定，中位 eGFR 为 95 mL/(min·1.73 m²)[68~133 mL/(min·1.73 m²)]。进一步的数据表明，CLKT 术后患者的生长发育情况明显改善。Chapal 及其同事的研究结果与我们一致，需要肾移植的合并严重门静脉高压或卡罗利病的 ARPKD 患者可能应先进行肝移植[27]。尽管在肝功能正常的情况下对决定是否进行肝肾联合移植非常困难，但我们的数据和其他研究均证明，在专科医疗中心进行 CLKT 可能会对患者的预后更加有利。

- **肾-肝胆疾病发病率**

ARPKD 临床研究中讨论的另一个重点是肾-肝胆发病模式[13,18,28,29]。尽管多数患者肝脏和肾脏疾病的严重程度相近（例如，一个肾功能不全的患者，其肝功能可能也严重受累，反之亦然），但两个脏器之间并没有直接的联系或相互依赖性。Gunay-Aygun 及其同事最近的一项研究发现，患者脾脏体积与血小板计数和凝血酶原时间呈负相关[28]。血小板计数是脾脏体积和门静脉高压严重程度的最佳预测指标，但与肾功能无关。个别 ARPKD 患者甚至可能出现器官特异性受累的临床表现，即（主要）只有肾脏临床表现或肝脏临床表现。由此可以推断，*PKHD1* 基因突变可引起孤立的 CHF 或卡罗利病[18,30]。值得注意的是，两种 *PKHD1* 转基因小鼠模型均只出现单纯的肝脏表型（肾完全不受累）[31]。

- **高血压**

动脉血压增高通常出现在患者出生的前几个月，可影响高达 80% 的 ARPKD 儿童（表 11.2）。患儿的高血压有时候很难控制，可能需要药物联合治疗。为了预防高血压并发症（如心脏肥大、充血性心力衰竭）和肾功能恶化的发生，应该积极地进行血压监测，并在早期积极治疗高血压。血管紧张素转换酶（ACE）抑制剂被作为治疗高血压的药物。其他可有效控制血压的药物包括：AT Ⅱ 受体抑制剂、钙通道阻滞剂、β 受体阻滞剂（特别是对于患有慢性心力衰竭和门静脉高压症的患者）和利尿剂（尤其是袢利尿剂）[13,32]。PKD 患者合并高血压的确切发病机制仍有待阐明。但至少在一定程度上，我们可以知道血压升高是 RAAS 激活、肾血流量减少和钠潴留增加引起的[33]。但是，关于 RAAS 是优先被激活还是因为血压和 Na⁺ 水平异常被激活尚存争议[34]。数项研究推测，肾脏损坏的严重程度与高血压之间的关系可能与 RAAS 系统上调有关[35]。PKD 中大多数其他病理机制也与上述类似。有关高血压发病机制的数据主要来自 ADPKD 的研究而很少来自 ARPKD。较大的肾脏和较多的囊肿可通过产生过量的肾血管紧张素 Ⅱ 而诱发动脉高压。在肾囊肿的囊液中发现了高浓度的肾素且囊肿上皮细胞具有合成肾素的能力均证实了这一假设[36]。反过来，血管紧张素 Ⅱ 可作为肾小管细胞的生长因子并增强表皮生长因子（EGF）的促有丝分裂作用，这可进一步使高血压患儿（扩大的）肾脏更快地生长[37]。

Doulton 及其同事[38]的一项研究结果与 ADPKD 中 RAAS 异常激活的理论相矛盾[38]，他们发现，ADPKD 患者除了 RAAS 水平绝对或相对增加，其基础高血压与（原发性）高血压患者的没有显著差别。他们还再次强调了这样一个事实，即通过限制钠的摄入量可以显著降低血压和增强血管紧张素转换酶抑制剂的作用。总之，高血压在 ARPKD 中的病理生理机制尚不清楚。尽管 ARPKD 合并高血压患者外周静脉血的肾素水平不高，但高血压的发病机制似乎至少部分是通过肾钠转运失调和 RAAS 激活导致血管容量增加来介导的[9]。

- **脑动脉瘤**

　　ADPKD 患者常有心血管并发症，特别是 ICA。与之相反，ARPKD 患者则很少发生该并发症。ADPKD 患者的心血管并发症大多发生于中老年人，但是鉴于隐性和显性 PKD 的潜在机制相似，ARPKD 患者 ICA 发病率较低的原因也可能是（至少部分是）由于大多数 ARPKD 患者的年龄偏小。因此，对 ARPKD 成年患者应保持一定的警惕，并且有必要仔细研究现有数据。但是，目前对于成年和青少年 ADPKD 患者的诊治还没有明确的指南，是否应该对已知患有 ADPKD 的患者进行 ICA 筛查仍然具有一定争议，并且对每个患者进行筛查也存在挑战[39]。一些大型前瞻性研究估计，无症状性 ADPKD 患者的 ICA 的患病率约为 8％[40]，为普通人群的四到五倍[41]。ICA 的患病率随年龄增加而增加，在 60～69 岁 ADPKD 患者中，其为 23.3％[42]。ICA 也被认为呈家族聚集发病特点。Xu 及其同事报道，ADPKD 患者具有 ICA 家族史的相对风险为 1.97。Pirson 及其同事得出的结论是，在没有 ICA 或蛛网膜下腔出血家族史的 ADPKD 患者中，无症状性 ICA 的患病率约为 6％；而有家族史的患者中，无症状性 ICA 的患病率约为 16％[39]。他们就此提出了一种平衡而合理的观点：对于无 ICA 家族史的患者，除非他们本人提出要求，否则不应进行 ICA 筛查。相反，对于具有 ICA 家族史的 ADPKD 患者，应详细向患者说明筛查的利弊。与此一致的是，Irazabal 及其同事最近的一项研究数据也支持对 ADPKD 中未破裂的 ICA 进行有选择性而非广泛的筛查。值得注意的是，ADPKD 患者 ICA 变大和破裂的风险与一般人群相比并无增高[43]。回到儿童和青少年 PKD 筛查的问题，值得庆幸的是，儿童和青少年患者中动脉瘤破裂通常是非常罕见的。Mariani 及其同事指出，30 岁之前发现 ICA 的概率很小，因此不建议在 30 岁之前进行筛查[44,45]，但 Chapman 和 Guay-Woodford 倾向于在 20 岁时对患者进行筛查，尤其对于有阳性家族史的患者[46]。

兄弟姐妹患者之间表型的变异

　　众所周知，患病的兄弟姐妹有助于确立疾病基因型-表型的相关性。虽然大多数兄弟姐妹患者的临床表现类似，但约有 20％的 ARPKD 多重家系会出现明显的家族内表型差异，如一个在围产期/新生儿期死亡，而其他人却存活至儿童期甚至成年期[44]。在一项每个家庭至少有一个新生儿幸存者的临床队列研究中则发现了一个更高的比例（42％），即在 48 组兄弟姐妹患者中有 20 组出现家族内表型差异，此研究纳入的对象能代表儿童肾脏科通常关注的患者疾病谱[18]。根据患者家庭规模大小进行调整后，作者发现患病儿童的围产期死亡风险为 37%（除病情程度为中度的索引案例②，59 名患者中有 22 名在围产期死亡）。不考虑确切的风险值、以重度和中度分类的某些缺陷，以及上述调查中获得的数字因研究设计而明显存在偏倚的事实，这些研究至少说明预测在 ARPKD 高风险家庭中再出现一名患病儿童的临床结果时一定要保持警惕。总体而言，应该告诉患者的家庭成员，在同一家庭中临床表现的差异可能很大。尽管遗传咨询的过程本身不应该有引导性，但推荐这些家庭到有儿童重症监护病房和由产科、儿科医生组成的跨学科团队的经验丰富、设施齐全的诊所进行生产显然是合理的。

这些同一家族内兄弟姐妹患者的临床表现也会大相径庭的数据所反映出的，是不能仅仅以 *PKHD1* 基因突变解释所有临床表现。此外，等位基因修饰、环境因素和表观遗传学等其他机制也可能会影响病程。但是，目前仍缺乏关于发病机制的确切证据且还在研究之中。第二位点修饰者（second-site modifier）也可能主要以上位效应的方式发挥恶化作用。在这种情况下，致病蛋白表达量的改变可能会干扰细胞的稳态和网络完整性，从而导致疾病早发和更严重的症状[47,48]。最近，我们和其他学者的研究均表明，在一些临床表现变异大的 PKD 家族中，只有那些病情严重的患者除了存在预期的家族性生殖系突变，还携带可能加重其临床表现的其他突变[49,50]。

诊断和遗传学

Marquardt 被认为是第一个提出 PKD 具有遗传异质性的学者，他曾经提出："在存活的个体中，PKD 呈显性遗传；在非存活个体中，呈隐性遗传。"[51] 上述观点持续了超过 35 年，直到 Blyth 和 Ockenden 发表了一项系统分析结果，人们才明白发病年龄根本不是定义遗传异质性的可靠标准。在大多数情况下，父母肾脏超声检查有无异常才是区分 ARPKD 和 ADPKD 最重要的标准。但是，从临床和遗传学的角度看，PKD 变得越来越复杂。

由于 ARPKD 是常染色体隐性遗传病，患儿父母再次生出患病儿童的风险为 25%。总体而言，男、女患病风险大致相当。根据孟德尔遗传规律，未患病的兄弟姐妹具有 2/3 的风险是 ARPKD 致病基因的携带者。然而，已知若配偶与患病家族既无血缘关系又无 ARPKD 家族史时，生出 ARPKD 患病儿童的风险会相对较低（当分别以 1：70 的杂合率计算时，患者的后代患病的概率为 1/140；患者健康的兄弟姐妹的后代患病的概率为 1/420；患者叔叔/姑姑的后代患病概率为 1/560）。因此，当患者及其多数健康的兄弟姐妹和其他近亲前来为自己的家庭生育计划寻求遗传咨询时，通常可以让他们放宽心。ARPKD 患者主要的突变基因是 *PKHD1*，它是迄今为止人类基因组中最大的致病基因之一，具有约 470 kb 的基因组片段，86 个外显子[52,53]。最长的 *PKHD1* 基因的转录本包含 67 个外显子，其 ORF 由 66 个外显子（ATG 为外显子 2 中的起始密码子）组成，编码一个含 4 074 个氨基酸的蛋白质。与疾病的临床表现一致，该基因在胎儿和成年肾脏中高表达，在肝脏中表达相对较低[52,54]，在胰腺和动脉壁等其他组织中也存在弱表达。

---

② 索引案例为第一个被记录在案的病例。——译者注

PKHD1 基因编码的全长蛋白质(纤维囊蛋白/聚管蛋白)是一种新型的 I 型内在膜蛋白,其氨基末端有一个信号肽,后面依次是向外伸展的高度糖基化的胞外结构域、单次跨膜区和位于胞质内的 C 末端。该 C 末端较短(192 个氨基酸),含有潜在的蛋白激酶 A 磷酸化位点。长约达 3 860 个氨基酸的胞外区含有多个免疫球蛋白样、丛蛋白、转录因子(immunoglobulin-like,plexin,transcription;IPT)和 IPT 样结构域,这些结构域见于多个细胞表面受体和转录因子 Rel 蛋白家族中。在 IPT 结构域和跨膜区段之间,存在多个平行 β 螺旋 1(beta-helix 1,PbH1)重复序列,可见于多糖酶中,也可结合细胞表面和(或)基底膜上的糖蛋白等碳水化合物基团。根据推断出的蛋白质的结构特征和人类 ARPKD 的临床表现,认为纤维囊蛋白可能参与细胞黏附、排斥和增殖。此外,结构域和结构分析提示,*PKHD1* 基因的潜在蛋白质产物可能参与细胞间信号传导,并作为受体、配体和(或)膜结合酶行使功能[52]。虽然纤维囊蛋白的确切作用目前尚不确定,但突变和功能分析结果为其作为多囊蛋白复合物的一部分的假设提供了越来越多的证据[49,55-57]。与多数其他囊性蛋白一样,纤维囊蛋白定位于初级纤毛并可在基体区域富集[58-62]。秀丽隐杆线虫和其他门中缺乏明确的纤维囊蛋白同源物的现象提示该蛋白与古老的多囊蛋白的进化途径不同,属于相对较晚的进化产物。在人后肾和肾上皮细胞系建立上皮极性期间使用免疫探针进行检测,发现纤维囊蛋白定位于肾单位前体细胞的顶端区域;而在完全分化的上皮组织中,则定位于初级纤毛的基体部位。纤维囊蛋白这些引人注目的亚细胞定位模式以及已知的与多囊蛋白 2(polycystin-2)、CAML 和其他蛋白的相互作用将其放在了组织微管(microtubule organisation)的关键位置上。与其作为纤毛定位的膜蛋白发挥作用的看法一致,Follit 及其同事发现纤维囊蛋白在胞质尾部的一个含 18 个氨基酸残基的模体具有纤毛靶向性[63]。

有些研究结果提示纤维囊蛋白还存在不同的、部分分泌的同工蛋白和 notch 蛋白样的翻译后加工过程[47,58-62,64,65]。人 *PKHD1* 基因及其小鼠同源基因会通过复杂且广泛的选择性剪接模式生成大小不同的转录本。最初人们认为可变剪接对疾病发生及其临床表现有关键作用,但最近的一项研究并不支持这一点[66]。该问题可当作尚未被最终解决,而且目前尚不知道是否、何时以及有多少种 *PKHD1* 基因可变剪接转录本确实能被翻译成蛋白质并行使生物学功能。Kaimori 及其同事运用细胞表面生物素化分析(biotinylation assay),在质膜中检测到了预期的全长纤维囊蛋白产物($>$400 kDa)和一个 C 末端被标记的 80～90 kDa 产物[65]。有趣的是,Hiesberger 及其同事发现受调节的膜内蛋白水解(regulated intramembrane proteolysis,RIP)过程是由初级纤毛依赖的 Ca^{2+} 信号诱导的,在此过程中会产生可直接入核传递信号的 C 端纤维囊蛋白片段[64]。最后,重要的是得确定哪些同源异构体对肾、肝和胆完整性维持是必不可少的,以便更好地了解纤维囊蛋白在 ARPKD 发病中的作用。整个 *PKHD1* 基因上的突变分布情况提示,*PKHD1* 基因最长的 ORF 转录本对纤维囊蛋白在肾脏和肝脏中行使功能是必要的。因此,人们推测纤维囊蛋白正常行使功能需要一定数量的全长蛋白。另一种假说是,正常情况下精密调控的剪接模式维持着不同蛋白产物的量和出现时间的某种平衡,这种平衡对纤维囊蛋白的功能很重要,而基因突变破坏了这种平衡。

PKHD1 基因巨大的长度在桑格测序时代给基于 DNA 的诊断测试带来了不小的挑战，但随着 NGS 的普及和推广，情况已大有改善。其他挑战则来自其广泛的等位基因异质性，且在"非封闭"人群中存在高水平的错义突变和私人突变（private mutation）[18,30,67-70]。在覆盖目前报道的 ARPKD 全部临床表现谱的患者（从围产期死亡者到中度 ARPKD 成人患者）中，突变检测率约达 80%[18,69,70]。而在超过 95% 的接受筛选的家庭中至少可鉴定出一种突变的观察结果，进一步提高了对 PKHD1 基因突变的分析能力。但是，仍有相当多的染色体区段需要确定是否存在分子缺陷。有些患者没有找到对应的基因突变的主要原因之一，是一些较早的研究中使用的筛选方法的灵敏度有限，如变性高效液相色谱法或单链构象多态性等。而且，一些沉默的外显子的变化和相邻的内含子序列的变化也可能通过影响剪接增强子或沉默子的位点（ESE/ISE 或 ESS/ISS）而影响 PKHD1 基因的剪接[71]。但是，通常需要进行功能性的和 mRNA 的研究才能证明上述变化任何可能的病理效应，而由于 PKHD1 基因太大和表达模式有限（如在淋巴细胞中不表达），这些研究受到很大的阻碍[12]。我们和其他学者的研究均表明，那些未能检测到的突变也会位于基因的调节元件中，并且 PKHD1 基因可以发生基因组重排[18,72]（未发表的数据）。

在 PKHD1 基因突变检测阴性患者中，需要考虑误诊为 PKHD1 基因突变致 ARPKD（PKHD1-linked ARPKD）的情况。最近，随着越来越多的证据显示多个纤毛相关疾病基因的遗传网络或突变也会导致类似 ARPKD 的表型，PKD 也变得更加复杂。首先，已知约有 2% 的 PKD1 或 PKD2 基因突变导致的 ADPKD 患者发病早且临床表现严重，围产期发病率和死亡率相当高，难以通过临床表现与 ARPKD 区分。而且，PKD1 和 PKD2 基因的突变也可以通过隐性遗传的方式遗传[49]。最后，HNF1β 基因和能引起其他纤毛病（如肾消耗病，但更多是其他综合征性纤毛病）的典型基因的突变也可以导致 ARPKD 的临床表现。因此，保持一定程度的警觉可以规避遗传学诊断中可能存在的隐患。遗传异质性和对错义突变体致病性的预测仍然具有挑战性。当只能依靠 PKHD1 基因测序数据对患者进行诊断时必须格外谨慎，尤其是在仅仅发现了新的或罕见的错义突变时。由此，我们基于 NGS 建立了一种同时可以检测所有已知的囊性和多囊性肾病及其他纤毛病致病基因的新方法。该分析提供了详尽而完整的所有感兴趣基因的结果，以避免使用其他方法时可能出现的误诊，尤其是在涉及产前诊断时。

鉴于再次妊娠有 25% 的"再次出现"风险、ARPKD 患儿常骇人的早期临床表现，以及患病兄弟姐妹相似的病程，许多 ARPKD 患儿的父母会寻求早期可靠的产前诊断以指导未来的生育计划。通常，仅在怀孕后期或出生时才能通过超声判断胎儿是否患有 ARPKD。但是，即使采用最先进的技术，在终止妊娠的常规时间点进行的胎儿超声检查往往也不能发现肾脏增大和回声增强，或继发于胎儿尿量不足的羊水过少[73]。因此，想要对高危风险家庭进行 ARPKD 早期可靠的产前诊断，可行的方法只有分子遗传学分析。过去经常通过间接的单倍型连锁分析进行 ARPKD 的产前诊断。然而，由于上述原因，在不了解 PKHD1 基因突变情况的时候，这种方法现在被认为是有风险的，其只能在诊断得到证实的家庭中进行。也应该告知有意向的家庭在一些单一诊断中心（single diagnostic centre），可以进行胚胎植入前遗传学诊断，并应告知他们该程序总是需要事先进行大量的协调和检查。

　　此病的多等位性和不同复合杂合突变的高发生率阻碍了 *PKHD1* 基因突变导致疾病的基因型-表型相关性的建立。目前依据突变类型而非单个突变位点可建立基因型与临床表现的相关性[67]。所有携带两个截断突变的患者均表现出在围产期或新生儿期夭折这样严重的临床表现，而能存活至新生儿期的患者则至少携带一个错义突变。然而反之并不成立。尽管有些错义突变患者的临床表现明显与截断突变一样严重，但错义突变更频繁地出现在临床表现比较温和的患者中，而导致肽链合成终止的突变则更多地与严重的临床表现相关。基因功能失活很可能解释了为何携带两个截断突变等位基因的患者通常临床表现一致且早期死亡。这种"移码规则"基于打断 ORF 总是构成无效突变的推测，也被认为适用于其他疾病[74]。这种一致性很可能是因为无义介导的降解（nonsense-mediated decay）造成的 mRNA 消失。对纤维囊蛋白而言，其正常功能发挥似乎需一定量的全长蛋白质而且不能由其他同源异构体补偿，哪怕后者是通过在下游 ATG 密码子处重新启动翻译这种或许可行的机制（为了避免无义介导的降解）产生的。携带两个错义突变和一个反式截断突变的患者间的临床表现没有明显差异，因此可以看出是较温和的突变主导了患者的临床表现[18]。

相关纤毛缺陷的生理效应

　　与 PKD 具有一个共同的网络这种看法相一致，不同患者（遗传学实体）囊肿形成的过程都被发现展示出共同的表型异常，如类似于细胞去分化和通常在发育阶段才出现的蛋白质的重新表达、增殖和凋亡速率增加、胞外基质紊乱、蛋白质分选和液体转运异常。毫无疑问，初级纤毛及其相关的细胞器（如基体和中心体）在这一囊蛋白汇聚成的信号级联网络中发挥主要作用。但是，越来越多的证据表明，PKD 和其他纤毛病的发生不仅取决于纤毛功能和结构是否正常，还取决于细胞内的运输和质量控制过程等其他机制[75]。人类基因组编码的蛋白质几乎有三分之一需要通过内质网的转运和加工，尤其是分泌蛋白和跨膜蛋白（所有 PKD 的致病基因均编码此类蛋白）。与来自小鼠[47]和患者[49,76]的研究数据一致，Fedeles 及其同事最近为一个剂量依赖性的网络提供了令人信服的证据。他们发现，PKD 的严重程度受一个由不同基因/蛋白质组成的网络的控制，而那些在物质运输和质量控制过程中有重要功能的 PLD 的基因/蛋白质也属于该网络。

　　初级纤毛感知环境刺激，如管腔液体流动的功能，可部分解释它们作为调节肾脏结构稳态的关键细胞器的重要性。例如，管腔液体流动可以触发瞬时的 Ca^{2+} 流，引起细胞内 Ca^{2+} 水平急剧增加[77-79]。Ca^{2+} 和 cAMP 之间的协同相互通信（cross-talk）对于维持分化的肾脏上皮细胞，使其具有受控的液体分泌和细胞增殖至关重要[80,81]。细胞增殖通常由促分裂原活化的蛋白激酶/细胞外信号调控的蛋白激酶（MAPK/ERK）信号调节。同源的 PKD 动物模型中，磷酸化的 Raf-1 和 ERK 的水平在肾脏中升高及 H-Ras 转基因小鼠会发展出 PKD 的现象都进一步强调了细胞增殖在 PKD 发病中的重要性。有研究发现肾脏上皮细胞基底外侧表面上的表皮生长因子受体（epidermal growth factor receptor, EGFR）的分选（sorting）和维持（maintenance）发生了改变，而且 EGFR 在细胞顶面的表达可使 PKD 疾病严重程度增加[82]。至少有些 PKD 蛋白质有助于 PCP。已经被证明或推测在 PKD 中发挥核心作用的其他信号通路有 Wnt、Hh、JAK-STAT、转化生长因子 β（TGF-β）和 Notch。

治疗前景

许多不同的研究扩展了我们对 PKD 病理生理的理解，一些有前景的实验已经通过靶向下游细胞变化来影响疾病过程[83]。目前，我们对旨在控制或改善 PKD 患者病程的可选治疗方案和合理的个体化治疗持谨慎的乐观态度并抱有期望。因为所有形式的囊性肾病的共同特征是无法正常地进行尿液浓缩，所以目前认为血管升压素 V2 受体（V2R）拮抗剂具有最大的潜力。在 PKD 患者的肾脏中也能发现 V2R mRNA 表达上调，这可能是为了试图代偿尿液浓缩缺乏所致。血管升压素是肾脏集合管主细胞中产生 cAMP 的主要的腺苷酸环化酶激动剂，通过 V2R 发挥作用。鉴于 Ca^{2+} 和 cAMP 在 PKD 的致病过程中起核心作用，治疗方法皆以增加细胞内 Ca^{2+} 浓度或降低肾 cAMP，或者同时改变二者为目标。为了抑制肾 cAMP 的积累（可使肾脏囊肿扩大），多项研究都使用 V2R 拮抗剂进行。V2R 拮抗剂的优点和缺点都是 V2R 几乎只在肾集合管主细胞和内皮细胞中特异性表达。因此，V2R 拮抗剂一方面由于与疾病无关的副作用而有较高的停药率，另一方面又确实能抑制囊肿的生长并减缓总肾脏体积的增加和肾脏功能的衰退[84]。

致谢

Carsten Bergmann 是 Bioscientia 的雇员，Sonic Healthcare 的成员。他获得了德国联邦政府基金会（Deutsche Forschungsgemeinschaft，DFG），德国肾脏基金会（Deutsche Nierenstiftung）和 PKD 基金会的支持。

（陆佳玮　李新华 译）

参考文献

［1］Osathanondh，V. & Potter，E. L. 1964. Pathogenesis of polycystic kidneys. survey of results of microdissection. *Arch Pathol* 77：510-512.

［2］Kaariainen，H.，Koskimies，O. & Norio，R. 1988. Dominant and recessive polycystic kidney disease in children：Evaluation of clinical features and laboratory data. *Pediatr Nephrol* 2，296-302.

［3］Zerres，K.，Rudnik-Schoneborn，S.，Senderek，J.，Eggermann，T. & Bergmann，C. 2003. Autosomal recessive polycystic kidney disease（ARPKD）. *J Nephrol* 16，453-458.

［4］Nakanishi，K.，Sweeney，W. E.，Jr.，Zerres，K.，Guay-Woodford，L. M. & Avner，E. D. 2000. Proximal tubular cysts in fetal human autosomal recessive polycystic kidney disease. *J Am Soc Nephrol* 11，760-763.

［5］Avni，F. E.，Guissard，G.，Hall，M.，Janssen，F.，DeMaertelaer，V. & Rypens，F. 2002. Hereditary polycystic kidney diseases in children：Changing sonographic patterns through childhood. *Pediatr Radiol* 32，169-174.

［6］Desmet，V. J. 1998. Ludwig symposium on biliary disorders—part I Pathogenesis of ductal plate abnormalities. *Mayo Clin Proc* 73，80-89.

［7］Adeva，M.，El-Youssef，M. & Rossetti，S. 2006. Clinical and molecular characterization defines a broadened spectrum of autosomal recessive polycystic kidney disease（ARPKD）. *Medicine*（*Baltimore*）85, 1 – 21.

[8] Roy, S., Dillon, M. J., Trompeter, R. S. & Barratt, T.M. 1997. Autosomal recessive polycystic kidney disease: Long-term outcome of neonatal survivors. *Pediatr Nephrol* 11, 302 – 306.

[9] Kaplan, B. S., Fay, J., Shah, V., Dillon, M. J. & Barratt, T. M. 1989. Autosomal recessive polycystic kidney disease. *Pediatr Nephrol* 3, 43 – 49.

[10] Cole, B. R., Conley, S. B. & Stapleton, F. B. 1987. Polycystic kidney disease in the first year of life. *J Pediatr* 111, 693 – 699.

[11] Gunay-Aygun, M., Font-Montgomery, E., Lukose, L., Tuchman, M., Graf, J., Bryant, J. C., et al. 2010. Correlation of kidney function, volume and imaging findings, and PKHD1 mutations in 73 patients with autosomal recessive polycystic kidney disease. *Clin J Am Soc Nephrol* 5, 972 – 984.

[12] Gunay-Aygun, M., Font-Montgomery, E., Lukose, L., Gerstein, M. T., Piwnica-Worms, K., Choyke, P., et al. 2012. Characteristics of congenital hepatic fibrosis in a large cohort of patients with autosomal recessive polycystic kidney disease. *Gastroenterology* 144, 112 – 121.

[13] Bergmann, C., Frank, V., Kupper, F., Schmidt, C., Senderek, J. & Zerres, K. 2006. Functional analysis of PKHD1 splicing in autosomal recessive polycystic kidney disease. *J Hum Genet* 51, 788 – 793.

[14] Guay-Woodford, L. M. & Desmond, R. A. 2003. Autosomal recessive polycystic kidney disease: The clinical experience in North America. *Pediatrics* 111, 1072 – 1080.

[15] Roy, S., Dillon, M. J., Trompeter, R. S. & Barratt, T.M. 1997. Autosomal recessive polycystic kidney disease: Long-term outcome of neonatal survivors. *Pediatr Nephrol* 11, 302 – 306.

[16] Zerres, K., Rudnik-Schöneborn, S., Deget, F., Holtkamp, U., Brodehl, J., Geisert, J., et al. 1996. Autosomal recessive polycystic kidney disease in 115 children: clinical presentation, course and influence of gender. *Acta Paediatr* 85, 437 – 445.

[17] Gagnadoux, M. F., Habib, R., Levy, M., Brunelle, F. & Broyer M. 1989. Cystic renal diseases in children. *Adv Nephrol Necker Hosp* 18, 33 – 57.

[18] Kaplan, B. S., Fay, J., Shah, V., Dillon, M. J. & Barratt, T. M. 1989. Autosomal recessive polycystic kidney disease. *Pediatr Nephrol* 3, 43 – 49.

[19] Bergmann, C., Senderek, J. & Windelen, E. 2005. Clinical consequences of PKHD1 mutations in 164 patients with autosomal recessive polycystic kidney disease（ARPKD）. *Kidney Int* 67, 829 – 848.

[20] Dell, K. M. R. & Avner, E. D. 1993. Polycystic kidney disease, autosomal recessive.

[21] Nicolau, C., Torra, R., Badenas, C., Perez, L., Oliver, J. A., Darnell, A., et al. 2000. Sonographic pattern of recessive polycystic kidney disease in young adults. Differences from the dominant form. *Nephrol Dial Transplant* 15, 1373 – 1378.

[22] Warady, B. A., Alexander, S. R., Watkins, S., Kohaut, E. & Harmon, W. E. 1999. Optimal care of the pediatric end-stage renal disease patient on dialysis. *Am J Kidney Dis* 33, 567 – 583.

[23] Prelog, M., Bergmann, C., Ausserlechner, M. J., Fischer, H., Margreiter, R., Gassner, I., et al. 2006. Successful transplantation in a child with rapid progression of autosomal recessive polycystic kidney disease associated with a novel mutation. *Pediatr Transplant* 10, 362 – 366.

[24] Spechtenhauser, B., Hochleitner, B. W., Ellemunter, H., Simma, B., Hormann, C., Konigsrainer, A., et al. 1999. Bilateral nephrectomy, peritoneal dialysis and subsequent cadaveric renal transplantation for treatment of renal failure due to polycystic kidney disease requiring continuous ventilation. *Pediatr Transplant* 3, 246 – 248.

[25] Arbeiter, A., Buscher, R., Bonzel, K. E., Wingen, A. M., Vester, U., Wohlschlager, J., et al. 2008. Nephrectomy in an autosomal recessive polycystic kidney disease（ARPKD）patient with rapid kidney enlargement and increased expression of EGFR. *Nephrol Dial Transplant* 23, 3026 – 3029.

[26] Kashtan, C. E., Primack, W. A. & Kainer, G. 1999. Recurrent bacteremia with enteric pathogens

in recessive polycystic kidney disease. *Pediatr Nephrol* 13, 678－682.

[27] Brinkert, F., Lehnhardt, A., Montoya, C., Helmke, K., Schaefer, H., Fischer, L., et al. 2013. Combined liver－kidney transplantation for children with autosomal recessive polycystic kidney disease (ARPKD): indication and outcome Transpl Int (in press).

[28] Chapal, M., Debout, A., Dufay, A., Salomon, R., Roussey, G., Burtey, S., et al. 2012. Kidney and liver transplantation in patients with autosomal recessive polycystic kidney disease: A multicentric study. *Nephrol Dial Transplant* 27, 2083－2088.

[29] Gunay-Aygun, M., Font-Montgomery, E., Lukose, L., Gerstein, M. T., Piwnica-Worms, K., Choyke, P., et al. 2012. Characteristics of congenital hepatic fibrosis in a large cohort of patients with autosomal recessive polycystic kidney disease. *Gastroenterology* 144, 112－121.

[30] Gunay-Aygun, M., Font-Montgomery, E., Lukose, L., Tuchman, M., Graf, J., Bryant, J. C., et al. 2010. Correlation of kidney function, volume and imaging findings, and PKHD1 mutations in 73 patients with autosomal recessive polycystic kidney disease. *Clin J Am Soc Nephrol* 5, 972－984.

[31] Rossetti, S., Torra, R., Coto, E., Consugar, M., Kubly, V., Malaga, S., et al. 2003. A complete mutation screen of PKHD1 in autosomal-recessive polycystic kidney disease (ARPKD) pedigrees. *Kidney Int* 64, 391－403.

[32] Moser, M., Matthiesen, S. & Kirfel, J. 2005. A mouse model for cystic biliary dysgenesis in autosomal recessive polycystic kidney disease (ARPKD). *Hepatology* 41, 1113－1121.

[33] Jafar, T. H., Stark, P. C., Schmid, C. H., Strandgaard, S., Kamper, A. L., Maschio, G., et al. 2005. The effect of angiotensin-converting-enzyme inhibitors on progression of advanced polycystic kidney disease. *Kidney Int* 67, 265－271.

[34] Chapman, A. B. & Schrier, R. W. 1991. Pathogenesis of hypertension in autosomal dominant polycystic kidney disease. *Semin Nephrol* 11, 653－660.

[35] Ritz, E. 2006. Hypertension in autosomal dominant polycystic kidney disease: Is renin acquitted as a culprit? *J Hypertens* 24, 1023－1025.

[36] Chapman, A. B., Johnson, A., Gabow, P. A. & Schrier, R. W. 1990. The renin－angiotensin-aldosterone system and autosomal dominant polycystic kidney disease. *New Engl J Med* 323, 1091－1096.

[37] Torres, V. E., Donovan, K. A., Scicli, G., Holley, K. E., Thibodeau, S. N., Carretero, O. A., et al. 1992. Synthesis of renin by tubulocystic epithelium in autosomal-dominant polycystic kidney disease. *Kidney Int* 42, 364－373.

[38] Chatterjee, P. K., Weerackody, R. P., Mistry, S. K., Hawksworth, G. M. & McLay, J. S. 1997. Selective antagonism of the AT1 receptor inhibits angiotensin II stimulated DNA and protein synthesis in primary cultures of human proximal tubular cells. *Kidney Int* 52, 699－705.

[39] Doulton, T. W., Saggar-Malik, A. K., He, F. J., Carney, C., Markandu, N. D., Sagnella, G. A., et al. 2006. The effect of sodium and angiotensin-converting enzyme inhibition on the classic circulating renin-angiotensin system in autosomal-dominant polycystic kidney disease patients. *J Hypertens* 24, 939－945.

[40] Pirson, Y., Chauveau, D. & Torres, V. 2002. Management of cerebral aneurysms in autosomal dominant polycystic kidney disease. *J Am Soc Nephrol* 13, 269－276.

[41] Chapman, A. B., Rubinstein, D., Hughes, R., Stears, J. C., Earnest, M. P., Johnson, A. M., et al. 1992. Intracranial aneurysms in autosomal dominant polycystic kidney disease. *New Engl J Med* 327, 916－920.

[42] Rinkel, G. J., Djibuti, M. Algra, A. & van Gijn, J. 1998. Prevalence and risk of rupture of intracranial aneurysms: A systematic review. *Stroke* 29, 251－256.

[43] Xu, H. W., Yu, S. Q., Mei, C. L. & Li, M. H. 2011. Screening for intracranial aneurysm in 355 patients with autosomal-dominant polycystic kidney disease. *Stroke* 42, 204－206.

[44] Irazabal, M. V., Huston, J., 3rd, Kubly, V., Rossetti, S., Sundsbak, J. L., Hogan, M. C., et al. 2011. Extended follow-up of unruptured intracranial aneurysms detected by presymptomatic

screening in patients with autosomal dominant polycystic kidney disease. *Clin J Am Soc Nephrol* 6, 1274 – 1285.

[45] Deget, F., Rudnik-Schoneborn, S. & Zerres, K. 1995. Course of autosomal recessive polycystic kidney disease (ARPKD) in siblings: A clinical comparison of 20 sibships. *Clin Genet* 47, 248 – 253.

[46] Mariani, L., Bianchetti, M. G., Schroth, G. & Seiler, R. W. 1999. Cerebral aneurysms in patients with autosomal dominant polycystic kidney disease—to screen, to clip, to coil? *Nephrol Dial Transplant* 14, 2319 – 2322.

[47] Chapman, A. B. & Guay-Woodford, L. M. 2006. The family and ADPKD. The Polycystic Kidney Research (PKR) Foundation 16. Available from: http://www. pkdcure. org/document. doc? id = 98.

[48] Garcia-Gonzalez, M. A., Menezes, L. F., Piontek, K. B., Kaimori, J., Huso, D. L., Watnick, T., et al. 2007. Genetic interaction studies link autosomal dominant and recessive polycystic kidney disease in a common pathway. *Hum Mol Genet* 16, 1940 – 1950.

[49] Hopp, K., Ward, C. J., Hommerding, C. J., Nasr, S. H., Tuan, H. F., Gainullin, V. G., et al. 2012. Functional polycystin – 1 dosage governs autosomal dominant polycystic kidney disease severity. *J Clin Invest* 122, 4257 – 4273.

[50] Bergmann, C., von Bothmer, J., Ortiz Bruchle, N., Venghaus, A., Frank, V., Fehrenbach, H., et al. 2011. Mutations in multiple PKD genes may explain early and severe polycystic kidney disease. *J Am Soc Nephrol* 22, 2047 – 2056.

[51] Rossetti, S., Kubly, V. J., Consugar, M. B., Hopp, K., Roy, S., Horsley, S. W., et al. 2009. Incompletely penetrant PKD1 alleles suggest a role for gene dosage in cyst initiation in polycystic kidney disease. *Kidney Int* 75, 848 – 855.

[52] Blyth, H. & Ockenden, B. G. 1971. Polycystic disease of kidney and liver presenting in childhood. *J Med Genet* 8, 257 – 284.

[53] Onuchic, L. F., Furu, L. & Nagasawa, Y. 2002. PKHD1, the polycystic kidney and hepatic disease 1 gene, encodes a novel large protein containing multiple immunoglobulin – like plexin – transcription-factor domains and parallel beta-helix 1 repeats. *Am J Hum Genet* 70, 1305 – 1317.

[54] Ward, C. J., Hogan, M. C., Rossetti, S., Walker, D., Sneddon, T., Wang, X., et al. 2002. The gene mutated in autosomal recessive polycystic kidney disease encodes a large, receptor-like protein. *Nat Genet* 30, 259 – 269.

[55] Nagasawa, Y., Matthiesen, S., Onuchic, L. F., Hou, X., Bergmann, C., Esquivel, E., et al. 2002. Identification and characterization of Pkhd1, the mouse orthologue of the human ARPKD gene. *J Am Soc Nephrol* 13, 2246 – 2258.

[56] Kim, I., Fu, Y., Hui, K., Moeckel, G., Mai, W., Li, C., et al. 2008. Fibrocystin/polyductin modulates renal tubular formation by regulating polycystin-2 expression and function. *J Am Soc Nephrol* 19, 455 – 468.

[57] Wang, S., Zhang, J., Nauli, S. M., Li, X., Starremans, P. G., Luo, Y., et al. 2007. Fibrocystin/polyductin, found in the same protein complex with polycystin-2, regulates calcium responses in kidney epithelia. *Mol Cell Biol* 27, 3241 – 3252.

[58] Wu, Y., Dai, X. Q., Li, Q., Chen, C. X., Mai, W., Hussain, Z., et al. 2006. Kinesin – 2 mediates physical and functional interactions between polycystin – 2 and fibrocystin. *Hum Mol Genet* 15, 3280 – 3292.

[59] Masyuk, T. V., Huang, B. Q., Ward, C. J., Masyuk, A. I., Yuan, D., Splinter, P. L., et al. 2003. Defects in cholangiocyte fibrocystin expression and ciliary structure in the PCK rat. *Gastroenterology* 125, 1303 – 1310.

[60] Menezes, L. F., Cai, Y., Nagasawa, Y., Silva, A. M., Watkins, M. L., Da Silva, A. M., et al. 2004. Polyductin, the PKHD1 gene product, comprises isoforms expressed in plasma membrane, primary cilium, and cytoplasm. *Kidney Int* 66, 1345 – 1355.

[61] Wang, S., Luo, Y., Wilson, P. D., Witman, G. B. & Zhou, J. 2004. The autosomal recessive

polycystic kidney disease protein is localized to primary cilia, with concentration in the basal body area. *J Am Soc Nephrol* 15, 592 - 602.

[62] Ward, C. J., Yuan, D., Masyuk, T. V., Wang, X., Punyashthiti, R., Whelan, S., et al. 2003. Cellular and subcellular localization of the ARPKD protein; fibrocystin is expressed on primary cilia. *Hum Mol Genet* 12, 2703 - 2710.

[63] Zhang, M. Z., Mai, W., Li, C., Cho, S. Y., Hao, C., Moeckel, G., et al. 2004. PKHD1 protein encoded by the gene for autosomal recessive polycystic kidney disease associates with basal bodies and primary cilia in renal epithelial cells. *Proc Natl Acad Sci U.S.A.* 101, 2311 - 2316.

[64] Follit, J. A., Li, L., Vucica, Y. & Pazour, G. J. 2010. The cytoplasmic tail of fibrocystin contains a ciliary targeting sequence. *J Cell Biol* 188, 21 - 28.

[65] Hiesberger, T., Gourley, E., Erickson, A., Koulen, P., Ward, C. J., Masyuk, T. V., et al. 2006. Proteolytic cleavage and nuclear translocation of fibrocystin is regulated by intracellular Ca^{2+} and activation of protein kinase C. *J Biol Chem* 281, 34357 - 34364.

[66] Kaimori, J. Y., Nagasawa, Y., Menezes, L. F., Garcia-Gonzalez, M. A., Deng, J., Imai, E., et al. 2007. Polyductin undergoes notch-like processing and regulated release from primary cilia. *Hum Mol Genet* 16, 942 - 956.

[67] Bakeberg, J. L., Tammachote, R., Woollard, J. R., Hogan, M. C., Tuan, H. F., Li, M., et al. 2011. Epitopetagged Pkhd1 tracks the processing, secretion, and localization of fibrocystin. *J Am Soc Nephrol* 22,2266 - 2277.

[68] Bergmann, C., von Bothmer, J., Ortiz Bruchle, N., Venghaus, A., Frank, V., Fehrenbach, H., et al. 2011. Mutations in multiple PKD genes may explain early and severe polycystic kidney disease. *J Am Soc Nephrol* 22, 2047 - 2056.

[69] Bergmann, C., Senderek, J., Schneider, F., Dornia, C., Kupper, F., Eggermann, T., et al. 2004a. PKHD1 mutations in autosomal recessive polycystic kidney disease (ARPKD). *Hum Mutat* 23, 453 - 463.

[70] Bergmann, C., Senderek, J., Sedlacek, B., Pegiazoglou, I., Puglia, P., Eggermann, T., et al. 2004b. PKHD1 mutations in families requesting prenatal diagnosis for autosomal recessive polycystic kidney disease (ARPKD). *Hum Mutat* 23, 487 - 495.

[71] Losekoot, M., Haarloo, C., Ruivenkamp, C., White, S. J., Breuning, M. H. & Peters, D. J. 2005. Analysis of missense variants in the PKHD1 - gene in patients with autosomal recessive polycystic kidney disease (ARPKD). *Hum Genet* 118, 185 - 206.

[72] Baralle, D. & Baralle, M. 2005. Splicing in action: Assessing disease causing sequence changes. *J Med Genet* 42, 737 - 748.

[73] Zvereff, V., Yao, S., Ramsey, J., Mikhail, F. M., Vijzelaar, R. & Messiaen, L. 2010. Identification of PKHD1 multiexon deletions using multiplex ligation-dependent probe amplification and quantitative polymerase chain reaction. *Genet Test Mol Biomarkers* 14, 505 - 510.

[74] Zerres, K., Hansmann, M., Mallmann, R. & Gembruch, U. 1988. Autosomal recessive polycystic kidney disease. Problems of prenatal diagnosis. *Prenat Diagn* 8, 215 - 229.

[75] Muntoni, F., Torelli, S. & Ferlini, A. 2003. Dystrophin and mutations: One gene, several proteins, multiple phenotypes. *Lancet Neurol* 2, 731 - 740.

[76] Fedeles, S. V., Tian, X., Gallagher, A. R., Mitobe, M., Nishio, S., Lee, S. H., et al. 2011. A genetic interaction network of five genes for human polycystic kidney and liver diseases defines polycystin-1 as the central determinant of cyst formation. *Nat Genet* 43, 639 - 647.

[77] Kleffmann, J., Frank, V., Ferbert, A. & Bergmann, C. 2012. Dosage - sensitive network in polycystic kidney and liver disease: Multiple mutations cause severe hepatic and neurological complications. *J Hepatol* 57, 476 - 477.

[78] Nauli, S. M., Alenghat, F. J., Luo, Y., Williams, E., Vassilev, P., Li, X., et al. 2003. Polycystins 1 and 2 mediate mechanosensation in the primary cilium of kidney cells. *Nat Genet* 33, 129 - 137.

[79] Pazour, G. J. & Rosenbaum, J. L. 2002. Intraflagellar transport and cilia - dependent diseases.

Trends Cell Biol 12, 551 - 555.

[80] Praetorius, H. A. & Spring, K. R. 2001. Bending the MDCK cell primary cilium increases intracellular calcium. *J Membr Biol* 184, 71 - 79.

[81] Belibi, F. A., Reif, G., Wallace, D. P., Yamaguchi, T., Olsen, L., Li, H., et al. 2004. Cyclic AMP promotes growth and secretion in human polycystic kidney epithelial cells. *Kidney Int* 66, 964 - 973.

[82] Yamaguchi, T., Wallace, D. P., Magenheimer, B. S., Hempson, S. J., Grantham, J. J. & Calvet, J. P. 2004. Calcium restriction allows cAMP activation of the B - Raf/ERK pathway, switching cells to a cAMP dependent growth-stimulated phenotype. *J Biol Chem* 279, 40419 - 40430.

[83] Wilson, P. D. 2011. Apico-basal polarity in polycystic kidney disease epithelia. *Biochim Biophys Acta* 1812, 1239 - 1248.

[84] Torres, V. E. 2010. Treatment strategies and clinical trial design in ADPKD. *Adv Chronic Kidney Dis* 17, 190 - 204.

[85] Torres, V. E., Chapman, A. B., Devuyst, O., Gansevoort, R. T., Grantham, J. J., Higashihara, E., et al. 2012. Tolvaptan in patients with autosomal dominant polycystic kidney disease. *New Engl J Med* 367, 2407 - 2418.

原发性纤毛运动障碍
Primary ciliary dyskinesia

Claire Hogg

病名由来

原发性纤毛运动障碍(primary ciliary dyskinesia，PCD)又叫 Kartegener 病。此病最早在 1933 年由 Karetegener 作为鼻窦炎、支气管炎和内脏转位三种特征的综合征而报道[1]，但他没能将其与纤毛功能障碍联系起来。直到 1976 年，当 Bjorn Afzeliu 在显微镜下观察到不育男性患者精子尾部的超微结构异常才意识到纤毛异常是引起此类症状的内在原因[2]。而后 Kartegener 综合征被称为纤毛不动综合征。直到最近，为了覆盖所有患者，而不管其是否完全有上述三种临床特征，才采用 PCD 这一更恰当的称呼。而且，现在的命名(原发纤毛运动障碍)体现了临床疾病内在的基础纤毛生物学，使人们在 21 世纪对各种各样的纤毛病的研究兴趣暴增。

流行病学和纤毛生物学

本章不拟赘述纤毛生物学的全部复杂性，但了解纤毛化上皮组织的基本知识对认识此病的流行病学是必须的。多种组织顶端表面都分布着被称为纤毛的管状显微结构，包括整个呼吸道(从鼻腔、咽鼓管到上、下气道)。呼吸道(运动)纤毛轴丝的经典结构包括 9 组外周二联体微管，每组都有内、外动力臂，并通过辐射轴与一个中央微管对相连，即所谓的"9＋2"型结构(图 12.1)。外周微管环之间通过连接蛋白相互连接，从而帮助维持轴丝

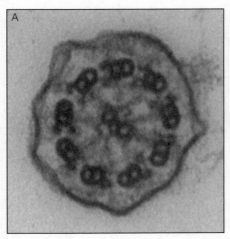
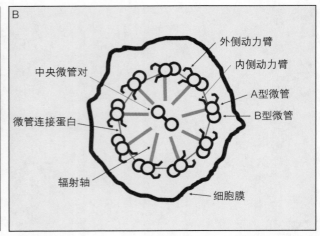

图 12.1　正常呼吸系统动纤毛的横切面，显示微管呈典型的"9 ＋ 2"排列。A. 动纤毛 TEM 图。B. 示意图，显示正常纤毛轴丝中的各个结构

的完整性[3,4]，这也是动力蛋白调节复合物（dynein regulatory complex，N-DRC）的组成部分[5]。轴丝伸出细胞表面（基部由基体锚定），整个结构被包裹在与细胞质膜连续的细胞膜中。纤毛的运动单位是由重链、中链、轻链组成的动力蛋白复合物，其包含 ATP 水解酶，可使微管之间产生相对滑动[6]，从而使纤毛发生周期性摆动以清除黏液。这也是气道上皮防御的主要机制。

纤毛的摆动只是轴丝的部分功能。轴丝内部还运行着复杂的 IFT，以完成蛋白质反向循环和各种营养功能[7]。PCD 中纤毛超微结构异常对 IFT 机制的影响目前知之甚少，但是在视网膜色素变性[8]和 BBS 等一些纤毛病中均发现了 IFT 系统的显著异常。

目前发现，原发性纤毛运动障碍的发生与超过 250 个基因的遗传缺陷有关。这些基因突变可以导致一系列纤毛超微结构缺陷[9]，其中最常见的是动力臂的缺陷（图 12.2）。这些异常破坏了纤毛的协同运动，使气道内黏液和潜在病原体积累，导致 PCD 的典型症状。

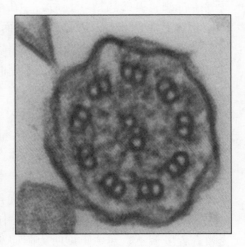

图 12.2 PCD 患者呼吸道上皮纤毛透射电镜图。显示外动力臂缺失。注意在这张图中一些二联体微管具有内动力臂，而另一些看起来则没有

纤毛超微结构的破坏可以导致 PCD 患者出现以下典型的临床表现[10]。

（1）气道和中耳分泌物的蓄积是患者典型的临床表现。出生时不能清除（胎）肺内液体是纤毛功能障碍最早的标志，高达 75% 的 PCD 婴儿在足月时会出现呼吸窘迫，这也是此类疾病最基本的特征，此时应该需要排除 PCD。

（2）输卵管的纤毛功能失调会延迟正常卵子进入子宫受精，因此会增加患者异位妊娠和不孕的风险。

（3）精子的尾部是一根动纤毛，许多患者是由于精子运动障碍而不育。精子的其他功能是正常的，因此一经诊断，现在的辅助生殖技术可以解决患者的不育。

（4）在胚胎发育中决定不同器官位置的偏侧性（laterality）也依赖于纤毛运动。缺乏正常的纤毛摆动时，该过程似乎是随机发生的，导致几乎一半的患者出现器官的反位。最常见的是内脏器官左右分布完全转位，但是偶尔也会出现器官排列不清的现象，引起如心脏发育缺陷的相关主要器官的异常。后一种情况通常称为内脏异位（heterotaxy）。临床医生应该对 PCD 患者的心脏和腹部器官进行筛查。

（5）室管膜纤毛的运动障碍可以导致患者的脑室扩大或脑积水。虽然此类症状并不常见，但是在任何纤毛运动障碍性疾病中均可存在。尽管如此，患者的脑脊液循环似乎正常。

临床特点

PCD 是一种许多症状都不具有特异性，而且典型临床特征与儿童常见病很相似的疾

病。通常人们认为它是一种上、下呼吸道均受累、约半数患者合并内脏器官镜像反位的疾病。但是,合并复杂的器官异常或其他纤毛病综合征的患者会出现更复杂的相关症状[10,11]。目前对 PCD 与其他纤毛病共存的扩充病组(extended kindred)已有描述,这种共存可发生在同一个患者或不同家庭成员中,从而越来越清晰地说明 PCD 并不总是一种单发疾病。一个很好的例子是,在 X 连锁的 *RPGR* 基因突变中,一些男性患者同时患有 PCD 和视网膜退行性疾病[12,13]。

与许多其他遗传性疾病类似,PCD 患者的严重程度差异很大。这种差异存在于同一家庭的患者和具有相同超微结构缺陷的患者中,因此不能根据诊断性测试得到的生物学变异来推测患者的病情与预后。当患者的临床表现很轻微时,尤其是内脏结构正常时,PCD 患者常不能获得及时诊断[14]。而诊断的不及时会导致不可逆的肺损伤,因为滞留的气道分泌物的反复感染会造成气道塌陷和肺实变,最终引起支气管扩张。典型 PCD 患者(即无心脏或其他器官异常,也没有同时存在其他纤毛病)的远期发病率和最终死亡率取决于患者的肺部病理改变的严重程度。但是患者的肺功能可以多年保持稳定[15],尽管最近来自丹麦的大样本队列研究提示大约 1/3 患者的肺功能呈进行性下降[16]。终末期呼吸衰竭可能需要肺移植[17,18]。因此,早诊断并结合治疗性干预是防止肺部疾病进展,以及改善患者长期预后的最重要的措施。

尽管患者预后主要由肺部疾病严重程度决定,但密切观察和处理上气道和中耳疾病能提高患者在成长期的生活质量并优化听力。如果患者的中耳疾病处理得不好,一个非常现实的风险是,其可能因成长过程中的关键里程碑①延迟或被错过而出现社交能力和受教育程度低下。对中重度听力障碍患者而言,错失这些里程碑可能会导致其毕生在学业和工作中成就不足。健康状况不佳的患者理论上会加重社会经济负担(如果这些患者辍学且无法在教育或经济的竞技场上竞争的话)。将来需要进行一些长期随访研究,以评估语言、听力和发育迟缓对 PCD 患者的影响。良好的教育也许会对患者认识肺部健康的重要性、增加对治疗的依从性发挥正面的影响,从而有利于改善患者的长期预后。

因此,临床医生需要对可指导深入的调查以证实或排除 PCD 的基本临床特征保持警觉。下列内容概括了各种临床线索和每个系统相关的临床特征[10,19]。

(1)各类器官位置异常:虽然最常见是内脏器官的完全转位,但大约 6% 的患者出现部分器官位置分布异常(内脏异位)。这一 PCD 亚型的患者心脏异常(尤其是心脏的结构异常)和腹部器官排列紊乱的发生率较高[20]。腹部器官的异常具有一定规律:左心房的结构异常往往合并多脾症,右心房结构的异常往往合并无脾症。肝和肠位置异常较常见。肠的旋转异常可以作为导向 PCD 诊断的代表性特征。患儿的右位心可在产前检查中发现,如果同时存在脑室扩大,则 PCD 的可能性较大。所有 PCD 患者都应该进行心脏超声检查,如果合并内脏位置异常,则应该予以腹部超声检查。

(2)新生足月婴儿呼吸窘迫:75% 的 PCD 患者具有不明原因的新生儿肺炎病史。如

---

① 这里的关键里程碑(key milestones)指儿童在成长过程中应该学会听、说、交流沟通等能力的语言发展期等教育关键期。一个人如果错过这些能力的发展期(即未能达到相应的里程碑),后面再弥补会很困难。——审校者注

果没有内脏转位,通常不会考虑是 PCD 引起的呼吸窘迫,但是当没有其他明确病因时,则应该常规排除 PCD。

(3)早发性鼻炎:PCD 患者从出生后的第一周开始通常有鼻炎和鼻塞的症状。鼻炎和鼻塞常呈持续性,即使感染控制后其也存在。一些研究报道,所有患者均会出现鼻炎和鼻塞症状。

(4)反复及持久的咽鼓管阻塞和相关的听觉缺陷:如果这类 PCD 被漏诊或未能充分监测,常见后果就是患者出现语言发育迟缓、发音不清晰和教育里程碑的延迟。传统的治疗中耳积液的外科手术通常导致持续性耳漏(otorrhoea)(通过中耳通气管)。这些渗出物既难看又难闻,会严重妨碍患者的社交,而且手术对改善患者听力收效甚微。耳鼻喉科专家的意见对患者听力的治疗至关重要,而临时助听器的使用有助于患者的成长和教育。但到 15 岁以后,多数患者的听力能恢复,此时便可以停用助听器。

(5)在出生后的最初几周持续性咳痰:在获得确诊和使用特异的治疗之前,即使没有呼吸道感染,患者也会出现持续咳嗽。如果患者有本章提到的其他特点,应该高度怀疑患者为 PCD,并同时给予诊断性检查。

(6)复发性鼻窦炎:是大龄儿童和成人患者的共同特征。在对鼻窦的病理进行评估时,需要考虑其年龄。鼻窦的发育跟随牙列发生(上颌窦),或发生于青春期(额窦和蝶窦)。最近研究认为,单侧或双侧的鼻窦发育不全是 PCD 患者的特征性改变[21]。鼻息肉虽然在 PCD 中很少见,但很可能是 PCD 的另一个特征。

(7)生殖功能不全或者不孕不育:由于卵子和精子具有正常的功能,因此对于有生育计划的家庭,建议尽早向生育专家进行咨询。

(8)许多罕见和非常罕见的疾病如今被归为纤毛病:除了 PCD,最常见的是视网膜色素变性和 PKD。但在本书中,读者还会发现有诸如 BBS、阿尔斯特雷姆综合征和热纳综合征等许多罕见的纤毛病。当被推测或诊断为这些疾病时,考虑下患者是否有多种纤毛病共存的情况是明智之举[22-24]。

最后,当患者因不明原因的支气管扩张或者不典型的哮喘而出现剧烈咳嗽时,应该考虑各种原因引起的慢性化脓性疾病,同时应积极排除囊性纤维化、PCD 和其他可引起支气管扩张的原因。

表型范围

临床医生和遗传学家也无法了解 PCD 患者精确的临床表现。PCD 的许多临床表现不具有特异性,尽管某些症状是疾病的典型症状,有时却相对较轻,因此即使是典型的 PCD 患者,诊断也经常被推迟[14]。

而且,就像囊性纤维化(cystic fibrosis,CF)和囊性纤维化跨膜传导调节蛋白相关疾病(cystic fibrosis transmembrane conductance regulator-related disease,CFTR)一样,典型与非典型 PCD 之间目前还没有明确界限。从遗传学家的角度看,PCD 致病突变可能涉及参与纤毛结构形成的基因,而理论上这些基因至少又可以细分为只编码结构蛋白的基因、参与代谢功能的基因和参与将信号传导到纤毛的基因[25-27]。因此,临床上的

PCD可能会由根本不编码位于纤毛中的蛋白质的基因导致，或是由不影响纤毛结构但导致其功能异常的突变引发。上述结论来源于大样本且对诊断明确的PCD患者的研究，其中大约15％的患者具有典型的临床表现、纤毛摆动方式和频率的测试异常，但当用透射电镜（transmission electron microscopy，TEM）检查时，轴丝超微结构却是正常的[28]。

单纯从临床表现来看，PCD与其他许多遗传性疾病类似，其特定的基因突变与临床表现间并无显著的相关性。而且，加入了现有PCD诊断工具的功能测试结果看来也与PCD表型特征、疾病严重程度没什么关联。也就是说，PCD表型特征和疾病严重程度似乎是独立于基因突变种类和纤毛缺陷的特定表型。纤毛摆动方式的改变与超微结构的缺陷之间有联系[29]，但这些发现都不能用来判断疾病的临床表现和严重程度。目前发现只有轴丝中央微管对的缺陷，即所谓的转位缺陷，才与临床表现具有相关性。研究发现，似乎唯独这些患者没有内脏转位，尽管他们拥有PCD其他所有临床特点[20]。

患者的临床表现对选择合适的基因检测方法以对PCD进行正确诊断从而得到PCD患者真正的发病率至关重要。非典型PCD的准确定义和识别对于轻度PCD患者致病基因的发现也至关重要。PCD与囊性纤维化相似，均存在症状典型和不典型的患者。非典型囊性纤维化样疾病的诊断正在挑战囊性纤维化的诊断标准，目前研究也发现，特发性支气管扩张的患者 *CFTR* 基因的突变率比预期的高很多[30]。胰腺囊性纤维化合并特发性支气管扩张和特发性支气管扩张合并囊性纤维化 *CFTR* 基因突变的界限在哪里，以及后者中 *CFTR* 基因的突变是因果突变还是修饰突变目前仍然不清楚。与囊性纤维化类似，PCD也有一些尚未清晰定义的边界，这在将来可能会改变目前对PCD临床表现的定义。

疾病的筛查和诊断

通过分析特征性临床表现，PCD患者常能得到大致的临床诊断。由于许多症状不具有特异性，在被推荐进行纤毛功能检测之前，多数患者都将接受更规范、更方便的检查，其中应包括汗液检查和免疫功能测试。

PCD的特殊检查主要集中在一些有经验和配有设备的专科中心[31]。即使有专家团队，诊断过程中有时仍会存在疑问。通常在对患者的上、下呼吸道感染进行积极的治疗后会再进行反复的检测。大多数患者的诊断是基于纤毛超微结构异常或基因突变，但哪个才是PCD最主要的诊断标准仍存在争议。更重要的是，现行的金标准究竟允许多大程度的诊断不确定性。随着经验的增加，以及通过遗传学检测、三维电子断层成像[32]、纤毛的黏液清除技术、免疫荧光染色方法的应用，确诊了很多非典型的患者[33]，此时后一个问题显得越来越重要。

筛查方法

在英国，PCD的筛查方式是鼻腔一氧化氮（nasal nitric oxide，nNO）的测定，可在3个专科诊断中心和一些三级呼吸道和耳鼻喉医院进行。nNO测定也是许多欧洲和北美的专科医疗诊断中心的常规方法。在不能检测nNO的地方也可以使用放射性同位素测试和糖精测试。

很久前就已确定 PCD 患者的 nNO 含量非常低[34]。研究显示,PCD 患者鼻腔一氧化氮合成酶 2 的表达降低[35]。患者 nNO 浓度正常或者高于 250 ppb,加上低 PCD 临床疑似性,是患者症状并非由 PCD 导致的一个重要论据[36]。然而,当患者的症状较轻或不典型时,即使 nNO 在正常范围内也不能用来排除 PCD,而是需要进行进一步的诊断性测试。

传统的 nNO 的测量通常需要在憋气时进行,其结果在 5 岁以上的患者中最可靠。最近已在探索在正常呼吸时检测 nNO 浓度,以图能将筛选范围扩大到婴儿和学龄前患者[37]。有良好的证据表明,该方法可以将年龄较大的 PCD 患者和对照组区分开,但婴儿鼻窦的发育处于初级阶段,在婴儿中得到的数据的可信度较低。因此,将 nNO 测量作为对该群体的筛查工具时必须格外谨慎。

nNO 测量在诊断由其他原因引起的鼻塞患者中会出现假阳性,但如果是这种情况,经治疗后(鼻腔病理改善),nNO 浓度会回升。息肉、鼻中隔偏曲和腺样体肥大都可能使结果出现假阳性,应将此类患者转至耳鼻喉科进行诊断性测试。临床病史应该会揭示其是否具有典型的 PCD 表型,而治疗后进行的反复检测通常会得到正常的结果。囊性纤维化[38,39]或全毛细支气管炎等疾病患者的 nNO 水平通常在正常值下限(约 250 ppb),且有些患者会合并 PCD。在深入检查导致肺部疾病的其他原因时,也应进行 PCD 的验证性测试。

尽管 nNO 测定一直作为筛查手段,但有力的证据表明在恰当憋气期间获得的可靠的 nNO 浓度测定结果应该是诊断组合(diagnostic panel)的一部分。英国诊断服务中心的审查结果表明 nNO 值与纤毛摆动和频率测试结果一样,也能准确反映 PCD,甚至可以说比传统的 TEM 更加可靠。

当 nNO 值小于 200 ppb 时,高度提示 PCD。因此,这些患者均应接受 PCD 的诊断筛查。

放射性同位素的纤毛黏液清除测试正成为诊断 PCD 的可靠方法。其通过观察全肺清除被标记同位素的速度来区分 PCD 患者和正常人[40,41]。但是此种方法很贵且耗时,只限于在需要对非典型患者做进一步诊断性检查时使用。

糖精测试是最早用于筛查的方法。其原理是在患者下鼻甲放一粒糖精,然后测量鼻咽部产生甜味所需时间。这需要患者静坐 1 小时且不能打喷嚏,因此难以应用于儿童[42]。

诊断方法

PCD 的诊断方法涉及对纤毛运动性、轴丝超微结构和基因型的分析。尽管现行的"金标准"是通过 TEM 鉴定出超微结构的缺陷,大部分病例都可以通过将这些测试结果结合起来分析而被证实。当诊断明确无误时,不需要再进行其他检测。但人们越来越清晰地认识到,综合使用功能测试和分子技术最有机会捕获目前难以诊断的非典型 PCD 病例。因此,本节会介绍其中一些新技术。

纤毛功能的诊断性检测需要鼻腔刷活检、鼻腔刮片,或者通过气管镜进行气管冲刷取样。样本取出后则可以按如下步骤分析。

(1)在光镜下利用快速摄像机进行纤毛摆动方式和频率的分析。这一功能测试是检测 PCD 患者中纤毛异常的最可靠的方法[43]。纤毛的有些运动方式会与随后用 TEM 确定的特定的超微结构改变具有相关性,但与患者的临床表现无显著相关性[29]。由于纤毛结构和功能的异常可以继发于感染、吸氧或者其他有害物质的刺激,因此应该重复检测一次以排除这些因素的干扰。

(2) 利用 TEM 检测样本中精细的超微结构缺陷。TEM 仍然是 PCD 诊断的金标准[44,45]。一旦发现存在已知的 PCD 诱发性缺陷,如缺失外动力臂,则不再需要用其他方法进行确认,可直接做出诊断。但是,确诊的 PCD 患者也会有正常的(纤毛)超微结构。多个大型中心报道,10%~15% 的 PCD 患者没有能鉴定出的(纤毛)超微结构缺陷[28]。纤毛结构的继发性缺陷是导致诊断困难的又一个原因,如果 TEM 检测后仍有疑问,则必须进行重复检测或者把细胞培养后再进行检测[46]。

(3) 纤毛细胞培养仅当诊断有疑问时才需要。纤毛化的上皮组织经细胞培养再生时,继发性缺陷就会消失[47,48]。但是,原发性缺陷会持续存在,因此可利用光镜和电镜进行检测以证实诊断[49]。这项检测技术费时且昂贵,对技术要求很高,只能在少数专科中心进行。

当 TEM 不能证实诊断时,还有若干其他方法可选择,只是未必所有的测试中心都能够做得到。这些方法包括以下几项。

(1) 基因分型:PCD 的遗传学知识会在本章后面讨论,但看来很多基因都可以引起 PCD。目前已经鉴定出约 20 个基因,但其中约 12 个基因似乎解释了约一半临床诊断出 PCD 的患者[50]。从 PCD 和其他异质性更低的疾病(如囊性纤维化)中获得的经验说明,对于非典型性病例,遗传学诊断再有效,其得出的结果可能仍然不能作为最终结论。因此,诊断 PCD 时需要不断学习关于纤毛摆动方式、频率的功能分析和纤毛结构方面的知识。所以对纤毛的功能、运输和信号机制的知识的研究与发展,是纤毛病研究的一个快速增长的领域。

(2) 特异性单克隆抗体的免疫荧光染色:该方法目前仅限于少数可以直接染色的纤毛蛋白质,尚不能广泛使用。有证据表明,有些纤毛蛋白质不再能到达细胞中正常的位置[51,52]。此外,染色方面的改变既可能是由于编码蛋白的基因发生了突变,也可能是继发于其他基因的突变。要将该技术应用于临床实践,需要排除继发性改变并确定其检测的灵敏度和特异性。但随着经验的累积,该技术有可能成为未来主流诊断方法的一部分。

(3) 双轴电子断层成像:该技术采用计算机对电镜图像进行平均,是观察纤毛轴丝三维结构的新工具[32]。亚断层图平均法(sub-tomographic averaging)可达到约 5 nm 的分辨率,足以鉴别不同的分子复合物并提供关于它们结构构象和相互作用关系的新见解。此前许多研究主要集中在具有鞭毛的生物,如高度保守的蓝绿藻莱茵衣藻(*Chlamydomonas reinhardtii*)[53],近年来研究重点开始转向人类气道上皮的纤毛。最近,电子断层成像、遗传学和分子生物学的综合应用证实 hydin 蛋白的缺失是引起 PCD 的另一个原因[54]。断层成像显示,hydin 蛋白缺陷患者中,中央器②上的 C2b 和 C2c 突起物会缺失,提示 hydin

---

② 中央器(central pair apparatus)由两根中央微管(C1 和 C2)和结合其上的突起物(projection)组成。C2b 和 C2c 指结合在 C2 微管上的两个特定突起物。——审校者注

蛋白在正常轴丝内定位于此。尽管电子断层成像主要是作为研究工具,结合分子遗传学可揭示纤毛轴丝内微小且高度复杂的结构,但在对特殊病例进行不典型 PCD 的诊断时也可能会很有用。

即使进行了所有这些可能的检测,仍会有大约 10%～15% 的病例得不到一个确定的诊断,尽管这些患者具有典型的临床表型、低的 nNO 水平和异常的纤毛摆动方式。这些病例应被当作 PCD 并对患者进行相应的治疗。

原发性纤毛运动障碍有意义的特点

目前越来越多的证据表明,动纤毛不仅在驱动黏膜黏液清除方面发挥作用,许多疾病的发生都归因于纤毛功能障碍。尽管多数 PCD 患者仅具有此类疾病的经典临床表现,但还是与其他纤毛病有相同的表现[22,24]。此外,有些 PCD 相关的临床表现,如心房结构异常,也可出现在非 PCD 的患者中,导致人们推测纤毛功能障碍除导致不同疾病临床表现的重叠,还可以不同的方式表现出来。

目前认为,PCD 是由动纤毛的缺陷引起的。除了呼吸道上皮,动纤毛还存在于输卵管和脑室管膜上皮细胞中。精子的尾巴也具有与纤毛类似的结构,且精子尾部的运动能力对男性的正常生育至关重要。但是,并不是所有 PCD 患者的精子均存在异常,提示精子尾巴的发育受不同的遗传通路调控或者调节精子尾部发育的基因位点具有冗余性[55]。

胚节细胞的纤毛也能运动,但是以转圈的方式摆动。它们出现于胚胎的胚节中(决定着内脏器官的左右不对称分布),并很可能是唯一能运动的初级纤毛[56]。与呼吸系统的纤毛不同的是,胚节细胞的纤毛没有中央微管对。因此,涉及中央微管对或辐射轴的 PCD 相关基因突变不会与内脏器官位置异常有关。

最后,初级纤毛通常不能运动,不是引起 PCD 的主要原因。初级纤毛的轴丝呈"9+0"结构,没有中央微管对,且常常每个细胞只有一根。初级纤毛存在于人体的大部分细胞类型中,且很可能具有化学、渗透压和光转导的感受器。在某些特殊部位,如内耳,初级纤毛具有中央微管对并可能会运动[57]。一些有 PCD 症状的患者也具有感觉神经性耳聋,但与呼吸系统纤毛缺陷没有关系,这是因为呼吸系统纤毛缺陷导致的中耳疾病表型更经典。

不同类型的纤毛在疾病中的具体作用是什么呢?由于目前很清楚不同纤毛有功能重叠,暗示单一突变可能会在一些(但非所有)情况下影响不止一种纤毛,因此不宜过分强调对纤毛病的分类。例如,厄舍综合征属于所谓的非运动性纤毛病,但是会与鼻腔纤毛的功能改变有关,提示"运动性"和"非运动性"纤毛病这两个术语涵盖的内容有重叠。在 PCD 中,我们已经讨论过,胚节纤毛的功能是否被累及取决于中央微管对是否受影响。总之,尽管有散发性疾病,如家族中只有一名 PCD 患者,但也会有多种纤毛病重叠的情况(overlapping condition),如 PCD 和视网膜色素变性出现于同一个大家庭中。

遗传学

纤毛是极其复杂且高度保守的结构,基体以上的整根轴丝由蛋白质相互连接形成的重复阵列组成[58]。纤毛相关的基因有数百个之多,尽管并非所有都会与人类疾病有关[9,59-61]。由于纤毛在胚胎发生期具有关键作用,许多纤毛基因突变会在胚胎期致死,因而不少纤毛病可能根本就不会有出生后的表型。

近年来检测到的新的 PCD 致病基因数剧增。与很多纤毛病不同,PCD 致病基因的发现可以与动纤毛、超微结构缺陷和功能损伤联系起来进行直接的视觉评估,极大地促进了这一领域的研究。

确定 PCD 和其他遗传疾病的遗传学病因引出的一些问题已在"诊断方法"的基因分型部分中讨论过。目前已经认识到仅发现某个 DNA 序列的改变并不能确诊,还必须展示该突变的功能性后果,这种后果通常是基因产物缺失或丧失稳定性导致的。在肺部囊性纤维化(CF)中大约找到了 1 800 种基因突变,但只有不到 50 个被鉴定为致病性的[62]。PCD 的异质性要大很多,不难想象,情况也会更加复杂。CF 突变几乎只局限于 CFTR 复合物[30],而在 PCD 中,突变似乎影响了负责纤毛装配(ciliary assembly)的一系列基因,包括从纯粹的结构蛋白到参与细胞代谢、运输和信号传递的蛋白的编码基因[25-27,63]。

目前已知的最常见的 PCD 致病基因是 *DNAI1* 和 *DNAH5*,二者都编码外动力臂中的蛋白质[64,65]。其他参与动力臂装配的基因有 *DNAI2*、*DNAH11* 和 *DNAL1*[66-68]。*RSPH9* 和 *RSPH4A* 基因的缺陷会导致辐射轴混乱[69]。*RFX3*、*DNAAF3*、*KTU*、*DNAAF1* 和 *CCDC103* 基因突变影响纤毛装配蛋白[70-72],*CCDC39* 和 *CCDC40* 基因的突变则会导致负责中央微管对的卷曲螺旋结构域蛋白的缺陷[73,74]、内动力臂缺陷和动力蛋白调节复合物(dynein regulatory complex,DRC)出问题,后者可能归因于 nexin 连接的装配[5]。TXND3 蛋白属于硫氧化还原蛋白家族,编码该蛋白的基因是能影响代谢功能的新基因,也可能是导致 PCD 临床表现的第一个致病基因[75]。

相关纤毛缺陷

对纤毛病研究的暴增加深了人们对纤毛缺陷如何引起疾病临床表现的理解。呼吸道表面动纤毛缺陷导致的 PCD 会出现上述的经典临床特征。尽管我们对纤毛的(尤其是呼吸系统纤毛)结构生物学的认知在不断增加,但是纤毛的代谢、信号传导及其在 PCD 等纤毛病中的角色等方面还有很多未解之谜。纤毛结构的缺陷已被很好地描述了,也能在85%~90%具有经典表型的 PCD 患者中被鉴定到。在一小部分病例中没有检测到纤毛结构的异常,尽管纤毛摆动方式是异常的且患者表型属于典型的 PCD,其中一些病例还鉴定出了基因突变(*DNAH11* 基因的)。所有这些病例均应该当作 PCD 并进行治疗。

纤毛缺陷的生理效应

就 PCD 而言,我们知道基因突变(原发性)会导致纤毛的结构异常,进而导致运动异常(即运动障碍)。因此,在 PCD 中,纤毛摆动方式是确定功能异常的最重要的量度,也是有助于阳性诊断的最可靠的测试手段。可识别的异常包括从纤毛不动、僵硬摆动到杂乱摆动的一系列变化,结果均导致黏膜纤毛活动梯(muco-ciliary escalator)被打断,气道内分泌物累积,最终引起 PCD 的经典症状。但是纤毛的功能并非只有摆动和黏液清除。复杂的 IFT,包括蛋白质的反向回收,通过 IFT-A 和 IFT-B 复合物进行,它们可以移动到纤毛顶端并从顶端远离[7]。这些运输可能至少是为了提供营养。但视网膜色素变性和 BBS 等一些纤毛病具有明显紊乱的 IFT 系统,导致包括失明在内的一系列严重的临床特征[8]。IFT 机制在 PCD 中的作用目前所知甚少,尽管已知 IFT-A 和 IFT-B 复合物的基因突变与短或短粗的纤毛有关。最后,动纤毛也可能作为化学感受器发挥功能,通过响应环境中的化学分子而调节纤毛的运动性。这或许是为将呼吸道中的有害侵扰清除干净而设计出的一种初级防御机制。

临床管理

因为没有做过长期、随机和有对照的临床试验,PCD 中尚不存在循证证据。因此,与慢性化脓性肺部疾病(特别是囊性纤维化)类似,PCD 患者的很多治疗方法都是基于经验[10]。目前最好的临床指南已有综述,主要基于专业中心在治疗大样本 PCD 患者的临床实践中积累的经验[76,77],而且这些指南与现行囊性纤维化的治疗指南在很多方面类似。定期至专科医院就诊、多学科医护、积极清理气道和处理呼吸道感染是 PCD 治疗的基石。尽管 PCD 的许多治疗方法与肺的囊性纤维化类似,但是两者又有一定区别。例如,PCD 常累及多个系统,因此需要不同学科的专家共同诊治,而囊性纤维化的治疗则不必如此。专业的 PCD 诊所应该可以让患者当天接受耳鼻喉和听力检测与治疗、专业理疗、护理和肺功能的测试。也需让患者能随时得到心脏学、影像和生殖方面的服务。

下呼吸道的治疗

● 理疗

气道分泌物的潴留可以利用气道清除技术进行治疗,包括以理疗为主的治疗,辅以常规训练。理疗主要包括体位引流、自主引流、振动 PEP 正压引流和 Acapella 排痰器的负压引流,目前并没有研究来比较上述理疗方法的优劣。不同治疗中心会根据经验决定给病人开处方和做教育,但都需要给 PCD 患者指定一名经验丰富的理疗师并负责其终生。由于患者的疗程很长,因此理疗方法需要根据患者所处的时期和当下的生活方式进行调整以增加患者的依从性。除了常用的辅助治疗,还可以使用黏液溶解剂、高渗盐水或抗生素。可以利用专门的设备或者简单的 BiPAP 机器,通过呼吸机支持的咳嗽辅助技术对 PCD 患者辅以吸气和吸气-呼气压力支持来辅助患者咳嗽。尽管上述治疗很昂贵,但后一种"辅助疗法"对部分(精心挑选的)患者很有用。将来需要多中心随机对照研究以确定常用技术和疗法的有效性。

● 抗生素治疗

最关键的问题如下。

(1)明确致病菌和针对性地使用抗生素。

(2)延长抗生素疗程。至少需要使用抗生素治疗 2 周以减少纤毛清除黏液的负担。当患者为同一致病菌或其他病原体导致的反复感染时,应该持续治疗。

(3)降低患者呼吸道感染使用抗生素的标准。尽管很多时候的感染是由病毒所致,但是抗生素的使用可以减少气道机会菌感染的发生率。

（4）选择特异性抗生素且积极地处理假单胞菌感染，采用静脉注射和雾化抗生素根除囊性纤维化的方案。同时需要定期检验患者的痰液。

支气管镜检查获取的微生物样本可能是指导抗生素选择所必需的，这在某些 PCD 专科中心很常用。这种方法可以在治疗患者遇到困难的时候使用，常会帮助医生走出治疗困境。

常规的呼吸护理也是必不可少的。推荐患者进行免疫接种，包括每年的流感疫苗注射、避免吸烟（无论主动还是被动）和减少在污染空气中的暴露时间。尽管 PCD 患者没必要像囊性纤维化患者一样进行严格的隔离管理治疗，但是仍需要对其做一些最基本的感染控制和预防措施。比如，不管支气管扩张患者是否合并感染及合并哪种类型的感染，PCD 患者都不应该与其他支气管扩张患者住在同一间病房。理疗时不应有旁人在场，尤其是患者患病的兄弟姐妹。当患者利用雾化器吸入抗生素时候，喷雾器必须有适当的通风。就特定工作的感染风险为患者提供职业建议是延伸护理的一个重要部分，并应将此贯穿到青年患者的生活中。当患者存在哮喘、气道高反应性或者气流阻塞时，推荐使用吸入式支气管扩张剂和类固醇激素。需要注意的是，体育锻炼能有效地扩张支气管[78]，也是一种很好的理疗形式。

● 监测呼吸功能

对于肺功能监测，肺活量测定法仍是首选，尽管最近有研究显示肺活量并非呼吸系统健康恶化的灵敏标志物。最近有研究发现，高分辨 CT 扫描在 PCD 和囊性纤维化患者肺活量稳定时就能显示呼吸状态的恶化[79]。建立一种价格合适、使用方便且可重复性强的工具协助监测 PCD 患者的肺部健康状况的研究还在进行之中。多次呼吸道灌洗技术（multiple-breath washout techniques）（测量肺清除率）可能就是可在专科中心使用的一种这样的技术。它比肺活量测定法更灵敏，而且用该技术进行的研究发现 PCD 患者的气道末端常受累[80]。尽管这项技术似乎很有前景，目前仍需要前瞻性研究来确定 PCD 中的最佳监测策略。

上呼吸道

一般来说，PCD 患者的上呼吸道合并症应该以保守治疗为主，同时应该密切观察病情，必要时辅以其他非手术治疗方法。慢性浆液性中耳炎和听力障碍在 PCD 患者中很常见，有时候甚至很严重，请相关专家会诊会对患者有益，可以确保采取的措施适当，足以优化患者语言发展和受教育程度。单独请老师、坐在班级前排等简单措施会对多数患儿有效，但有些可能需要暂时使用助听器。多数患者的听力会随着年龄改善，10 岁以后可以不用助听器[81]。因此，一旦确诊为 PCD，应定期进行听力检测和评估。

有些患者的鼻塞和慢性气管炎能严重到影响其生活质量，且在一项队列研究中有证据显示，超过 50% 的患者会出现阻塞性呼吸暂停[82]。鼻腔喷剂和滴剂的效果好坏参半，许多患者自述不愿或难以使用。多个轶事报告（anecdotal report）显示生理盐水冲洗对清洁上呼吸道或许是最有效的，尽管患者的接受度和依从性低。就像用于治疗 PCD 的多数疗法一样，没有证据支持使用外用类固醇制剂的有效性。

应尽量避免手术治疗。鼓膜穿刺造瘘管常会导致患者持续性耳脓溢,脓会很多、发出恶臭,对改善患者听力几乎没用[83]。发生这种情况时,避免假单胞菌的感染几乎是不可能的,需要使用环丙沙星滴耳液。功能性的鼻窥镜手术常用于成年患者,在特定的病例中能取得良好效果。

其他合并症的治疗

与其他复杂的疾病类似,PCD 患者的治疗需要多学科共同参与。

需要考虑的主要事项如下。

(1)对器官的位置或结构异常进行筛查。尤其是内脏异位,可能会并发心脏、肝脏和脾脏异常,有些患者还易患肠旋转不良。

(2)生育能力。所有有生育计划的成年患者都可选择去生殖诊所就诊并获取咨询。男性患者可能需要辅助生殖技术,比如卵胞质内单精子注射,以克服因精子不运动造成的不育[84]。

(3)异位妊娠风险。因为输卵管运输能力受损,女性患者异位妊娠的风险更高[85]。因此,孕期的女性患者应尽早至产科门诊就诊,检查胚胎植入子宫位置是否正常。这些问题应该在确诊时就与患者(尤其是青春期患者)讨论,并明确告知其精子和卵子的功能都是正常的,而且生育治疗可让其正常妊娠。

最后,前面提到的各种治疗和处理方法也应该酌情用于非典型的 PCD 病例。与 CF 类似,PCD 致病基因的突变的发生率可能在支气管扩张和重度鼻窦炎患者中更高,但要确诊非常困难。建议保持警觉、确保使用包括理疗在内的各种方法维持肺部健康、积极治疗任何感染或其他并发症,就像对待非典型 CF 病例一样。

预后和转归

就潜在的正常寿命而言,大部分患者的预后良好。但该病的严重程度差异很大,部分患者将会发展到严重的肺部疾病及呼吸衰竭。支气管扩张是患者诊断晚、依从性差和反复感染的主要后果,在没有其他重要器官异常的情况下,其严重程度是决定 PCD 患者预后的主要因素。患者确诊的年龄差别很大,但是一旦开始接受适当的治疗,其肺部疾病可趋于稳定[86],因此,应该极力鼓励患者积极接受治疗,以限制肺部的继续损伤。但是,应时刻保持警惕,因为一项大型的针对丹麦人的队列研究发现有多至 1/3 患者的肺活量会有进行性恶化[16],也不乏患者因终末期呼吸衰竭而进行肺移植的报道[17,18]。从诊断的角度看,早检测、早治疗是关键,尤其因为早发性的包括支气管扩张在内的肺部疾病,在婴儿期就可发现[87]。

最后,关注听力障碍对改善患者受教育程度及其职业前景至关重要。若听力问题处理不好,很多患者可能会错失教育成长里程碑,并在进入招聘市场时成为弱势群体。忽视对 PCD 患者这方面的关注引发的社会经济和医疗负担使下面的观点令人信服,即这些病情复杂的患者应接受多学科治疗。

(李新华 译)

参考文献

［1］ Kartagener，M. 1933. Zur pathogenese der bronchiectasien. I Meitteilung：Bronchiectasien bei situs viscerum inversus. *Betr Klin Tuberk* 83，498－551.

［2］ Afzelius，B. A. 1976. A human syndrome caused by immotile cilia. *Science* 193，317－319.

［3］ Carlen，B.，Lindberg，S. & Stenram，U. 2003. Absence of nexin links as a possible cause of primary ciliary dyskinesia. *Ultrastruct Pathol* 27，123－126.

［4］ Plesec，T. P.，Ruiz，A.，McMahon，J. T. & Prayson，R. A. 2008. Ultrastructural abnormalities of respiratory cilia：A 25 year experience. *Arch Pathol Lab Med* 132，1786－1791.

［5］ Heuser，T.，Raytcher，M.，Krell，J.，Porter，M. E. & Nicastro，D. 2009. The dynein regulatory complex is the nexin link and a major regulatory node in cilia and flagella. *J Cell Biol* 187，921－933.

［6］ Chilvers，M. A. & O'Callaghan，C. 2000. Analysis of ciliary beat pattern and beat frequency using digital high speed imaging：Comparison with the photomultiplier and photodiode methods. *Thorax* 55，314－317.

［7］ Bisgrove，B. W. & Yost，H. J. 2006. The roles of cilia in developmental disorders and disease. *Development* 133，4131－4143.

［8］ Armengot，M，Salom，D.，Diaz－Llopis，M. Millan，J. M.，Milara，J.，Mata，M.，et al. 2012. Nasal ciliary beat frequency and beat pattern in retinal ciliopathies. *Invest Opthalmol Vis Sci* 53，2076－2079.

［9］ Mizuno，N.，Taschner，M.，Engel，B. D. & Lorentzen，E. 2012. Structural studies of ciliary components. *J Mol Biol* 422，163－180.

［10］ Bush，A.，Chodhari，R.，Collins，N.，Copeland，F.，Hall，P.，Harcourt，J.，et al. 2007. Primary ciliary dyskinesia：Current state of the art. *Arch Dis Child* 92，1136－1140.

［11］ Krawczynski，M. R.，Dmenska，H. & Witt，M. 2004. Apparent X－linked primary ciliary dyskinesia associated with retinitis pigmentosa and a hearing loss. *J Appl Genet* 45，107－110.

［12］ Moore，A.，Escudier，E.，Roger，G.，Tamalet，A.，Pelosse，B.，Marlin，S.，et al. 2006. RPGR is mutated in patients with a complex X－linked phenotype combining primary ciliary dyskinesia and retinitis pigementosa. *J Med Genet* 43，326－333.

［13］ Zito，I.，Downes，S. M.，Patel，R. J.，Cheetham，M. E.，Ebenezer，N. D.，Jenkins，S. A.，et al. 2003. RPGR mutation associated with retinitis pigmentosa，impaired hearing，and sino－respiratory infections. *J Med Genet* 40，609－615.

［14］ Coren，M. E.，Meeks，M.，Morrison，I.，Buchdahl，R. M. & Bush，A. 2002. Primary ciliary dyskinesia：Age at diagnosis and symptom history. *Acta Paediatr* 91，667－669.

［15］ Ellerman，A. & Bisgaard，H. 1997. Longitudinal study of lung function in a cohort of primary ciliary dyskinesia. *Eur Respir J* 10，2376－2379.

［16］ Marthin，J. K.，Peterson，N.，Skovgaard，L. T. & Nielson，K. G. 2010. Lung function in patients with primary ciliary dyskinesia：A cross sectional and 3 decade longitudinal study. *Am J Resp Crit Care Med* 181，1262－1268.

［17］ Date，H.，Yamashits，M.，Nagahiro，I.，Aoe，M.，Andou，A. & Shimizu，N. 2001. Living－donor lobar lung transplantation for primary ciliary dyskinesia. *Ann Thorc. Surg* 71，2008－2009.

［18］ Schertler，T.，Lardinois，D.，Boehm，T.，Weder，W.，Wildermuth，S. & Alkadhi，H. O. 2007. Lung transplantation in Kartagener syndrome and situs inversus：Potential of multi－detector row computed tomography and three dimensional postprocessing. *J Thorac Cardiovasc Surg* 134，814－815.

［19］ Bush，A. & O'Callaghan，C. 2002. Primary ciliary dyskinesia. *Arch Dis Child* 87，363－365.

［20］ Kennedy，M. P.，Omran，H.，Leigh，M. W.，Dell，S.，Morgan，L.，Molina，P. L.，et al. 2007. Congenital heart disease and other heterotaxic defects in a large cohort of patients with primary ciliary dyskinesia. *Circulation* 115，2814－2821.

［21］ Pifferi，M.，Bush，A.，Caramella，D.，Di Cicco，M.，Zangani，M.，Chinellato，I.，et al. 2011. Agenesis of paranasal sinuses and nasal nitric oxide in primary ciliary dyskinesia. *Eur Respir J* 37，

566 - 571.

[22] Fliegauf, M., Benzing, T. & Omran, H. O. 2007. When cilia go bad: Cilia defects and ciliopathies. *Nat Rev Mol Cell Biol* 8, 880 - 893.

[23] Hildebrandt, F., Benzing, T. & Katsanis, N. 2011. Ciliopathies. *N Engl J Med* 364, 1533 - 1543.

[24] Waters, A. E. & Beales, P. L. 2011. Ciliopathies: An expanding disease spectrum. *Paediatr Nephrol* 26, 1039 - 1056.

[25] Duquesnoy, P., Escudier, E., Vincensini, L., Freshour, J., Bridoux, A. M., Coste, A., et al. 2009. Loss-of-function mutations in the human ortholog of *Chlamydomonas reinhardtii* ODA7 disrupt dynein arm assembly and cause primary ciliary dyskinesia. *Am J Hum Genet* 85, 890 - 896.

[26] Loges, N. T., Olbrich, H., Becker-Heck, A., Häffner, K., Heer, A., Reinhard, C., et al. 2009. Deletions and point mutations at LRRC50 cause primary ciliary dyskinesia due to dynein arm defects. *Am J Hum Genet* 85, 883 - 889.

[27] Omran, H., Kobayashi, D., Olbrich, H., Tsukahara, T., Loges, N. T., Hagiwara, H., et al. 2008. Ktu/PF13 is required for cytoplasmic pre-assembly of axonemal dyneins. *Nature* 456, 611 - 616.

[28] Escudier, E., Couprie, M., Duriez, B., Roudot-Thoraval, F., Millepied, M. C., Prulière-Escabasse, V., et al. 2002. Computer assisted analysis helps detect inner dynein abnormalities. *Am J Respir Crit Care Med* 166, 1257 - 1262.

[29] Chilvers, M. A., Rutman, A. & O'Callaghan, C. 2003. Ciliary beat pattern is associated with specific ultra-structural defects in primary ciliary dyskinesia. *J Allergy Clin Immunol* 112, 518 - 524.

[30] Groman, J. D., Meyer, M. E., Wilmott, R. W., Zeitlin, P. L. & Cutting, G. R. 2002. Variant cystic fibrosis phenotypes in the absence of CFTR mutations. *N Engl J Med* 347, 401 - 407.

[31] O'Callaghan, C., Chilvers, M. A., Hogg, C., Bush, A. & Lucas, J. 2007. Diagnosing primary ciliary dyskinesia. *Thorax* 62, 656 - 657.

[32] Burgoyne, T., Dixon, M., Luther, P., Hogg, C. & Shoemark, A. 2012. Generation of a three dimensional ultra-structural model of human respiratory cilia. *Am J Resp Cell Biol* 47, 800 - 806.

[33] Omran, H. & Loges, N. T. 2009. Immunoflourescence staining of ciliated respiratory epithelial cells. *Methods Cell Biol* 91, 123 - 133.

[34] Karadag, B., James, A. J. Gulrekin, E., Wilson, N. M. & Bush, A. 1999. Nasal and lower airway level of nitric oxide in children with primary ciliary dyskinesia. *Eur Respir J* 13, 1402 - 1405.

[35] Pifferi, M., Bush, A., Maggi, F., Michelucci, A., Ricci, V., Conidi, M. E., et al. 2011. Nasal nitric oxide and nitric oxide synthase expression in primary ciliary dyskinesia. *Eur Resp J* 37, 572 - 577.

[36] Narang, I., Ersu, R., Wilson, N. M. & Bush, A. 2002. Nitric oxide in chronic airway inflammation in children: Diagnostic use and pathophysiological significance. *Thorax* 57, 586 - 589.

[37] Mateos-Corral, D., Coombs, R., Grasemann, H., Ratjen, F. & Dell, S. D. 2011. Diagnostic value of nasal nitric oxide measured with non-velum closure techniques for children with primary ciliary dyskinesia. *J Pediatr* 159, 420 - 424.

[38] Balfour-Lynn, I. M., Laverty, A. & Dinwiddie, R. 1996. Reduced upper airway nitric oxide in cystic fibrosis. *Arch Dis Child* 75, 319 - 322.

[39] Nakano, H., Ide, H., Imada, M., Osanai, S., Takahashi, T., Kikuchi, K., et al. 2000. Reduced nasal nitric oxide in diffuse pan-bronchiolitis. *Am J Respire Crit Care Med* 162, 2218 - 2220.

[40] De Boeck, K., Proesmans, M., Mortlemans, L., Van Billoen, B., Willems, T. & Jorrisen, M. 2005. Mucociliary transport using ^{99m}Tc-albumin colloid: A reliable screening test for primary ciliary dyskinesia. *Thorax* 60, 414 - 417.

[41] Marthin, J. K., Mortenson, J., Pressler, T. & Nielsen, K. G. 2007. Pulmonary radio-aerosol mucociliary clearance in diagnosis of primary ciliary dyskinesia. *Chest* 132, 966 - 967.

［42］ Stanley，P.，MacWilliam，L.，Greenstone，M.，Mackay，I. & Cole，P. 1984. Efficacy of a saccharin test for screening to detect abnormal muco-ciliary clearance. *Br J Dis Chest* 78，62－65.

［43］ Stannard，W. A.，Chilvers，M. A.，Rutman，A. R.，Williams，C. D. & O'Callaghan，C. 2010. Diagnostic testing of patients suspected of primary ciliary dyskinesia. *Am J Resp Crit Care Med* 181，307－314.

［44］ Papon，J. F.，Coste，A.，Roudot-Thoraval，F.，Boucherat，M.，Roger，G.，Tamalet，A.，et al. 2010. A twenty year experience of electron microscopy in primary ciliary dyskinesia. *Eur Resp J* 35，1057－1063.

［45］ Shoemark，A.，Dixon，M.，Corrin，B. & Dewar，A. 2012. Twenty year review of quantitative transmission microscopy for the diagnosis of primary ciliary dyskinesia. *J Clin Pathol* 65，267－271.

［46］ O'Callaghan，C.，Rutman，A.，Williams，G. M. & Hirst，R. A. 2011. Inner dynein arm defects causing primary ciliary dyskinesia：Repeat testing required. *Eur Respir J* 38，603－607.

［47］ Jorissen，M. & Willems，T. 2004. The secondary nature of ciliary（dis）orientation in secondary and primary ciliary dyskinesia. *Acta Otolaryngol* 124，527－531.

［48］ Pifferi，M.，Montemurro，F.，Cangiotti，A. M.，et al. 2009. Simplified call culture method for the diagnosis of atypical primary ciliary dyskinesia. *Thorax* 64，1077－1081.

［49］ Hirst，R. A.，Rutman，A.，Williams，G. & O'Callaghan，C. 2010. Ciliated air-liquid cultures as an aid to diagnostic testing of primary ciliary dyskinesia. *Chest* 138，1441－1447.

［50］ Knowles，M. R.，Leigh，M. W.，Carson，J. L.，Davis，S. D.，Dell，S. D.，Ferkol，T. W.，et al. 2012. Mutations of DNAH11 in patients with primary ciliary dyskinesia with normal ciliary ultrastructure. *Thorax*（Epub ahead of print）.

［51］ Fliegauf，M.，Olbrich，H.，Horvath，J.，Wildhaber，J. H.，Zariwala，M. A.，Kennedy，M.，et al. 2005. Mislocalization of DNAH5 and DNAH9 in respiratory cells from patients with primary ciliary dyskinesia. *Am J Respir Crit Care Med* 171，1343－1349.

［52］ Olbrich，H.，Horváth，J.，Fekete，A.，Loges，N. T.，Storm van's Gravesande，K.，Blum，A.，et al. 2006. Axonemal localization of the dynein component DNAH5 is not altered in secondary ciliary dyskinesia. *Pediatr Res* 59，418－422.

［53］ Nicastro，D.，Fu，X.，Heuser，T.，Tso，A.，Porter. M. & Linck，R. 2011. Cryo-electron tomography reveals conserved features of doublet microtubules in flagella. *Proc Natl Acad Sci U.S.A.* 108，845－853.

［54］ Olbrich，H.，Schmidts，M.，Werner，C.，Onoufriadis，A.，Loges，N. T.，Raidt，J.，et al. 2012. Recessive HYDIN mutations cause primary ciliary dyskinesia without randomisation of left-right body asymmetry. *Am J Hum Genet* 91，672－684.

［55］ Munro，N. C.，Currie，D. C.，Lindsay，K. S.，Ryder，T. A.，Rutman，A.，Dewar，A.，et al. 1994. Fertility in men with primary ciliary dyskinesia presenting with respiratory infection. *Thorax* 49，684－687.

［56］ Nonaka，S.，Shiratori，H.，Saijoh，Y. & Hamada，H. 2002. Determination of left-right patterning of the mouse embryo by artificial nodal flow. *Nature* 418，96－99.

［57］ Colantonio，J. R.，Vermot，J.，Wu，D.，Langenbacher，A. D.，Fraser，S.，Chen，J. N.，et al. 2009. The dynein regulatory complex is required for ciliary motility and otolith biogenesis in the inner ear. *Nature* 457，205－209.

［58］ Ostrowski，L. E.，Dutcher，S. K. & Lo，C. W. 2011. Cilia and models for studying structure and function. *Proc Am Thorac Soc* 8，423－429.

［59］ Ishikawa，H.，Thompson，J.，Yates，J. R. 3rd & Marshall，W. F. 2012. Proteomin analysis of mammalian primary cilia. *Curr Biol* 22，414－419.

［60］ Kim，J.，Lee，J. E.，Heynen-Genel，S.，Suyama，E.，Ono，K.，Lee，K.，et al. 2010. Functional genomic screen for modulators of ciliogenesis and cilium length. *Nature* 463，1048－1051.

［61］ Konno，A.，Setou，M. & Ikegami，K. 2012. Ciliary and flagella structure and function—their regulations by post-translational modifications of axonemal tubulin. *Int Rev Cell Mol Biol* 294，

133 – 170.

[62] Castellani, C., Cuppens, H., Macek Jr, M., Cassiman, J. J., Kerem, E., Durie, P., et al. 2008. Consensus on theuse and interpretation of cystic fibrosis mutation analysis in clinical practice. *J Cyst Fibros* 7, 179 – 196.

[63] van Rooijen, E., Giles, R. H., Voest, E. E., van Rooijen, C., Schulte – Merker, S. & van Eeden, F. J. 2008. LRRC50, a conserved ciliary protein implicated in polycystic kidney disease. *J Am Soc Nephrol* 19, 1128 – 1138.

[64] Hornef, N., Olbrich, H., Horvath, J., Zariwala, M. A., Fliegauf, M., Loges, N. T., et al. 2006. DNAH5 mutations are a common cause of primary ciliary dyskinesia with outer dynein arm defects. *Am J Respir Crit Care Med* 174, 120 – 126.

[65] Ziętkiewicz, E., Nitka, B., Voelkel, K., Skrzypczak, U., Bukowy, Z., Rutkiewicz, E., et al. 2010. Population specificity of the DNAI1 gene mutation spectrum in primary ciliary dyskinesia. *Respir Res* 103, 109 – 130.

[66] Loges, N. T., Olbrich, H., Fenske, L., Mussaffi, H., Horvath, J., Fliegauf, M., et al. 2008. DNAI2 mutations cause primary ciliary dyskinesia with defects in the outer dynein arm. *Am J Hum Genet* 83, 547 – 558.

[67] Mazor, M., Alkrinawi, S., Chalifa-Caspi, V., et al. 2011. Primary ciliary dyskinesia caused by homozygous mutation in DNAL1 encoding dynein light chain 1. *Am J Hum Genet* 88, 599 – 607.

[68] Pifferi, M., Michelucci, A., Conidi, M. E., et al. 2010. New DNAH11 mutations in primary ciliary dyskinesia with normal axonemal ultrastucture. *Eur Respir J* 35, 1413 – 1416.

[69] Castleman, V. H., Romio, L., Chodhari, R., Hirst, R. A., de Castro, S. C., Parker, K. A., et al. 2009. Mutations in radial spoke head protein genes RSPH9 and RSPH4A cause primary ciliary dyskinesia with central-microtubular-pair abnormalities. *Am J Hum Genet* 84, 197 – 209.

[70] El Zein, L., Ait – Lounis, A., Morle, L., et al. 2009. RFX3 governs growth and beating efficiency of motile cilia in mouse and controls the expression of genes involved in human ciliopathies. *J Cell Sci* 122, 3180 – 3189.

[71] Mitchison H. M., Schmidts, M., Loges, N. T., Freshour, J., Dritsoula, A., Hirst, R. A., et al. 2012. Mutations in axonemal dynein assembly factor DNAAF3 cause primary ciliary dyskinesia. *Nat Genet* 44, 381 – 389, S1.

[72] Panizzi, J. R., Becker-Heck, A., Castleman, V. H., Al-Mutairi, D. A., Liu, Y., Loges, N. T., et al. 2012. CCDC103 mutations cause primary ciliary dyskniesia by disrupting assembly of ciliary dynein arms. *Nat Genet* 44, 714 – 719.

[73] Becker-Heck, A., Zohn, I. E., Okabe, N., Pollock, A., Lenhart, K. B., Sullivan-Brown, J., et al. 2011. The coiled – coil domain containing protein CCDC40 is essential for motile cilia function and left-right axis formation. *Nat Genet* 43, 79 – 84.

[74] Merveille, A. C., Davis, E. E., Becker-Heck, A., Legendre, M., Amirav, I., Bataille, G., et al. 2011. CCDC39 is required for assembly of inner dynein arms and the dynein regulatory complex and for normal ciliary motility in humans and dogs. *Nat Genet* 43, 72 – 78.

[75] Duriez, B., Duquesnoy, P., Escudier, E., Bridoux, A. M., Escalier, D., Rayet, I., et al. 2007. A common variant in combination with a nonsense mutation in a member of the thioredoxin family causes primary ciliary dyskinesia. *Proc Natl Acad Sci U.S.A*. 104, 3336 – 3341.

[76] Barbato, A., Frischer, T., Kuehni, C. E., Snijders, D., Azevedo, I., Baktai, G., et al. 2009. Primary ciliary dyskinesia: A consensus statement on diagnosis and treatment approaches in children. *Eur Respir J* 34, 1264 – 1276.

[77] Smyth, A. R., Barbato, A., Beydon, N., Bisgaard, H., de Boeck, K., Brand, P., et al. 2010. Respiratory medicines for children: Current evidence, unlicensed use and research priorities. *Eur Respir J* 35, 247 – 265.

[78] Phillips, G. E., Thomas, S., Heather, S. & Bush, A. 1998. Airway response of children with primary ciliary dyskinesia to exercise and beta2-agonist challenge. *Eur Repir J* 11, 1389 – 1391.

[79] Maglione, M., Bush, A., Montella, S., Mollica, C., Manna, A., Esposito, A., et al. 2012.

Progression of lung disease in primary ciliary dyskinesia: Is spirometry less accurate than CT? *Pediatr Pulmonol* 47, 498–504.

[80] Green, K., Buchvald, F. F., Marthin, J. K., Hanel, B., Gustafsson, P. M. & Nielson, K. G. 2012. Ventilation inhomogeneity in children with primary ciliary dyskinesia. *Thorax* 67, 49–53.

[81] Majithia, A., Fong, J., Hariri, M. & Harcourt, J. 2005. Hearing outcomes in children with primary ciliary dyskinesia—a longitudinal study. *Int J Pediatr Otorhinolaryngol* 69, 1061–1064.

[82] Oktem, S., Karadag, B., Erdem, E., Gokdemir, Y., Karakoc, F., Dagli, E., et al. 2012. Sleep disordered breathing in patients with primary ciliary dyskinesia. *Pediatr Pulmonol* Nov 20, (Epub ahead of print).

[83] Hadfield, P. J., Rowe-Jones, J. M., Bush, A. & Mackay, I. S. 1997. Treatment of otitis media with effusion in children with primary ciliary dyskinesia. *Clin Otolaryngol Allied Sci* 22, 302–306.

[84] Matsumoto, Y., Goto, S., Hashimoto, H., Kokeguchi, S., Shiotani, M. & Okada, H. 2010. A healthy birth after intracytoplasmic sperm injection using ejaculated spermatozoa from a patient with Kartagener's syndrome. *Fertil Steril* 93, 2074.e17–2074.e19.

[85] Blyth, M. & Wellesley, D. O. 2008. Ectopic pregnancy in primary ciliary dyskinesia. *J Obstet Gynaecol* 28, 358.

[86] Noone, P. G., Leigh, M. W., Sannuti, A., Minnix, S. L., Carson, J. L., Hazucha, M., et al. 2004. Primary ciliary dyskinesia: Diagnostic and phenotypic features. *Am J Respir Crit Care Med* 169, 459–467.

[87] Brown, D. E., Pittman, J. E., Leigh, M. W., Fordham, L. & Davies, S. D. 2008. Early disease in young children with primary ciliary dyskinesia. *Pediatr Pulmonol* 43, 514–516.

13 厄舍综合征

Usher syndrome

Maria Bitner-Glindzicz, Zubin Saihan

简介

厄舍综合征（Usher syndrome）是一组以耳聋和视网膜色素变性（retinitis pigmentosa, RP）双重感官功能障碍为特点的常染色体隐性遗传病。患者的智力正常。厄舍综合征是50多种已知的既有听力又有视力损害的疾病中（有时称为"聋盲"）最常见的类型，占聋盲成年患者的50％以上。由于听力损失和视网膜色素变性可以单独发生，因此厄舍综合征通常又分为听觉障碍型厄舍综合征和视网膜色素变性型厄舍综合征。

病名由来

厄舍综合征是以英国眼科医生 Charles Usher 的名字命名的，但人们普遍认为此病由德国眼科医生 Alfred von Graefe 在由3名有耳聋和视网膜色素变性的患者组成的一个五子女家庭中首次发现，并由他的堂兄 Albrecht von Graefe 于1858年报道[1]。3年后，即1861年，他的学生 Richard Liebreich 发表了一个对柏林耳聋居民的调查报告，注意到先天性耳聋的个体中频繁出现视网膜色素变性[2]。Liebreich 通过对出现这些情况的犹太裔近亲家庭或多患者家庭的评述，强调了该疾病的遗传学性质。继这些遗传性的视网膜色素变性和耳聋的报道后，苏格兰眼科医生 Charles Usher 于1914年报道了在69例视网膜色素变性患者中，有19例患者合并听力下降[3]，并也强调了该病的遗传特性，使该病最终获得现用名。尽管"厄舍综合征"的名字使用至今，也有人称其为 Hallgren 综合征（尤其是在斯堪的纳维亚的文献中）、Usher-Hallgren 综合征、视网膜营养不良-听力减退综合征（RP-dysacusis syndrome）和视网膜营养不良综合征（dystrophia retinae dysacusis syndrome）。

流行病学

厄舍综合征的患病率可被定义为在任何指定时间内一个指定人群的厄舍综合征患者数。据报道，基于明确病例的患病率的变化范围从美国的 1/23 000[4] 和斯堪的纳维亚半岛的 1/29 000[5]，到德国的 1/16 000[6]。这些与我们在英国根据846例对照染色体在4例携带者中发现了 USH2A 基因常见的 p.Glu767SerfsX21（c.2299delG）突变（该突变占所有 USH2A 基因突变的 33.7％，占Ⅱ型厄舍综合征病例的 80％）算出的数字基本一致[7]。然而，最近根据对听力障碍儿童的分子遗传学分析重新估算出的患病率更高，约为 1/6 000。但有可能并非所有携带突变的人都会发展出视网膜色素变性，因为有些突变会导致厄舍综合征，而有些导致的是非综合征性耳聋[8]。

　　创始者效应会导致某些等位基因的突变在一些人群中的发生率增加。在芬兰，USH3A 基因突变的两个最常见的等位基因突变（Finnmajor，p.Tyrl76*；和 Finnminor，p.Metl20Lys）与一个共同的祖先单倍型有关，可导致 40％厄舍综合征病例[9]。在阿什肯纳兹犹太人中也散布着常见的等位基因突变，其创始者突变位于 USH3A 和 PCDH15（USH IF）基因[10,11]。一项最近的分子调查报道，在非阿什肯纳兹后裔的犹太人家庭中，USH2A 基因的四种突变占所有致病等位基因突变的 64％[12]。也许最著名的例子是散布于路易斯安那州的阿卡迪亚人（Acadian）中 USH1C 基因的剪接突变 c.216G＞A，几乎所有阿卡迪亚的 I 型厄舍综合征患者都是由这个基因突变所致。由于魁北克人与阿卡迪亚人具有共同的祖先，同一 USH1C 基因的突变占魁北克厄舍综合征病例中所有致病等位基因突变的 40％[13,14]。这两个群体间共有的 USH2A 基因的 c.4338_4339delCT 突变进一步反映其共同的起源，该突变在魁北克和新不伦瑞克（以前称为阿卡迪亚）II 型厄舍综合征患者的致病等位基因中占 55.6％（10/18），而且也在路易斯安那州的阿卡迪亚家族中被发现。

临床特点

　　厄舍综合征的基本特征是听力下降和视网膜色素变性。根据患者听觉前庭特性的不同，可将其分为 I 型、II 型和 III 型三个临床亚组。

听觉前庭特性

- I 型厄舍综合征

　　I 型厄舍综合征是最严重的一种类型，患者表现为先天性（出生时就存在）且极重度（profound）的耳聋，因此可遵照新生儿听力筛查程序对婴儿做出诊断。这种极重度的听觉障碍意味着儿童患者不可能通过使用助听器获益，因此，除非他们接受人工耳蜗植入，否则几乎不可能发展出正常的语言能力。所以，在新生儿听力筛查程序出现之前，绝大多数 I 型厄舍综合征儿童只能成为手语使用者，而现在人们希望能给这些孩子植入人工耳蜗，尤其考虑到他们未来可能会因视网膜营养不良而丧失唇读能力。图 13.1 为一个年龄较大的 I 型厄舍综合征儿童的典型听力图，图 13.2 为正常人的听力图（以供比较）。除极重度的听力损失，I 型厄舍综合征儿童也有前庭反射消失和前庭功能缺失。随着年龄增长，患儿们会用本体感觉和视觉来很好地弥补他们平衡能力的缺陷。但在婴儿期，这些前庭功能异常几乎总是会以达到运动能力里程碑的年龄延迟表现出来。也就是说，他们要花比较长的时间才能控制头颅、自己坐稳，并且在 18 月龄前极少能独立行走。虽然其他疾病也可导致极重度耳聋合并前庭功能缺失，但同时合并上述临床表现的幼儿，特别是当 MRI 检查没有发现内耳形态发育异常（即前庭系统没有发育不全）且心电图正常（在听力和平衡极重度缺损的儿童中还需要甄别另一种疾病，即 Jervell-Lange-Nielsen 综合征）时，应被高度怀疑为厄舍综合征。极重度的耳聋导致的语言发育和运动能力迟缓可被误解为全身性发育迟缓，但是仔细地观察和问诊可以区分二者。

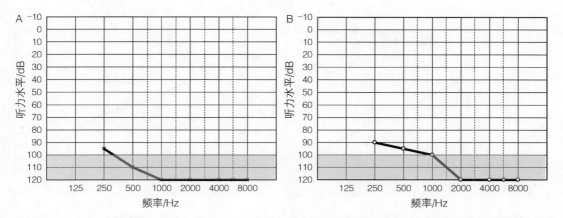

图 13.1 厄舍综合征 I 型患者典型听力图。患者的耳聋非常严重,只有在一小"角"保留着较低频率的听力。A. 左耳。B. 右耳

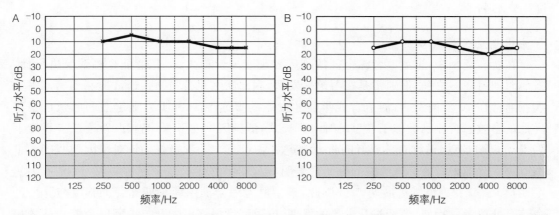

图 13.2 正常听力图。横轴代表频率(以 Hz 为单位),而纵轴代表声强(dB)。圆圈代表右耳的声音阈值,叉代表左耳的声音阈值。A. 左耳。B. 右耳

在成年人中,前庭功能不全的征兆可以通过趾踵步行(heel-to-toe walking)和龙贝格征(Romberg sign)[①]诱出,或用姿势描记法(posturography)、眼震电图描记法(electronystagmography)和冷热试验(caloric test)客观地测出。

- **Ⅱ 型厄舍综合征**

Ⅱ 型厄舍综合征的临床表现与 I 型明显不同。虽然耳聋也是先天性的,但可有从轻度到极重度的表现,且高频听力受到的影响更严重。图 13.3 为一位年纪较大的患者的典型听力图,此听力模式称为"轻微倾斜"。这种耳聋也是新生儿听力筛查可以检测到的,但这些患儿却会受益于常规的助听器并学会正常说话。患者的前庭功能是正常的,并且因为缺乏可供区别的临床特征、总体上听力下降为中度,患儿起初常被诊断为"非综合征性耳聋"。许多患者直到出现明显的视网膜色素变性、夜盲症和视野狭窄的症状,或者在青春期视网膜色素变性发作而进行日常的眼科检测时,才被诊断为厄舍综合征。

---

① 请受试者双足并拢站立,两手向前平伸,然后闭上眼睛。如果睁眼时站立正常,但闭眼后站立不稳,前后左右摇晃,则为龙贝格征。——译者注

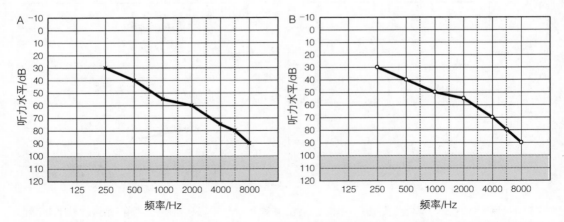

图 13.3 厄舍综合征Ⅱ型患者典型听力图。听力下降在低频区为轻度至中度下降,在高频区为重度下降。A. 左耳。B. 右耳

- Ⅲ型厄舍综合征

在所有亚型中,Ⅲ型厄舍综合征的临床表现变异性最大,但其特征是耳聋呈进行性。发病时间可在习语前,但通常是在习语后发病,因此新生儿听力筛查通常检测不出。多数病例通常在 10 岁前发病,但也有成年后才发病的报道[15]。其听力测定图的形状也有变异性。多数患者显示类似于Ⅱ型的"倾斜"模式,低频区中度下降,高频区重度或极重度下降[11,16],但也有报道称有些患者的听力测定图呈 U 形。一项极好的针对基因型明确的Ⅲ型厄舍综合征患者的临床听觉前庭研究表明,前 20 年为症状显著进展期,20～40 岁为稳定期,40～50 岁为继续进展期[16]。因此,Ⅲ型厄舍综合征患者早期耳聋的程度与Ⅱ型厄舍综合征患者的相似,但经过几十年的发展,严重程度最终可能会与Ⅰ型厄舍综合征的相似。但是,也有研究发现,一些患者的听力在 10 岁以前便下降到极重度。患者们最初确实可以通过助听器改善听力,但随着疾病的进展(可能很快),很多人成功植入了人工耳蜗[17]。

Ⅲ型厄舍综合征患者的前庭功能也有变异性。大多数患者(80％～90％)开始独立行走的年龄正常,但并非全部如此。通过冷热试验发现,45％的患者合并前庭功能减退或双侧前庭反射消失而大约一半的患者前庭功能正常[15],提示前庭功能障碍可能呈进行性。同一家族兄弟姐妹患者之间也可能存在听力和平衡能力方面的差异。

视网膜色素变性

由于视杆细胞的变性发生在疾病的早期而视锥细胞的变性发生在晚期,所以厄舍综合征的视网膜色素变性又称为视杆-视锥细胞营养不良。视杆细胞分布于整个视网膜中,负责弱光条件下的视力,因此解释了为何患者最初的视觉症状是在昏暗照明下出现视力低下(夜盲症)和视野狭窄。患者的夜盲症会变得越来越严重,而视野的狭窄会导致如图 13.4 所示的"管状视野"。在疾病后期,视锥细胞功能异常可表现为彩色视力下降和中央视觉模糊。视野缺损可能会到相当严重时才被注意到,而且当患者撞到或踩到物体上

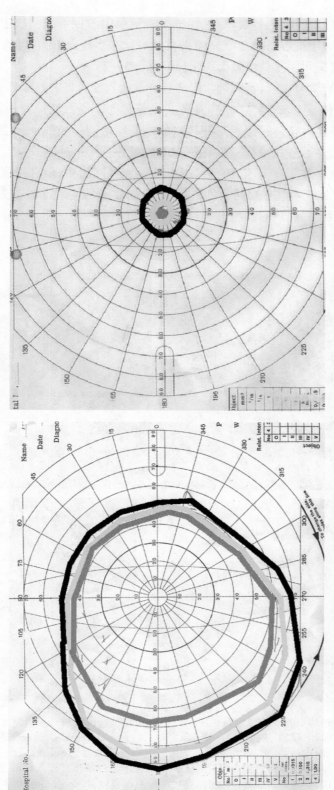

图 13.4 两个人的左眼视野图。视野正常（左）；1 例因 USH2A 基因突变导致的 II 型厄舍综合征患者的视野图（右），可见患者的视野局限于中心周围 10 度。等视力线代表用不同尺寸的目标测量出的视野，最大的（V 4e）为黑色；中等的（II 4e）为浅灰色；最小的（I 4e）为深灰色

时常被误解为笨拙。随着疾病的进展，蔓延在整个视网膜中的视锥细胞缺损会导致盲点出现。盲点在视力检查中很容易被发现。中央视觉可保存多年，但也可能在疾病后期因视锥细胞死亡、囊状黄斑水肿或白内障而恶化。

　　当患者出现视力异常时，通过扩瞳进行眼底检查就能发现明显的临床迹象，但这得由专攻视网膜疾病的眼科医生来进行。眼底自发荧光等其他非侵入性检查利用了 RPE 的光学特征。RPE 位于视网膜神经感觉层和脉络膜血管层之间。如图 13.5 所示，RPE 的异常可在该疾病早期被看到，且可揭示出比单纯眼底镜更广泛的病理变化。随着视网膜变性的进一步进展，来自其下方 RPE 的色素可以迁移到视网膜中，使其呈现出特征性的"骨刺（bone spicule）"外观，术语"视网膜色素变性"描述的就是这个过程。视网膜变性可导致视网膜血管的继发性衰减和视盘苍白。视野测试可以发现最初出现在中间或最边缘的视野缺陷。

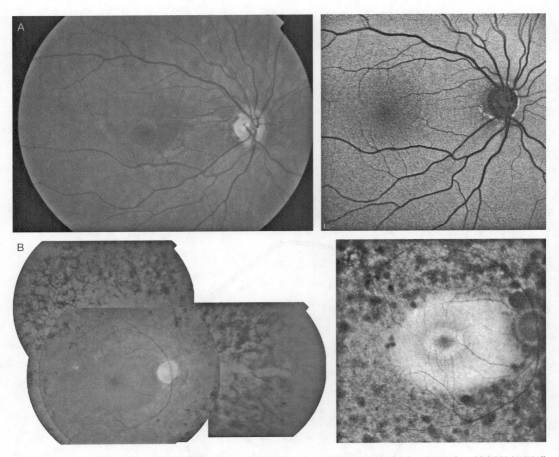

图 13.5　A. 正常右眼扩瞳眼底检查的视网膜照片（左）和用激光眼底镜在同一只眼睛上拍摄的视网膜自发荧光图像（右）。B. 因 *USH2A* 基因突变导致的 Ⅱ 型厄舍综合征患者右眼扩瞳眼底检查的视网膜照片（左）和视网膜自发荧光图像（右）。左侧的视网膜照片显示视网膜血管衰减、视盘苍白和视网膜弓状血管周围典型的"骨刺"状色素沉着。右侧自发荧光图像显示位于无色素视网膜区域的弓状血管内侧的斑片状低荧光点（代表 RPE 功能障碍区域）。此外，在中央凹周围可以看到一个强荧光环

最敏感的视网膜功能检测方法是 ERG,它可以测定视杆和视锥细胞的功能,可以作为视网膜功能障碍的客观检测方法。ERG 能记录视杆和视锥细胞、视网膜内核层的双极细胞和无长突细胞、神经节细胞等不同类型视网膜细胞的电反应。电极通常放置在角膜和眼睛下方的皮肤上,但儿童的 ERG 可以通过皮肤电极记录。

暗适应下闪光 ERG 的结果主要反映视杆细胞的响应情况,光适应下闪光 ERG 的结果主要反映视锥细胞的活性。强闪光先诱发一个由感光细胞产生的负波(a 波),然后诱发一个由感光细胞、双极细胞、无长突细胞和穆勒细胞产生的正波(b 波)。这些波的振幅和隐含期(峰值延迟时间)均可被测量。在视网膜色素变性中,通常首先是由于视杆细胞受损而导致周围视力丧失,但也有患者的视力从中心向外周丢失。视网膜的变性是进行性的。在疾病早期,当临床迹象不明显时,ERG 的用处很大。但当视网膜变性已经存在多年时,只根据临床上的发现就能做出 RP 的诊断。

虽然厄舍综合征临床亚型的划分仅基于听觉前庭的特征,但与Ⅱ型厄舍综合征相比,Ⅰ型厄舍综合征的视网膜疾病发生得更早。我们在英国开展的一项全国厄舍综合征研究中发现,Ⅰ型厄舍综合征患者的视觉症状出现的中位年龄为 9 岁($n = 57,3\sim14$ 岁),而Ⅱ型厄舍综合征患者为 17 岁($n = 129,2\sim45$ 岁)[7]。这一发现强调了为先天性耳聋的成年患者考虑厄舍综合征的诊断的重要性,因为视觉症状可能要成年后才会出现。

来自同一项研究的观察数据显示,队列中 50% 的 35 岁以下Ⅰ型厄舍综合征患者和 55 岁以下Ⅱ型厄舍综合征患者显示出良好的中央视觉(定义为小于 0.22 logMAR)。在英国,小于 10 度的视野狭窄是登记为严重视力障碍的标准。队列中 50% 的Ⅰ型厄舍综合征患者可维持 10 度视野到 45 岁左右,而 50% 的Ⅱ型厄舍综合征患者表现更好——10 度视野能维持到 55 岁左右。

视觉症状出现的年龄也各不相同,但通常 20 岁前就明显表现出来了。在一定年龄范围内的患者中,Ⅲ型厄舍综合征患者的视力退化程度与其他两种类型的患者相似,但对某一给定年龄,Ⅲ型厄舍综合征患者的视野大小与ⅠB 型患者的相当,但明显比ⅡA 型患者的更差[18]。

表型范围

厄舍综合征(尤其是Ⅰ型)的临床分型非常有效,因此大部分患者进行分子诊断时都没必要筛查所有基因。遗传学检测证实,绝大多数Ⅰ型厄舍综合征(极重度耳聋、前庭功能缺失和视网膜色素变性)患者均存在相关基因的突变,Ⅱ型和Ⅲ型厄舍综合征也一样,尽管这些突变有时很难在临床上区分。然而,也一直有少量有厄舍综合征非典型表型家庭的报道。

我们之前曾报道过两名具有象限性(sector)RP、正常语言发育、中度至重度耳聋和前庭功能减退(但未完全缺失)的兄妹患者,两人都携带 USH1C 基因的复合杂合突变。因此,其前庭和视觉的检测结果都与典型的由该基因突变导致的厄舍综合征的不同[19]。Garcia-Garcia 及其同事也发现了与 USH2A 基因突变相关的非典型表型:1 例患者有极重度感觉神经性耳聋,6 岁时已出现 RP,19 岁时前庭功能障碍(更像是Ⅰ型厄舍综合征);另 1 例患者在 64 岁时被诊断为耳聋,在 50 岁时开始出现视觉症状[20]。Jaijo 还描述了一名存在 USH2A 基因 p.Leu555Val 和 c.1841-2A >g"双"纯合突变的患者,这种突变此前便在连锁不平衡中被发现。该患者从儿童期开始便出现缓慢的进行性听力减退、左侧前庭功能减退和 RP,因而是一种非典型的听觉前庭表型。有趣的是,该队列中的另一名具有相同突变的患者表现为典型的Ⅱ型厄舍综合征[21]。

有些与Ⅰ型和Ⅱ型厄舍综合征致病基因相关的表型变异性可能反映了特定突变的性质。确实,在Ⅰ型厄舍综合征中,有充分的证据表明有些突变可造成典型的厄舍综合征,有些则可造成非综合征性耳聋(不合并 RP)[22-27]。关于其机制的一个假设是,有残留功能的突变很可能引起非综合征性耳聋这样较不严重的表型。一项对 CDH23 基因突变(ⅠD 型厄舍综合征)的大型家族研究展示了一种"等位基因层级(allelic hierarchy)":一个 DFNB12 基因突变与一个ⅠD 型厄舍综合征致病基因突变同时存在时,耳聋个体的视力和平衡功能似乎可以保留,这表明 DFNB12 基因比ⅠD 型厄舍综合征的致病基因更具有"表型优势"[28]。由于 USH2A 基因突变大约占非综合征性 RP 中的 20%[29],是否也会有造成不同表型的(可能是中间型的)等位基因层级突变仍有待观察。

有意义的特点

厄舍综合征的典型临床表现是耳聋(伴或不伴前庭功能障碍)和视网膜色素变性。事实上,在纤毛病中,厄舍综合征与众不同,似乎只累及听觉前庭和视觉系统。文献中也有其他临床特征的报道,但很罕见,而且也不知是偶然的关联还是真的效应。最常见的相关临床特征是精神疾病,其最主要出自 Hallgren 在早期的系列报道。据报道,114 名厄舍综合征患者中有 23% 合并精神病。这一比例似乎高得出奇,并且只是偶尔被引用[30,31]。

最近一项针对儿童心理和行为障碍的研究发现,在 26 名厄舍综合征儿童中有 6 名被诊断出多种问题,但其中只有 1 名患有精神分裂症同时合并轻度学习困难;其他患者的问题包括合并或不合并学习障碍的非典型自闭症,以及行为障碍[32]。也有研究注意到厄舍综合征患者确实存在显著的精神疾病发生率,但比例要比 Hallgren 报道的低很多[33,34]。

这种情况有两种解释:一是厄舍综合征的致病基因可能容易以某种方式诱发行为和精神问题,但这种解释缺乏证据支持;二是精神问题是继发于感觉剥夺造成的压力而出现的。与感觉剥夺的解释一致的是,精神问题似乎在症状更严重(Ⅰ型厄舍综合征)的患儿中更普遍,并且很多病例报告发现精神症状的出现与在耳聋背景上的视力恶化有关。有趣的是,有人提出自闭症在感觉障碍的儿童中被高估了,但也指出,对既有沟通障碍又有视、听双重感觉障碍的儿童,可能很难区分是患有自闭症还是学习障碍。当适当的视觉、触觉或口头沟通的需求得到足够的满足时,上述症状也可能会消失[32]。

偶有患者合并纤毛病常见临床表现的报道。例如,患Ⅰ型厄舍综合征的两兄弟有支气管扩张、鼻窦炎和鼻黏膜纤毛黏液清除能力减弱的症状。精子活力降低[35]和鼻纤毛异常[36,37]也有报道。但这些观察结果似乎没有一致性,或者只出现在厄舍综合征患者的某些亚型中。

也有一个关联确实存在被证实的生物学依据,即由包含 USH1C 基因在内的连续基因缺失导致的高胰岛素血症、肠病、肾小管病和厄舍综合征。这也使得 USH1C 基因被人们发现[38]。同样的缺失在其他阿拉伯人家族中也有发现,可能是一个创始者突变[39]。

诊断

耳聋和 RP（或儿童早期视网膜营养不良）是厄舍综合征临床诊断中两个必备的症状。大多数患者可以被归为三种类型中的一种，然而如本章前面所述，也确实存在突变基因明确的非典型病例。然而，迄今为止，大多数非典型病例都没有已知厄舍综合征致病基因的突变[7]。因此他们可能只是"厄舍样"隐性遗传疾病、线粒体突变（因为耳聋和视网膜色素变性是线粒体 DNA 突变的常见临床表现），或者一个家族中存在多基因突变从而造成不同表型[40-42]。

对于出现极重度先天性感觉神经性耳聋的婴儿，应该总是仔细考虑 I 型厄舍综合征的可能性，如果患者还合并运动迟缓，则必须把厄舍综合征作为重要的鉴别诊断。对幼儿 I 型厄舍综合征做出正确的诊断非常重要，因为考虑到孩子最终会出现视、听双重感觉障碍，正确诊断可以确保及时为其提供人工耳蜗植入。这样也可为其父母提供相应的遗传咨询（如果他们仍有后续生育计划）。

因为 II 型厄舍综合征的耳聋类型较多且患者视力 ERG 出现异常的年龄也常不固定，所以其临床诊断要困难得多。由于 II 型厄舍综合征相关的视力症状严重程度差异很大，利用 ERG 检测出 II 型厄舍综合征患儿视力异常的年龄差异可能也很大[43,44]。对于 II 型和 III 型厄舍综合征，诊断通常在患者出现明显的视野狭窄和夜盲症状时做出，这时的患者通常为十几岁（除非耳聋患者来自厄舍综合征高发和诊断怀疑度高的族裔）。

厄舍综合征的遗传异质性高而且许多厄舍综合征基因很长，意味着若用分子检测来证实诊断和进行遗传咨询会既费力费时又价格不菲。这一状况最近已有改观。厄舍基因分型芯片已被证明对厄舍综合征致病基因突变的初筛有用，但也有局限性：芯片上只有之前已知的基因突变，而且很多突变都是"独家突变"，因此芯片检测的灵敏度有限[45]。随着 NGS 技术的出现，厄舍综合征的分子诊断可望大为改善。NGS 技术能快速且同时进行多个基因的筛选，所以可以降低费用。这将使得儿童在父母进行遗传咨询时就能提前获得诊断，也将使 II 型和 III 型厄舍综合征在症状出现前就可被诊断出来，对正在开发和进行临床试验的预防性或修复性视力疗法也会有帮助。然而，由于许多厄舍综合征致病基因也能引起非综合征性耳聋（或非综合征性 RP，在 USH2A 基因突变的情况下）且基因型-表型的相关性尚不完善，根据某一特定基因型推断是否会引起厄舍综合征还是存在很多问题的，并可能导致过度诊断。

而且，NGS 也还未灵敏到足以检测单个或多个外显子的基因内缺失突变，而这类突变在一些厄舍综合征致病基因中有显著的发生率[46]。目前，这类突变仍然需要通过多重连接依赖性探针扩增（multiplex ligation-dependent probe amplification，MLPA）、比较基因组杂交（comparative genomic hybridisation，CGH）芯片等来专门寻找。剪接突变多发生于非编码序列，其效应难以准确预测，需要用新鲜样品来进行 RNA 分析[47]。

遗传学

迄今为止，已发现 10 个人类厄舍综合征的致病基因，另外一个基因 PDZD7 则具有疾病修饰的潜在功能(表 13.1)。Ⅰ型厄舍综合征最常见的突变基因是 *MYO7A*，在多数被研究过的群体中约占 50％；*CDH23* 和 *PCDH15* 基因位列其次，各占 10％左右。*USH1C* 基因占的比例较少，尽管在一些人群，如法国阿卡迪亚人或魁北克人中，是主要的Ⅰ型厄舍综合征致病基因。*SANS* 和 *CIB2* 基因的突变只在极少数Ⅰ型厄舍综合征家庭中出现过。

表 13.1　厄舍综合征致病基因及其编码的蛋白质

厄舍综合征类型	基　因	蛋　白　质	蛋白质类型
USH1B	*MYO7A*	肌球蛋白Ⅶ A	马达蛋白
USH1C	*USH1C*	Harmonin	支架蛋白
USH1D	*CDH23*	钙黏合素 23	细胞与细胞黏附蛋白
USH1E	未知		
USH1F	*PCDH15*	原钙黏合素 15	细胞与细胞黏附蛋白
USH1G	*USH1G/SANS*	SANS	支架蛋白
USH1H	未知		
USH1J	*CIB2*	CIB2	Ca^{2+}-整合素结合蛋白
USH2A	*USH2A*	Usherin	跨膜蛋白
USH2B	未知		
USH2C	*GPR98*	VLGR1B(GPR98)	G 蛋白偶联受体
USH2D	*DFNB31*	Whirlin	延伸蛋白
USH3A	*USH3A*	Clarin1	跨膜蛋白

　　Ⅱ型厄舍综合征中，*USH2A* 基因突变占约 80％，*GPR98* 基因突变约占 10％或更少，只有个别病例是由 *WHRN/DFNB31* 基因突变引起的。在很多人群中，能在分子水平被证实的Ⅲ型厄舍综合征病例很罕见，只有芬兰人和阿什肯纳兹犹太人是例外。Ⅲ型厄舍综合征在芬兰是最常见的类型，在阿什肯纳兹犹太人中似乎也很常见。

　　在大多数基因筛查队列中，尽管已经对所有已知的外显子进行了完整测序，但仍有不少家族只发现了杂合突变。这种情况，结合这些基因的多态性，让有些学者提出厄舍综合征可能和其他视网膜病和纤毛病类似，也存在"双基因"遗传的情况[48,49]。然而，对新的基因突变和致病状态的严谨分析表明，几乎没有存在超过一个厄舍综合征致病基因截断突变的可信病例，即便有也极少[7]。

相关纤毛缺陷及其生理效应

　　所有厄舍蛋白至少能与被称为厄舍"相互作用组"的网络中的另一个蛋白相互作用。该网络的形成需要 harmonin、SANS 和 whirlin 作为必需的支架蛋白，其中 harmonin 蛋白能通过其 PDZ 结构域与所有Ⅰ型厄舍综合征相关蛋白结合。在耳蜗的感觉细胞(毛细胞)和视网膜的感光细胞中，相互作用发生在几个位置和功能位点上[50-56]。例如，在耳蜗中，Ⅰ型厄舍综合征相关蛋白的相互作用对发育中的(绒)毛束、成熟毛细胞机械信号传导

（mechanotransduction，MET）功能及带状突触都至关重要[57,58]。

为了解破坏厄舍"相互作用组"的效应，得先概述一下耳蜗，尤其是其中感觉毛细胞的结构。简而言之，当声波进入耳道时，会引起耳膜振动，这种振动被听小骨放大，然后通过卵圆窗传播到充满液体的耳蜗。耳蜗由基底膜纵向分隔，声波传播时基底膜会发生振动。感觉毛细胞位于基底膜上。它们之所以被称为毛细胞，是因为它们的顶端表面有毛发状的突出物——立体绒毛（stereocilia）②，其富含肌动蛋白并依"纤毛"的长短排列成高低不同的阶梯状。这些"纤毛"其实不是真正的纤毛，而是富含肌动蛋白的特化的微绒毛。其中最长的立体绒毛嵌在互相重叠、相对固定的盖膜中。相邻排列的立体绒毛间通过一系列胞外连接，即顶部连接（top connectors）、横向连接（shaft connectors）和踝部连接（ankle links）形成簇。顶部连接将每个立体绒毛的尖端与旁边更高的立体绒毛的一侧连接起来，并被认为与较小的立体绒毛尖端的 MET 通道间接地耦合。当基底膜运动时，（绒）毛束就会偏转，引起顶端连接上的张力变化而物理性地拉开阳离子 MET 通道，使钾离子从内淋巴进入毛细胞，导致其去极化、神经递质从细胞底部的带状突触释放。

在毛束生长过程中，钙黏蛋白 23 和原钙黏蛋白 15 被认为通过相互作用在相邻的立体绒毛之间及其与"引导纤毛（kinocilium）"（一种短期存在的、真正的纤毛结构）③之间形成暂时的侧链[59-62]。这些侧链本身，可能通过 harmonin b 异构体和肌球蛋白ⅦA，锚定到微丝这一细胞骨架上，这对于毛束的凝聚和定向是非常重要的[52]。在缺乏Ⅰ型厄舍综合征蛋白的情况下，生长中的毛束常紊乱且无序[63]。Ⅱ型厄舍综合征相关蛋白，即 usherin、VLGR1/GPR98 和 whirlin 则一起构成了立体绒毛之间短暂的踝部连接[50,63-65]。

在 MET 功能方面，钙黏蛋白 23 和 protocadherin 15 相互作用形成立体绒毛的顶部连接，它们可以响应声音刺激，物理性地开启 MET 通道[66-68]。钙黏蛋白 23 的胞内部分与 harmonin b 相互作用，后者可能以此将顶部连接固定到中央微丝上。肌球蛋白ⅦA 和 SANS 也是该机械信号转导装置的一部分，其中肌球蛋白ⅦA 被认为可以影响顶部连接的张力。SANS 蛋白在立体绒毛顶端的微丝聚合中也发挥作用[52,69,70]。

Harmonin 蛋白定位于内毛细胞基部的一些突触中并于此与 $Ca_v1.3$ 通道结合。Cav1.3 通道介导 Ca^{2+} 内流和胞吐，参与正常的听觉。人们认为 Harmonin 蛋白通过标记 Cav1.3 通道使其被泛素化，以减少内毛细胞中可用的突触前通道的数量。因此，除了作为支架蛋白在其他地方行使功能外，Harmonin 蛋白也很可能是听觉毛细胞中离子通道复合物不可或缺的组分和 Ca^{2+} 信号的调节因子[71]。

厄舍蛋白网络也对感光细胞的正常功能很重要[72,73]。厄舍蛋白能在哺乳动物光感受器内段（inner segment）顶部的纤毛周围环区（periciliary collar region）和相邻的连接纤毛处形成大分子复合物（图 13.6）。whirlin 和 SANS 蛋白被认为是主要的支架蛋白。有人

---

② 由于历史原因，"stereocilia"在听觉领域中约定俗成的中文翻译其实是"静纤毛"。由于该译名跟纤毛领域中的静纤毛（immotile cilia）重名且它们在结构上其实类似于微绒毛，与纤毛完全无关，因此在本书中采用"立体绒毛"这一译名，以避免混淆，同时也希望借此改变原译名带来的混淆和误导的情况。——审校者注

③ 由于历史原因，"kinocilium"在听觉领域中的标准翻译是"动纤毛"，但其实在哺乳动物中该纤毛是不动的，它的主要功能是引导耳蜗组织建立 PCP，使立体绒毛（stereocilia）能形成其特征性的极性排布。为避免与纤毛领域中的动纤毛（motile cilium）混淆，本书结合其功能采用"引导纤毛"作为其中译名。——审校者注

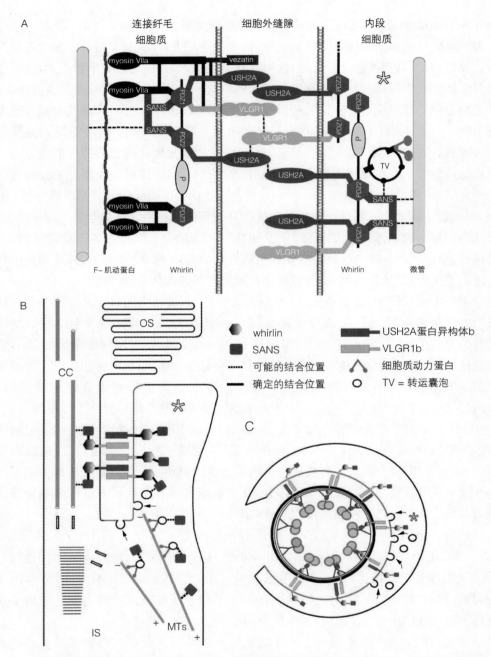

图 13.6 光感受器细胞纤毛/纤毛周围蛋白网络中蛋白质的相互作用示意图。A. 连接纤毛和内段的膜由 USH2A 蛋白异构体 b 和 VLGR1b 的胞外结构域连接，它们通过 whirlin 蛋白锚定在相邻区域细胞质中的厄舍蛋白网络上。已知的蛋白质-蛋白质直接相互作用用实线表示，虚线表示可能的相互作用。星号表示内段环区。B. 哺乳动物视杆细胞纵切面。C. 纤毛/纤毛周围环区横切面的厄舍蛋白网络。胞质动力蛋白介导囊泡沿微管运输至内段环区的顶部（星号）。囊泡锚定和膜融合的位置（↑）由厄舍蛋白网络排列决定。myosin Ⅶa，肌球蛋白Ⅶa；OS，外段；IS，内段；CC，连接纤毛；MTs，微管

改编自：Tina Maerker et al., A novel Usher protein network at the periciliary reloading point between molecular transport machineries in vertebrate photoreceptor cells, *Human Molecular Genetics*, Volume 17, Issue 1, pp. 71 – 86, Copyright © The Author 2007, by permission of Oxford University.

提出，VLGRlb 的胞外域和 Usherin 异构体 b 在光感受器内段顶部纤毛周围膜和相邻的连接纤毛处形成同型或异型复合物，类似于内耳立体绒毛之间短暂的踝部连接。这些复合物可能通过其胞质结构域被 whirlin 和 SANS 蛋白锚定。

纤毛周围环区被认为与两栖动物光感受器的纤毛周围脊状复合体（periciliary ridge complex）相似。纤毛周围复合体的沟槽结构是特化的膜区，被用作内段运输囊泡的停泊位点。这些囊泡从内段的反式高尔基网络由胞质动力蛋白介导沿微管运输而来，以将"货物"运往光感受器的外段。因此，与其他"纤毛病"一样，厄舍蛋白相互作用组可能不仅在纤毛（或者说连接纤毛）的结构，还在穿越连接纤毛的 IFT 和微管依赖性运输中发挥重要作用。因此，发现 usherin 蛋白通过一个 ninein 样的中心体蛋白连到 lebercilin，从而揭示厄舍蛋白与一种经典的纤毛病——莱伯先天性黑矇之间存在直接联系，或许就不必觉得奇怪了[74]。

USH1 蛋白存在于感光细胞的萼突（calyceal process）中。萼突是一种微绒毛状的结构，其在人类、猕猴和非洲爪蟾的感光细胞中能从内段的顶端延伸到外段基部中份（basal half of the outer segment）。这些萼突被认为形成了黏附连接（adhesion belt）（维持光感受器必需的）并在外段的形成中发挥作用[75]。

厄舍蛋白也定位于感光细胞的带状突触中，它们可能在突触的囊泡传递中发挥作用[53,76]。肌球蛋白ⅦA 定位于 RPE（排第三的表达部位），此处肌球蛋白ⅦA 的缺失会导致对光感受器外段膜盘的吞噬功能降低、黑素小体的胞内运输减少和 RPE65（类视黄醇途径中所需的一种酶）的光依赖性转位减弱[77-80]。

临床管理

目前，厄舍综合征的治疗以针对听力和视力下降的"康复策略"为原则，结合其他应对视、听双重感官障碍的支持性咨询和实用的建议。

听力

对于极重度耳聋（如可见于Ⅰ型厄舍综合征中的）发展成 RP 的患者，最有效的处理策略是人工耳蜗植入；而对于Ⅱ型和Ⅲ型厄舍综合征患者，则可以通过佩戴助听器来改善听力。对Ⅰ型厄舍综合征患者来说，助听器无法足够地放大声音，因此在过去，绝大多数没有植入人工耳蜗的患者都只能靠手语交流。随着视力进一步下降，患者可能需要学会触觉交流。当一些Ⅲ型厄舍综合征的老年患者听力下降到助听器无法起作用时，耳蜗植入可能有用[17]。

现在的治疗标准是对幼儿同时进行双侧耳蜗的植入，耳蜗的植入最好在患者 2 岁之前进行，而对最初只接受了单侧耳蜗植入的患儿，可进行第二次植入。在没有合并任何其他临床症状或智力问题的Ⅰ型厄舍综合征患者中效果不错，特别是在儿童期早期植入耳蜗的患者，其开集语音识别得分（不依靠读唇就能理解语音）可好到与其他原因导致的耳聋儿童的相似[81-83]。考虑到不同的康复模式和耳蜗植入时的年龄对患者的预后具有很大的影响，对Ⅰ型厄舍综合征患儿的早期诊断至关重要，而照料耳聋婴儿的医生提供的怀疑指数是关键。如前所述，重度耳聋合并运动能力发育迟缓应立即考虑行 ERG 检查。由于对幼儿行 ERG 检查需要专业知识和时间,许多诊疗机构在全身麻醉下使用角膜电极进行;但对儿童,使用皮肤电极进行 ERG 也是可行的[84,85]。可疑的低于实验室标准的 ERG 振幅,加上几个月后振幅持续降低,则应高度怀疑为厄舍综合征。然而,这些检查目前并不会常规进行。但幸运的是,目前许多极重度耳聋的儿童,经常是由新生儿听力筛查诊断出的,无论其耳聋的病因如何都可进行耳蜗植入。

应该告诉患者,其耳聋、视野狭隘、暗适应缺陷以及在有些情况下平衡能力差的情况,可能会增加他们发生意外事故的风险。应该建议 I 型厄舍综合征患者不要在无人陪伴的情况下游泳,尤其是潜水,因为其平衡能力的缺乏可能会导致其在水下游泳时迷失方向。许多厄舍综合征患者(甚至是 I 型厄舍综合征患者)可以学会开车,但随着症状的恶化,其视野逐渐狭窄,开车会变得不安全。

视力

虽然厄舍综合征引起的 RP 目前无法治疗,但仍建议患者定期至眼科就诊复查,以监测白内障或囊状黄斑水肿等也许可以治疗的并发症。白内障(晶状体混浊)可能对患者的视力影响很大,但可以通过手术治疗。中央区视网膜功能障碍发生在疾病后期,可以导致患者视敏度下降。黄斑的囊性间隙,又称为囊状黄斑水肿,可通过光学相干断层扫描的无创视网膜成像显示(图 13.7)。有些情况下可以通过局部注射或口服碳酸酐酶抑制剂治疗,该疗法可能会对视觉功能和视网膜结构有益[86]。

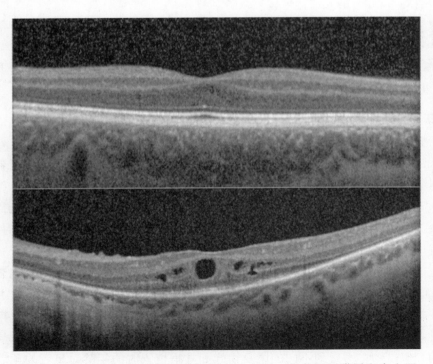

图 13.7 OCT 检测一个正常人的黄斑(上),显示正常的视网膜层和中央凹;OCT 检查可见一名 19 岁的 *USH2A* 基因突变导致的 II 型厄舍综合征患者(下),视网膜中央的囊性间隙和视网膜萎缩,中央凹两侧的视网膜层变薄

连续的视敏度和视野测量能很好地监测患者的视觉功能，而眼底自发荧光成像的非侵入性检查(图 13.5)则能记录视网膜的病理进程。强荧光环等特征已在 RP 患者中被鉴定出来(图 13.3)，这在常规眼底镜下是看不到的。这些环会随着时间的推移而缩小，包围着光感受器和视网膜明视觉功能区域。这些强荧光环在消失前可能会达到一个临界的最小值，此时中心视力丧失[87,88]。因此，拥有能测量疾病是在进展还是处于静息状态的客观手段对评估未来治疗方法的效果具有极其重要的意义，这样的治疗方法有些已达到临床试验阶段。

遗传咨询

厄舍综合征是一种常染色体隐性遗传病，这意味着如果父母生出一个患该病的孩子，其再次妊娠生出患病小孩的风险很高(25%)。由于Ⅱ型和Ⅲ型厄舍综合征患者的诊断通常较晚，所以遗传咨询的价值有限。但是，由于Ⅰ型厄舍综合征患者的早期诊断是可行的，如果患者家族中的基因突变可被鉴定出来并且在文化上可以接受，那么遗传咨询和产前诊断可能让此类父母受益。

前沿治疗探索

目前，科学家们正在研究治疗厄舍综合征和其他视网膜营养不良的新方法，包括视网膜移植、干细胞治疗、基因治疗和药物治疗。目前，治疗面对的一个很大的障碍是缺乏合适的厄舍综合征的动物模型。虽然存在许多基因敲除和自发性小鼠模型，但它们在正常的实验室条件下不会像人类那样出现视网膜变性。

然而，随着治疗莱伯先天性黑矇的基因治疗试验取得成功[89,90]，目前正在厄舍综合征患者中使用慢病毒载体递送 *Myo7a* 基因进行基因治疗的临床试验。慢病毒载体的优势在于它们可以递送诸如引起厄舍综合征的很大的基因，而这在之前的研究中是难以实现的。在 *Myo7a* 基因缺失突变小鼠中的结果显示，在原代培养的 RPE 细胞中导入 *Myo7a* 基因后，吞噬体消化和黑素小体运动性方面的缺陷被纠正；在体内，这些 RPE 细胞中的黑素小体能被正确地定位，且感光细胞中视蛋白能通过连接纤毛被正确地运输[91]。纳米颗粒是一种新的基因递送方法，已用于在 Stargardts 病和莱伯先天性黑矇的小鼠模型中递送非常大的基因[92,93]，也被尝试用于递送 *USH2A* 基因。更多的"突变位点特异的"方法是基于治疗的研究重点，包括使用合成氨基糖苷类药物来抑制 *USH1C*[94] 和 *PCDH15*[95] 基因的无义突变和用反义寡核苷酸来抑制剪接突变的效应。更多的可通用化的疗法，如干细胞移植，已经在视网膜营养不良的各种动物模型中显示出应用前景[96,97]。而可望能用于更大范围的视网膜病的视网膜移植，已能使遗传性视网膜营养不良患者定位并识别出黑暗桌子上的明亮物体，鉴定其几何形状及阅读大的字母[98]。

综上所述，对那些最初被诊断为非综合征性耳聋因而指望能过近乎正常的生活的个体而言，被诊断为厄舍综合征会是个巨大的打击。得知他们或他们的孩子将来会出现严重的视力障碍甚至完全失明会让人难以接受，并且人生经常就此改变。早期诊断对Ⅰ型厄舍综合征的患儿来说尤为重要，因为成功的耳蜗植入是有窗口期的。对于Ⅱ型和Ⅲ型厄舍综合征患者，当可保存视力的疗法能够进入临床试验阶段时，早期诊断也将变得越来越重要。

致谢

感谢 Hannie Kremer 博士审阅"相关纤毛缺陷及其生理效应"部分和她对本章节提出的建设性建议。

（熊盼盼 译）

参考文献

［1］ von Graefe，A. 1858. Exceptionelles verhalten des gesichtsfeldes bei pigmentenartung des netzhaut. *Archiv für Ophthalmologie* 4，250‑253.

［2］ Liebreich，R. 1861. Abkunft aus Ehen unter Blutsverwandten als Grund von Retinitis pigmentosa. *Dtsch Klin* 13，53.

［3］ Usher，C. 1914. On the inheritance of retinitis pigmentosa with notes of cases. *Roy Lond Ophthalmol Hosp Rep* 19，130‑236.

［4］ Boughman，J. A.，Vernon，M. & Shaver，K. A. 1983. Usher syndrome：Definition and estimate of prevalence from two high‑risk populations. *J Chronic Dis* 36，595‑603.

［5］ Grondahl，J. 1987. Estimation of prognosis and prevalence of retinitis pigmentosa and Usher syndrome in Norway. *Clin Genet* 31，255‑264.

［6］ Spandau，U. H. & Rohrschneider，K. 2002. Prevalence and geographical distribution of Usher syndrome in Germany. *Graefes Arch Clin Exp Ophthalmol* 240，495‑498.

［7］ Le Quesne，S. P.，Saihan，Z.，Rangesh，N.，Steele‑Stallard，H. B.，Ambrose，J.，Coffey，A.，et al. 2012. Comprehensive sequence analysis of nine Usher syndrome genes in the UK National Collaborative Usher Study. *J Med Genet* 49，27‑36.

［8］ Kimberling，W. J.，Hildebrand M. S.，Shearer A. E.，Jensen M. L.，Halder J. A.，Trzupek K.，et al. 2010. Frequency of Usher syndrome in two pediatric populations：Implications for genetic screening of deaf and hard of hearing children. *Genet Med* 12，512‑516.

［9］ Joensuu，T.，Hamalainen，R.，Yuan，B.，Johnson，C.，Tegelberg，S.，Gasparini，P.，et al. 2001. Mutations in a novel gene with transmembrane domains underlie Usher syndrome type 3. *Am J Hum Genet* 69，673‑684.

［10］ Brownstein，Z.，Ben‑Yosef，T.，Dagan，O.，Frydman，M.，Abeliovich，D.，Sagi，M.，et al. 2004. The R245X mutation of PCDH15 in Ashkenazi Jewish children diagnosed with nonsyndromic hearing loss foreshadows retinitis pigmentosa. *Pediatr Res* 55，995‑1000.

［11］ Ness，S. L.，Ben‑Yosef，T.，Bar‑Lev，A.，Madeo，A. C.，Brewer，C. C.，Avraham，K. B.，et al. 2003. Genetic homogeneity and phenotypic variability among Ashkenazi Jews with Usher syndrome type III. *J Med Genet* 40，767‑772.

［12］ Auslender，N.，Bandah，D.，Rizel，L.，Behar，D.M.，Shohat，M.，Banin，E.，et al. 2008. Four USH2A founder mutations underlie the majority of Usher syndrome type 2 cases among non‑Ashkenazi Jews. *Genet Test* 12，289‑294.

［13］ Ebermann，I.，Lopez，I.，Bitner‑Glindzicz，M.，Brown，C.，Koenekoop，R. K. & Bolz，H. J. 2007. Deafblindness in French Canadians from Quebec：A predominant founder mutation in the USH1C gene provides the first genetic link with the Acadian population. *Genome Biol* 8，R47.

［14］ Ebermann，I.，Koenekoop，R. K.，Lopez，I.，Bou‑Khzam，L.，Pigeon，R. & Bolz，H. J. 2009. An USH2A founder mutation is the major cause of Usher syndrome type 2 in Canadians of French origin and confirms common roots of Quebecois and Acadians. *Eur J Hum Genet* 17，80‑84.

［15］ Sadeghi，M.，Cohn，E. S.，Kimberling，W. J.，Tranebjaerg，L. & Moller，C. 2005. Audiological and vestibular features in affected subjects with USH3：A genotype/phenotype correlation. *Int J Audiol* 44，307‑316.

［16］ Plantinga，R. F.，Kleemola，L.，Huygen，P. L.，Joensuu，T.，Sankila，E. M.，Pennings，R. J.，et al. 2005. Serial audiometry and speech recognition findings in Finnish Usher syndrome type III patients. *Audiol Neurootol* 10，79 - 89.

[17] Pietola, L., Aarnisalo, A. A., Abdel-Rahman, A., Vastinsalo, H., Isosomppi, J., Lopponen, H., et al. 2012. Speech recognition and communication outcomes with cochlear implantation in Usher syndrome type 3. *Otol Neurotol* 33，38 - 41.

[18] Plantinga, R. F., Pennings, R. J., Huygen, P. L., Sankila, E. M., Tuppurainen, K., Kleemola, L., et al. 2006. Visual impairment in Finnish Usher syndrome type III. *Acta Ophthalmol Scand* 84，36 - 41.

[19] Saihan, Z., Stabej, P. Q., Robson, A. G., Rangesh, N., Holder, G. E., Moore Frcophth, A. T., et al. 2011. Mutations in the ush1c gene associated with sector retinitis pigmentosa and hearing loss. *Retina* 31，1708 - 1716.

[20] Garcia-Garcia, G., Aparisi, M. J., Jaijo, T., Rodrigo, R., Leon, A. M., Avila-Fernandez, A., et al. 2011. Mutational screening of the USH2A gene in Spanish USH patients reveals 23 novel pathogenic mutations. *Orphanet J Rare Dis* 6，65.

[21] Jaijo, T., Aller, E., Garcia-Garcia, G., Aparisi, M. J., Bernal, S., vila-Fernandez, A., et al. 2010. Microarray-based mutation analysis of 183 Spanish families with Usher syndrome. *Invest Ophthalmol Vis Sci* 51，1311 - 1317.

[22] Ahmed, Z. M., Smith, T. N., Riazuddin, S., Makishima, T., Ghosh, M., Bokhari, S., et al. 2002. Nonsyndromic recessive deafness DFNB18 and Usher syndrome type IC are allelic mutations of USHIC. *Hum Genet* 110，527 - 531.

[23] Ahmed, Z. M., Riazuddin, S., Ahmad, J., Bernstein, S. L., Guo, Y., Sabar, M. F., et al. 2003. PCDH15 is expressed in the neurosensory epithelium of the eye and ear and mutant alleles are responsible for both USH1F and DFNB23. *Hum Mol Genet* 12，3215 - 3223.

[24] Bork, J. M., Peters, L. M., Riazuddin, S., Bernstein, S. L., Ahmed, Z. M., Ness, S. L., et al. 2001. Usher syndrome 1D and nonsyndromic autosomal recessive deafness DFNB12 are caused by allelic mutations of the novel cadherin-like gene CDH23. *Am J Hum Genet* 68，26 - 37.

[25] Liu, X. Z., Walsh, J., Mburu, P., Kendrick-Jones, J., Cope, M. J., Steel, K. P., et al. 1997b. Mutations in the myosin VIIA gene cause non-syndromic recessive deafness. *Nat Genet* 16，188 - 190.

[26] Mburu, P., Mustapha, M., Varela, A., Weil, D., El-Amraoui, A., Holme, R. H., et al. 2003. Defects in whirlin, a PDZ domain molecule involved in stereocilia elongation, cause deafness in the whirler mouse and families with DFNB31. *Nat Genet* 34，421 - 428.

[27] Ouyang, X. M., Xia, X. J., Verpy, E., Du, L. L., Pandya, A., Petit, C., et al. 2002. Mutations in the alternatively spliced exons of USH1C cause non-syndromic recessive deafness. *Hum Genet* 111，26 - 30.

[28] Schultz, J. M., Bhatti, R., Madeo, A. C., Turriff, A., Muskett, J. A., Zalewski, C. K., et al. 2011. Allelic hierarchy of CDH23 mutations causing non-syndromic deafness DFNB12 or Usher syndrome USH1D in compound heterozygotes. *J Med Genet* 48，767 - 775.

[29] McGee, T. L., Seyedahmadi, B. J., Sweeney, M. O., Dryja, T. P. & Berson, E. L. 2010. Novel mutations in the long isoform of the USH2A gene in patients with Usher syndrome type II or non-syndromic retinitis pigmentosa. *J Med Genet* 47，499 - 506.

[30] Hallgren, B. 1958. Retinitis pigmentosa in combination with congenital deafness and vestibulocerebellar ataxia; with psychiatric abnormality in some cases; a clinical and genetic study. *Acta Genet Stat Med* 8，97 - 104.

[31] Hallgren, B. 1959. Retinitis pigmentosa combined with congenital deafness; with vestibulo-cerebellar ataxia and mental abnormality in a proportion of cases: A clinical and genetico-statistical study. *Acta Psychiatr Scand Suppl* 34，1 - 101.

[32] Dammeyer, J. 2012. Children with Usher syndrome: Mental and behavioral disorders. *Behav Brain Funct* 8，16.

[33] Grondahl, J. & Mjoen, S. 1986. Usher syndrome in four Norwegian counties. *Clin Genet* 30，14 - 28.

[34] Nuutila，A. 1970. Dystrophia retinae pigmentosa‑dysacusis syndrome（DRD）：A study of the Usher‑or Hallgren syndrome. *J Genet Hum* 18，57‑88.

[35] Hunter，D. G.，Fishman，G. A.，Mehta，R. S. & Kretzer，F. L. 1986. Abnormal sperm and photoreceptor axonemes in Usher's syndrome. *Arch Ophthalmol* 104，385‑389.

[36] Arden，G. B. & Fox，B. 1979. Increased incidence of abnormal nasal cilia in patients with retinitis pigmentosa. *Nature* 279，534‑536.

[37] Fox，B.，Bull，T. B. & Arden，G. B. 1980. Variations in the ultrastructure of human nasal cilia including abnormalities found in retinitis pigmentosa. *J Clin Pathol* 33，327‑335.

[38] Bitner‑Glindzicz，M.，Lindley，K. J.，Rutland，P.，Blaydon，D.，Smith，V. V.，Milla，P. J.，et al. 2000. A recessive contiguous gene deletion causing infantile hyperinsulinism，enteropathy and deafness identifies the Usher type 1C gene. *Nat Genet* 26，56‑60.

[39] Al Mutair，A. N.，Brusgaard，K.，Bin‑Abbas，B.，Hussain，K.，Felimban，N.，Al，S. A.，et al. 2013. Heterogeneity in phenotype of Usher‑congenital hyperinsulinism syndrome：hearing loss，retinitis pigmentosa，and hyperinsulinemic hypoglycemia ranging from severe to mild with conversion to diabetes. *Diabetes Care*. 36，557‑561.

[40] Ebermann，I.，Phillips，J. B.，Liebau，M. C.，Koenekoop，R. K.，Schermer，B.，Lopez，I.，et al. 2010. PDZD7 is a modifier of retinal disease and a contributor to digenic Usher syndrome. *J Clin Invest* 120，1812‑1823.

[41] Eisenberger，T.，Slim，R.，Mansour，A.，Nauck，M.，Nurnberg，G.，Nurnberg，P.，et al. 2012. Targeted next generation sequencing identifies a homozygous nonsense mutation in ABHD12，the gene underlying PHARC，in a family clinically diagnosed with Usher syndrome type 3. *Orphanet J Rare Dis* 7，59.

[42] Mansergh，F. C.，Millington‑Ward，S.，Kennan，A.，Kiang，A. S.，Humphries，M.，Farrar，G. J.，et al. 1999. Retinitis pigmentosa and progressive sensorineural hearing loss caused by a C12258A mutation in the mitochondrial MTTS2 gene. *Am J Hum Genet* 64，971‑985.

[43] Pennings，R. J.，Huygen，P. L.，Orten，D. J.，Wagenaar，M.，van，A. A.，Kremer，H.，et al. 2004. Evaluation of visual impairment in Usher syndrome 1b and Usher syndrome 2a. *Acta Ophthalmol Scand* 82，131‑139.

[44] Sandberg，M. A.，Rosner，B.，Weigel‑DiFranco，C.，McGee，T. L.，Dryja，T. P. & Berson，E. L. 2008. Disease course in patients with autosomal recessive retinitis pigmentosa due to the USH2A gene. *Invest Ophthalmol Vis Sci* 49，5532‑5539.

[45] Cremers，F. P.，Kimberling，W. J.，Kulm，M.，de Brouwer，A. P.，van，W. E.，Te，B. H.，et al. 2007. Development of a genotyping microarray for Usher syndrome. *J Med Genet* 44，153‑160.

[46] Le Guedard，S.，Faugere，V.，Malcolm，S.，Claustres，M. & Roux，A. F. 2007. Large genomic rearrangements within the PCDH15 gene are a significant cause of USH1F syndrome. *Mol Vis* 13，102‑107.

[47] Vache，C.，Besnard，T.，Blanchet，C.，Baux，D.，Larrieu，L.，Faugere，V.，et al. 2010. Nasal epithelial cells are a reliable source to study splicing variants in Usher syndrome. *Hum Mutat* 31，734‑741.

[48] Bonnet，C.，Grati，M.，Marlin，S.，Levilliers，J.，Hardelin，J. P.，Parodi，M.，et al. 2011. Complete exon sequencing of all known Usher syndrome genes greatly improves molecular diagnosis. *Orphanet J Rare Dis* 6，21.

[49] Vozzi，D.，Aaspollu，A.，Athanasakis，E.，Berto，A.，Fabretto，A.，Licastro，D.，et al. 2011. Molecular epidemiology of Usher syndrome in Italy. *Mol Vis* 17，1662‑1668.

[50] Adato，A.，Lefevre，G.，Delprat，B.，Michel，V.，Michalski，N.，Chardenoux，S.，et al. 2005a. Usherin，the defective protein in Usher syndrome type IIA，is likely to be a component of interstereocilia ankle links in the inner ear sensory cells. *Hum Mol Genet* 14，3921‑3932.

[51] Adato，A.，Michel，V.，Kikkawa，Y.，Reiners，J.，Alagramam，K. N.，Weil，D.，et al. 2005b. Interactions in the network of Usher syndrome type 1 proteins. *Hum Mol Genet* 14，347‑356.

[52] Boeda, B., El-Amraoui, A., Bahloul, A., Goodyear, R., Daviet, L., Blanchard, S., et al. 2002. Myosin VIIa, harmonin and cadherin 23, three Usher I gene products that cooperate to shape the sensory hair cell bundle. *EMBO J* 21, 6689 – 6699.

[53] Reiners, J., Marker, T., Jurgens, K., Reidel, B. & Wolfrum, U. 2005a. Photoreceptor expression of the Usher syndrome type 1 protein protocadherin 15 (USH1F) and its interaction with the scaffold protein harmonin (USH1C). *Mol Vis* 11, 347 – 355.

[54] Reiners, J., van Wijk, E., Marker, T., Zimmermann, U., Jurgens, K., Te, B. H., et al. 2005b. Scaffold protein harmonin (USH1C) provides molecular links between Usher syndrome type 1 and type 2. *Hum Mol Genet* 14, 3933 – 3943.

[55] Siemens, J., Kazmierczak, P., Reynolds, A., Sticker, M., Littlewood-Evans, A., et al. 2002. The Usher syndrome proteins cadherin 23 and harmonin form a complex by means of PDZ-domain interactions. *Proc Natl Acad Sci U.S.A.* 99, 14946 – 14951.

[56] Weil, D., El-Amraoui, A., Masmoudi, S., Mustapha, M., Kikkawa, Y., Laine, S., et al. 2003. Usher syndrome type I G (USH1G) is caused by mutations in the gene encoding SANS, a protein that associates with the USH1C protein, harmonin. *Hum Mol Genet* 12, 463 – 471.

[57] Kremer, H., van Wijk, E., Marker, T., Wolfrum, U. & Roepman, R. 2006. Usher syndrome: Molecular links of pathogenesis, proteins and pathways. *Hum Mol Genet* 15(Spec No 2), R262 – 270.

[58] Pan, L. & Zhang, M. 2012. Structures of usher syndrome 1 proteins and their complexes. *Physiology (Bethesda)* 27, 25 – 42.

[59] Goodyear, R. J., Marcotti, W., Kros, C. J. & Richardson, G. P. 2005. Development and properties of stereociliary link types in hair cells of the mouse cochlea. *J.Comp Neurol*. 485, 75 – 85.

[60] Lagziel, A., Ahmed, Z. M., Schultz, J. M., Morell, R. J., Belyantseva, I. A. & Friedman, T. B. 2005. Spatiotemporal pattern and isoforms of cadherin 23 in wild type and waltzer mice during inner ear hair cell development. *Dev Biol* 280, 295 – 306.

[61] Michel, V., Goodyear, R. J., Weil, D., Marcotti, W., Perfettini, I., Wolfrum, U., et al. 2005. Cadherin 23 is a component of the transient lateral links in the developing hair bundles of cochlear sensory cells. *Dev Biol* 280, 281 – 294.

[62] Webb, S. W., Grillet, N., Andrade, L. R., Xiong, W., Swarthout, L., Della Santina, C. C., et al. 2011. Regulation of PCDH15 function in mechanosensory hair cells by alternative splicing of the cytoplasmic domain. *Development* 138, 1607 – 1617.

[63] Lefevre, G., Michel, V., Weil, D., Lepelletier, L., Bizard, E., Wolfrum, U., et al. 2008. A core cochlear phenotype in USH1 mouse mutants implicates fibrous links of the hair bundle in its cohesion, orientation and differential growth. *Development* 135, 1427 – 1437.

[64] McGee, J., Goodyear, R. J., McMillan, D. R., Stauffer, E. A., Holt, J. R., Locke, K. G., et al. 2006. The very large G-protein-coupled receptor VLGR1: A component of the ankle link complex required for the normal development of auditory hair bundles. *J Neurosci* 26, 6543 – 6553.

[65] Michalski, N., Michel, V., Bahloul, A., Lefevre, G., Barral, J., Yagi, H., et al. 2007. Molecular characterization of the ankle-link complex in cochlear hair cells and its role in the hair bundle functioning. *J Neurosci* 27, 6478 – 6488.

[66] Alagramam, K. N., Goodyear, R. J., Geng, R., Furness, D. N., van Aken, A. F., Marcotti, W., et al. 2011. Mutations in protocadherin 15 and cadherin 23 affect tip links and mechanotransduction in mammalian sensory hair cells. *PLoS One* 6, e19183.

[67] Kazmierczak, P., Sakaguchi, H., Tokita, J., Wilson-Kubalek, E. M., Milligan, R. A., Muller, U., et al. 2007. Cadherin 23 and protocadherin 15 interact to form tip-link filaments in sensory hair cells. *Nature* 449, 87 – 91.

[68] Siemens, J., Lillo, C., Dumont, R. A., Reynolds, A., Williams, D. S., Gillespie, P. G., et al. 2004. Cadherin 23 is a component of the tip link in hair-cell stereocilia. *Nature* 428, 950 – 955.

[69] Grillet, N., Xiong, W., Reynolds, A., Kazmierczak, P., Sato, T., Lillo, C., et al. 2009. Harmonin mutations cause mechanotransduction defects in cochlear hair cells. *Neuron*, 62, 375 – 387.

[70] Michalski, N., Michel, V., Caberlotto, E., Lefevre, G. M., van Aken, A. F., Tinevez, J. Y., et al. 2009. Harmonin - b, an actin - binding scaffold protein, is involved in the adaptation of mechanoelectrical transduction by sensory hair cells. *Pflugers Arch* 459, 115 – 130.

[71] Gregory, F. D., Bryan, K. E., Pangrsic, T., Calin-Jageman, I. E., Moser, T. & Lee, A. 2011. Harmonin inhibits presynaptic Cav1.3 Ca(2)(+) channels in mouse inner hair cells. *Nat Neurosci* 14, 1109 – 1111.

[72] Maerker, T., van Wijk, E., Overlack, N., Kersten, F. F., McGee, J., Goldmann, T., et al. 2008. A novel Usher protein network at the periciliary reloading point between molecular transport machineries in vertebrate photoreceptor cells. *Hum Mol Genet* 17, 71 – 86.

[73] van Wijk, E., van der Zwaag B., Peters, T., Zimmermann, U., Te, B. H., Kersten, F. F., et al. 2006. The DFNB31 gene product whirlin connects to the Usher protein network in the cochlea and retina by direct association with USH2A and VLGR1. *Hum Mol Genet* 15, 751 – 765.

[74] van Wijk, E., Kersten, F. F., Kartono, A., Mans, D. A., Brandwijk, K., Letteboer, S. J., et al. 2009. Usher syndrome and Leber congenital amaurosis are molecularly linked via a novel isoform of the centrosomal ninein-like protein. *Hum Mol Genet* 18, 51 – 64.

[75] Sahly, I., Dufour, E., Schietroma, C., Michel, V., Bahloul, A., Perfettini, I., et al. 2012. Localization of Usher 1 proteins to the photoreceptor calyceal processes, which are absent from mice. *J Cell Biol* 199, 381 – 399.

[76] Reiners, J., Reidel, B., El - Amraoui, A., Boeda, B., Huber, I., Petit, C., et al. 2003. Differential distribution of harmonin isoforms and their possible role in Usher - 1 protein complexes in mammalian photoreceptor cells. *Invest Ophthalmol Vis Sci* 44, 5006 – 5015.

[77] Gibbs, D., Kitamoto, J. & Williams, D. S. 2003. Abnormal phagocytosis by retinal pigmented epithelium that lacks myosin VIIa, the Usher syndrome 1B protein. *Proc Natl Acad Sci U.S.A.* 100, 6481 – 6486.

[78] Liu, X., Vansant, G., Udovichenko, I. P., Wolfrum, U. & Williams, D. S. 1997a. Myosin VIIa, the product of the Usher 1B syndrome gene, is concentrated in the connecting cilia of photoreceptor cells. *Cell Motil Cytoskeleton* 37, 240 – 252.

[79] Liu, X., Ondek, B. & Williams, D. S. 1998. Mutant myosin VIIa causes defective melanosome distribution in the RPE of shaker-1 mice. *Nat Genet* 19, 117 – 118.

[80] Lopes, V. S., Gibbs, D., Libby, R. T., Aleman, T. S., Welch, D. L., Lillo, C., et al. 2011. The Usher 1B protein, MYO7A, is required for normal localization and function of the visual retinoid cycle enzyme, RPE65. *Hum Mol Genet* 20, 2560 – 2570.

[81] Blanchet, C., Roux, A. F., Hamel, C., Ben, S. S., Artieres, F., Faugere, V., et al. 2007. [Usher type I syndrome in children: Genotype/phenotype correlation and cochlear implant benefits]. *Rev Laryngol Otol Rhinol* (*Bord*.) 128, 137 – 143.

[82] Liu, X. Z., Angeli, S. I., Rajput, K., Yan, D., Hodges, A. V., Eshraghi, A., et al. 2008. Cochlear implantation in individuals with Usher type 1 syndrome. *Int J Pediatr Otorhinolaryngol* 72, 841 – 847.

[83] Pennings, R. J., Damen, G. W., Snik, A. F., Hoefsloot, L., Cremers, C. W. & Mylanus, E. A. 2006. Audiologic performance and benefit of cochlear implantation in Usher syndrome type I. *Laryngoscope* 116, 717 – 722.

[84] Fulton, A. B., Brecelj, J., Lorenz, B., Moskowitz, A., Thompson, D. & Westall, C. A. 2006. Pediatric clinical visual electrophysiology: A survey of actual practice. *Doc Ophthalmol* 113, 193 – 204.

[85] Gore, S., Carr, L., Moore, A. & Thompson, D. 2010. Hereditary primary lateral sclerosis with cone dysfunction. *Ophthalmic Genet* 31, 221 – 226.

[86] Genead, M. A. & Fishman, G. A. 2010. Efficacy of sustained topical dorzolamide therapy for

cystic macular lesions in patients with retinitis pigmentosa and usher syndrome. *Arch Ophthalmol* 128, 1146‒1150.

[87] Robson, A. G., Tufail, A., Fitzke, F., Bird, A. C., Moore, A. T., Holder, G. E., et al. 2011. Serial imaging and structure‒function correlates of high‒density rings of fundus autofluorescence in retinitis pigmentosa. *Retina* 31, 1670‒1679.

[88] Robson, A. G., Lenassi, E., Saihan, Z., Luong, V. A., Fitzke, F. W., Holder, G. E., et al. 2012. Comparison of fundus autofluorescence with photopic and scotopic fine matrix mapping in patients with retinitis pigmentosa: 4‒to 8‒year follow‒up. *Invest Ophthalmol Vis Sci* 53, 6187‒6195.

[89] Bainbridge, J. W., Smith, A. J., Barker, S. S., Robbie, S., Henderson, R., Balaggan, K., et al. 2008. Effect of gene therapy on visual function in Leber's congenital amaurosis. *N Engl J Med* 358, 2231‒2239.

[90] Maguire, A. M., Simonelli, F., Pierce, E. A., Pugh Jr, E. N., Mingozzi, F., Bennicelli, J., et al. 2008. Safety and efficacy of gene transfer for Leber's congenital amaurosis. *N Engl J Med* 358, 2240‒2248.

[91] Hashimoto, T., Gibbs, D., Lillo, C., Azarian, S. M., Legacki, E., Zhang, X. M., et al. 2007. Lentiviral gene replacement therapy of retinas in a mouse model for Usher syndrome type 1B. *Gene Ther* 14, 584‒594.

[92] Han, Z., Conley, S. M., Makkia, R. S., Cooper, M. J. & Naash, M. I. 2012. DNA nanoparticle‒mediated ABCA4 delivery rescues Stargardt dystrophy in mice. *J Clin Invest* 122, 3221‒3226.

[93] Koirala, A., Makkia, R. S., Conley, S. M., Cooper, M. J. & Naash, M. I. 2013. S/MAR‒containing DNA nanoparticles promote persistent RPE gene expression and improvement in RPE65‒associated LCA. *Hum Mol Genet.* 22, 1632‒1642.

[94] Goldmann, T., Overlack, N., Moller, F., Belakhov, V., van Wyk, M., Baasov, T., et al. 2012. A comparative evaluation of NB30, NB54 and PTC124 in translational read‒through efficacy for treatment of an USH1C nonsense mutation. *EMBO Mol Med* 4, 1186‒1199.

[95] Rebibo‒Sabbah, A., Nudelman, I., Ahmed, Z. M., Baasov, T. & Ben‒Yosef, T. 2007. *In vitro* and *ex vivo* suppression by aminoglycosides of PCDH15 nonsense mutations underlying type 1 Usher syndrome. *Hum Genet* 122, 373‒381.

[96] Barber, A. C., Hippert, C., Duran, Y., West, E. L., Bainbridge, J. W., Warre‒Cornish, K., et al. 2013. Repair of the degenerate retina by photoreceptor transplantation. *Proc Natl Acad Sci U.S.A.* 110, 354‒359.

[97] Pearson, R. A., Barber, A. C., Rizzi, M., Hippert, C., Xue, T., West, E. L., et al. 2012. Restoration of vision after transplantation of photoreceptors. *Nature* 485, 99‒103.

[98] Zrenner, E., Bartz‒Schmidt, K. U., Benav, H., Besch, D., Bruckmann, A., Gabel, V. P., et al. 2011. Subretinal electronic chips allow blind patients to read letters and combine them to words. *Proc Biol Sci* 278, 1489‒1497.

14　尚未被证实为纤毛病的综合征

Syndromes not yet proven to be ciliopathies

Kate Baker

简介

何时纤毛病不是纤毛病？原则上，一个疾病要被认为是纤毛病，应该满足三个条件：① 该疾病有与纤毛病有关的某些临床表现（单个器官或者多系统均可）；② 该疾病是由定位于纤毛并具有纤毛特异性功能的基因突变导致的；③ 已被明确证明纤毛存在结构或功能的异常，最好在来源于患者的组织中，也可在一种能在基因型和表型两方面重现人类疾病的动物模型中。满足这些条件中的一个或两个（不是三个均满足）的疾病都是疑似的纤毛病，而非确定的纤毛病。

由于纤毛病临床表现范围较广且种类繁多，目前根据患者临床表现而怀疑为纤毛病的疾病很多。一项对人类孟德尔遗传在线数据库（www.OMIM.org）进行的系统检索采用了纤毛病 9 个核心特征中的至少 2 个（视网膜色素变性、囊性肾病、多指畸形、智力低下/发育迟缓、内脏转位/异位、胼胝体发育不全、后脑室异常、丹迪-沃克畸形、肝脏疾病）作为筛选指标。这一对潜在纤毛病的检索得到了 193 个独特的 OMIM 条目，其中只有 14 个在发表时可以视作已被证实的纤毛病[1]。

在本章中，我们将回顾在解决 Baker 和 Beales 鉴定出的众多疾病[1]是否为纤毛病方面的进展。自 2009 年以来，疑似但未确诊的纤毛病的数量已经下降，其具体原因将在"曾怀疑为纤毛病且目前已有定论的综合征"一节中讨论。然而，在那些被鉴定为可能是纤毛病的综合征中，很多还尚无定论。其理由将在"怀疑为纤毛病但仍无定论的综合征"一节中进行讨论。

在许多家族中，患者的诊断仍然有很大的不确定性。有时虽然临床诊断是确定的但未找到明确的病因，有时虽然基因型被发现了但获得的预后资讯却有限。"到底是什么病"这一问题得综合多种观点来解决。"这是纤毛病"的答案对医生和患者家庭可能会越来越有帮助，因为其指明了需要监测的潜在临床症状，并有助于准备针对该类疾病中肾脏和视力的损害等进行性病变的治疗方案。获得诊断的患者间的群体认同和对病友社团［如纤毛病联盟（Ciliopathy Alliance）］的拥戴在减少这些严重的终生罕见病的个体及其家庭的孤独中的社会心理意义也不能低估。

曾怀疑为纤毛病且目前已有定论的综合征

纤毛病的遗传学确证

对罕见综合征、家族性或单发的特别的疾病，其致病基因发现的过程正变得越来越高效。通过 NGS 和多基因批量检测技术，能够迅速而高效地在候选基因和新位点上鉴定出潜在致病性变异，尽管全基因组数据集的数据挖掘是件复杂的工作，确定新变异体的致病性也具有挑战性。对很多患者，其遗传学结果的意义将在很长时间内难以确定。然而，对于几种曾被怀疑为纤毛病的疾病，纤毛病的支持性遗传学证据最近已经显现。

通过各种遗传学检测方法，在森森布伦纳综合征［也称颅脑外胚层发育不良（cranioectodermal dysplasia），OMIM ♯218330］患者中发现了至少四个与 IFT 有关的不同基因的突变[2-5]。最近 Mainzer-Saldino 综合征（conorenal 综合征，OMIM ♯266920）被关联到编码 IFT-A 复合物一个组分的基因的突变，这些突变发现于 6 个独立家族中[6]。值得注意的是，大多数最近这些遗传学发现都伴有在患者来源的成纤维细胞中进行的纤毛蛋白组分和纤毛超微结构的研究。由于很难直接解释那些罕见的或独特的基因突变是致病性的还是良性的，展示纤毛受损在鉴定出候选致病基因或者新的基因突变后就显得尤为重要。

有一个特别多样化的症候群最近被发现与 *KIF7* 基因突变相关联。Putoux 等人[7]对一个近亲结婚家庭中的 4 名合并严重的结构性脑异常、轴后多指和唇腭裂（与 hydrolethalus 综合征的临床表现一致）的患者进行了全基因组纯合性基因定位（genome-wide homozygosity mapping），并在一个未发现 *Gli3* 基因突变的 ACLS 家族队列中进行了连锁分析，发现在纯合子最小的公共区间及染色体 15q26 位点的连锁包含 32 个带注释的基因，其中 *KIF7* 基因是纤毛病的强候选基因。果蝇中 *KIF7* 的同源基因 *Costal2* 与纤毛相关并且为纤毛发生所需。Costal2 属于一种通过 Ci/Gli 调控途径参与 Shh 靶蛋白激活的蛋白复合物。而且，*KIF7* 基因敲除小鼠具有多指和严重的脑异常（颅脑畸形）。对 *KIF7* 基因测序揭示了该 hydrolethalus 综合征家族患者中的纯合剪接位点缺失突变，以及存在于所有（6 个）与 15q26 连锁的 ACLS 家族中的截断突变。对两个 ACLS 患者来源的成纤维细胞进行体外培养和分析时发现其纤毛是存在的，但比对照组的长，除了提示纤毛的下游信号通路可能受损，还可提示纤毛发生的调节受损。此外，Dafinger 等人[8]将 15q26 区域作为朱伯特综合征的一个突变位点，在 3 个家族中鉴定到了 *KIF7* 基因的截断突变，其中 1 个患者还合并 *TMEM67* 基因的亚效等位突变。Putoux 等人[7]为了深入探索 *KIF7* 基因的突变是否能引起其他纤毛病综合征，对 130 名已被诊断为包括 BBS、朱伯特综合征和 OFD Ⅵ型等各种纤毛病的患者进行测序，总共发现了 *KIF7* 基因的 8 个非同义突变。他们用斑马鱼实验系统评估了致病性，确定了这些亚效等位突变能破坏胚胎形态发育（体节形成）。由于携带这些 *KIF7* 基因有害突变的 BBS 患者常同时携带 *BBS1*、*BBS7*、*BBS9* 和 *BBS10* 的基因突变，提示 *KIF7* 基因（可能还有其他纤毛基因）可能参与寡基因遗传，或者通过突变负荷和基因型-临床表现的关系参与患者临床表现的修饰。

非纤毛病的遗传学验证

有一些疾病之前被怀疑为纤毛病，但明确遗传学原因后被否定了。例如，Kabuki 综合征（OMIM ♯147920）是一种神经发育性疾病，有时合并肾脏、肝脏异常及胼胝体发育不良等与纤毛病类似的临床表现，因此曾被怀疑为纤毛病。目前已知 Kabuki 综合征是由 *MLL2* 基因突变引起[9,10]。MLL2 是参与染色体修饰和基因转录的表观遗传学调控的组蛋白甲基转移酶，目前为止并未发现有纤毛特异性的功能。Johanson-Blizzard 综合征是以生长障碍，皮肤、头发、牙齿、生殖器异常，以及吸收障碍为临床特点的疾病，由于存在智力低下并偶尔与内脏转位有关，因此被视为可能的纤毛病。Zenker 等人[11]在 12 个没有血缘关系的 Johanson-Blizzard 综合征家族中发现了 *UBR1* 基因突变。UBR1 目前被证实是 E3 泛素连接酶，通过一种被称为精氨酸/N 端规则途径的机制参与调节蛋白质的降解[12]，而这一途径也不是纤毛特异性的。

在上述 Baker 和 Beales 的研究中[1]，许多颅面部疾病被鉴定为可能的纤毛病。其中一种颅面骨发育不全的疾病——Nager 综合征（OMIM ♯154400），其以小颌和上肢发育缺陷为特征，有时还与胼胝体发育不良、丹迪-沃克畸形和发育延迟有关，最近被归因于编码参与 mRNA 加工的剪接体复合物组分的 *SF3B4* 基因的突变[13]。有趣的是，另外一个可能的纤毛病——小头畸形骨发育不良原始侏儒症 1 型（microcephalic osteodysplastic primordial dwarfism type Ⅰ，MOPD Ⅰ型）最近被归因于编码剪接体组分核内小 RNA（snRNA）的基因的突变[14]。这些发现似乎降低了上述疾病（及其他相似的颅面部和骨骼综合征）是由纤毛病机制导致的可能性。然而，也有可能纤毛相关复合物的转录后加工被优先破坏了，或者这些调节因子还具有剪接调节外的其他功能。而且，尽管 60％的已鉴定出 *SF3B4* 基因突变的 Nager 综合征病例与剩余病例的临床表现没有区别，但在遗传原因和病理机制上可能存在显著的异质性。

阐明致病基因在纤毛中的功能

深入了解纤毛病的关键挑战是阐明纤毛信号通路影响不同器官发育的机制。有若干临床特征提示为纤毛病的综合征，多年来其致病基因已经明确，但与纤毛结构或功能的联系却不清楚。对纤毛激活及其与下游信号级联反应之间关系的了解，正使得这些联系被越来越牢固地被建立起来。

Grieg 头-多/并指综合征（Grieg cephalopolysyndactyly syndrome，GCPS）和 ACLS 是编码 Gli3 转录因子的基因突变或缺失造成的。两种疾病都表现出多指（通常上肢为轴后多指，下肢为轴前多趾）、器官距离过远、巨头畸形及不同程度的发育迟缓。这些表型反映了胚胎形态发育的缺陷（影响四肢和面部结构）和细胞增殖异常（巨头畸形）。这两方面的表现被归因于纤毛下游 Gli3 转录因子和 Shh 信号通路的相互作用[15]。而且，编码 Gli3 的 C 端的一个特定外显子区域的突变能引起另外一种被称为 Pallister-Hall 综合征的疾病，其表现为中央、轴后多指和下丘脑错构瘤，再一次强调了 Gli3 蛋白在胚胎形态发育和细胞增殖中高度特异的作用。然而，纤毛和 Gli3 蛋白之间相互作用的具体机制直到现在才逐渐为人所知。在 Shh 存在时（通常由发挥组织者作用的细胞将其分泌到胞外间隙中形成浓度梯度），Gli 蛋白会转位到纤毛顶端并通过一系列相互作用磷酸化，使其由转录抑制形式转变为转录激活形式[16]。但是，Pallister-Hall 综合征患者突变的 Gli3 蛋白并不能转位到纤毛的顶端[17]。因此，在 Gli3 相关的疾病中，尽管纤毛的结构是完整的，但关键胚胎信号分子的纤毛内定位和细胞外信号到分化细胞内部的传输是受损的。在细胞和组织形态水平，Gli3 的激活和抑制形式之间的平衡（这也依赖于纤毛结构的完整）似乎通过在神经前体细胞内调节细胞周期的长度而影响脑的大小,从而解释了 Grieg 头-多/并指综合征中存在的巨头畸形[18]。

　　Chudley-McCullough 综合征具有感觉神经性耳聋和胼胝体发育不良、多小脑回、巨脑室、蛛网膜囊肿等大脑结构的异常,其最近被关联到 *GPSM2* 基因的突变[19],而该基因之前被证实与非综合征性耳聋有关。在顶端神经前体细胞(即放射状胶质细胞)中,有丝分裂纺锤体的平面定向需要 GPSM2 蛋白参与。虽然 GPSM2 蛋白本身并未被发现定位于初级纤毛,但纤毛被认为在神经前体细胞的这一极性形成以及增殖和迁移的调节中发挥很重要的作用[20]。因此,理解罕见综合征相关基因型的分子生物学是解释纤毛病综合征之间临床表现相似性和差异性的开端。

阐明致病基因的非纤毛相关功能

　　Cohen 综合征(OMIM ♯216550)是一种特别有趣的疾病,其既有一些纤毛病的特征(肥胖、发育迟缓和进展性脉络膜视网膜变性)又有额外的非纤毛病特征(关节伸展过度、间歇性中性粒细胞减少)。在临床被诊断为 Cohen 综合征的患者中,约 50％存在 *VPS13B* 基因突变[21],另有 40％的患者经多重连接探针扩增技术(multiplex ligation - dependent probe amplification,MLPA)被发现存在该基因的剂量异常[22]。VPS13B 是一种跨膜蛋白,推测具有膜再循环功能的跨膜蛋白,定位于高尔基体的基质中[23]。高尔基体是进行蛋白质的翻译后修饰和包装以决定其将在细胞内的定位的关键细胞区室(compartment)。鉴于 Cohen 综合征的特殊临床表现,我们推测在 Cohen 综合征中纤毛组分在高尔基体内的加工会被选择性破坏,从而导致部分纤毛病的临床表现。确实,胞内囊泡运输的异常可能是一些具有纤毛病样表现的单一器官特征的疾病,包括无脉络膜症的内在原因[24]。

疾病分类的重组

　　一些曾经疑似为纤毛病的综合征现已因表型和基因型都相似而被纳入更广泛的诊断类别。例如,COACH(小脑蚓部发育不全、智力发育不全、共济失调、眼缺损和先天性肝脏纤维化,OMIM ♯216360)和 arima 综合征(小脑蚓部发育不全、眼部异常、囊性肾病,OMIM ♯ 243910)现均被"混入"JSRD[25]。这些综合征具有与朱伯特综合征和 MKS 部分重合的临床表现和异质性的遗传病因学,同时也都很难发现其基因型和表型间的相关性。COACH 与 *TMEM67* 等多个 JSRD 致病基因的突变有关。该基因的突变在一项临床系列研究中被发现存在于 7％的 MKS 患者和 57％的 COACH 患者中[26]。在另外一项系列研究中,发现 *TMEM67* 基因突变仅占不合并肝脏纤维化的典型朱伯特综合征家族的 1％,而有 83％(19/23)的携带 *TMEM67* 基因突变的家族满足 COACH 的诊断标准[27]。在极少数情况下,COACH 的临床表现与 *CC2D2A* 或 *RPGRIP1L* 基因的突变有关,且这些基因的突变频率在各种 JSRD 患者中似乎是比较恒定的[27]。

怀疑为纤毛病但仍无定论的综合征

历史上的综合征:需要进一步归类的例子

　　OMIM 目录作为鉴定综合征的工具的局限性之一,是那些在分子遗传学检测出现前仅基于少数病例报告的极端罕见病实体的数据库整理规则。其中一些疾病现在应该被当作某些更常见的疾病的变异。例如，Biemond 综合征，由于其检索词为"视网膜色素变性"和"智力低下"，曾经被认为是可能的纤毛病。该病还有包括肥胖、性腺功能减退和脑积水的其他临床症状描述。从 1997 年以后就未见关于此病的病例报道，此后有些学者认为其是 BBS 合并显著眼部异常的变异[28]。其他一些被视为单独的疾病的症状可能最好被当作位于某种疾病表型谱中极端区域的严重的变异。例如，肾-肝-胰腺发育不良（renal-hepatic-pancreatic dysplasia，OMIM ♯208540）与 *NPHP3* 基因的强有害突变有关，而该基因的亚效等位突变则引起较轻的 NPHP。有许多具有部分重叠表型的颅面部综合征被报道，而将具有相似特征的病例归类，可望有助于对这些未定综合征的遗传学调查。

　　一种超越综合征界限的基因发现途径是收集大量由单一临床特征定义的病例（不管是否存在可能指向某一综合征的诊断的其他特征），并进行全基因组拷贝数变异分析（genome-wide copy number variant analysis）。Fakhro 等人[29]成功地采用了这一途径，对 262 例内脏异位（心脏左右异位）的患者进行了单核苷酸多态性基因分型（single-nucleotide polymorphism genotyping），以鉴定罕见的缺失和重复事件。影响 14 个纤毛相关基因的罕见剂量变异由此被发现，为对更多内脏异位的患者进行测序提供了一个候选基因清单。分析拥有共同的神经学表型的病例（如丹迪-沃克畸形和囊性颅脑损伤，见于许多疑似纤毛病的未定罕见综合征），也可能会取得类似的效果。

异质性：需要进一步分类的例子

　　Opitz GBBB 综合征具有与中线结构发育异常有关的多种临床特征，包括器官距离过大、唇或腭裂，以及导致吞咽困难和呼吸功能障碍的喉-气管-食管异常。患者也可合并泌尿生殖系统的异常（尤其是尿道下裂）、发育延迟、先天性心脏缺陷。散发、X 连锁和常染色体显性遗传的形式均有报道。此类综合征被报道与若干不同染色体的异常有关，包括重复出现的 22q11.2 微缺失突变（最常见的）。部分（并非所有）Opitz GBBB 综合征患者会出现典型的纤毛病结构异常（尤其是大脑的结构），因此在这种异质性的疾病中似乎存在纤毛病和非纤毛病两种类型。不到一半的 X 连锁的 Opitz GBBB 综合征病例由 *MID1* 基因突变导致。这类患者的症状较轻，女性携带者仅出现器官距离过大[30]。有趣的是，*MID1* 基因编码的一个 E3 泛素连接酶，是降解靶向微管相关蛋白的磷酸酶 PP.2CA 所必需的且可能是微管相关蛋白翻译所必需的[31]，这可能是其与纤毛的潜在联系。因此，导致 Opitz GBBB 综合征的其他原因可能均与微管的功能有关。

尚不清楚遗传学起源的疾病

　　被鉴定为可能的纤毛病的大量颅面部综合征由于可能存在内部的遗传异质性和共同的致病基因，是用 NGS 技术进行研究的理想对象。例如，肢端额鼻发育不良（acromelic frontonasal dysplasia）是额鼻发育不良的一种变异，其合并的多指、胼胝体发育不良提示其为纤毛病，但是目前其基因型仍然未知。其他具有部分重叠的颅面部特征的未定综合征包括大脑-面-胸部综合征（cerebro-facio-thoracic syndrome）、大脑-眼-鼻综合征（cerebro-oculo-nasal syndrome）和眼-耳-额-鼻综合征（oculo-auricular-fronto-nasal syndrome)。而且,来自动物模型的越来越多的证据表明,以额鼻发育不良为特点的胚胎期中线发育异常的疾病可以由纤毛功能障碍和 Hh 信号通路过度激活导致[32]。

　　OFD 的许多亚型也尚未关联到任何遗传学位点。Mohr 综合征,也叫 OFD Ⅱ型,以分叶状的舌头、腭裂及其他颅面部异常为特征,但还具有指/趾异常和传导性耳聋等其他 OFD 不典型的临床特点。类似地,Varadi-Papp 综合征(OFD Ⅵ型)表现为中央型多指和大脑异常,其致病基因和发病机制目前仍不清楚,相应的研究可能为四肢形态发育异常的机制提供新见解。

　　Neu-Laxova 综合征是一种具有包括大脑发育不良、胼胝体发育不全在内(均为纤毛病典型的大脑结构异常)的致死性多发畸形综合征。Neu-Laxova 综合征的诊断特征是严重的限制性皮癣。找出其致病基因将为支持或反对初级纤毛在皮肤发育中的关键作用提供重要的证据。目前尚未在被鉴定为可能的纤毛病的其他常见皮肤病(基底细胞痣综合征和 Gorlin 综合征)中开展纤毛生物学的研究。最近在常染色体隐性遗传的 Adams-Oliver 综合征的两个患者家族中发现 *DOCK6* 基因(编码微丝骨架的组分)的突变,从而呈现了一个与纤毛具有潜在联系的分子通路[33]。

遗传学起源已知但与纤毛的关系不确定的疾病

　　内分泌功能异常不是纤毛病的核心特征,但性腺功能低下和肥胖(被认为是下丘脑源性)是 BBS 和阿尔斯特雷姆综合征诊断的关键特征,也是其他已确证纤毛病的偶发特征。许多以内分泌显著异常为特征的疾病常有纤毛病的临床表现。例如,可能只在旧阿米什人(old Amish population)中存在的极为罕见的内分泌-脑-骨营养不良(endocrine-cerebro-osteodystrophy)以肾上腺和垂体发育不良为主要特点,同时有大脑中线发育、面部异常及囊性肾病高度提示为纤毛病的临床特征。在已知病例中发现的致病性突变位于 *ICK* 基因中,该基因编码一个目前没有已知纤毛功能的肠道内激酶[34]。X 连锁的 Kallman 综合征(主要表现为性腺功能减退和嗅觉丧失)有时与胼胝体的发育延迟和发育不全有关,提示可能为纤毛病。anosmin-1 是促性腺激素释放激素分泌细胞的正确迁移和嗅觉轴突发育所需的趋化性分子[35]。如果 anosmin-1 是通过定位在初级纤毛上的受体来转导信号的,就可以解释那些部分重叠的表型。另一种具有类似纤毛病的关联(此处为囊性肾病和肝纤维化)的内分泌疾病是由编码 Gli-similar (GLIS3)转录因子的基因突变引起的新生儿糖尿病和先天性甲状腺功能减退(neonatal diabetes and congenital hypothyroidism,NDH;OMIM ♯610199)。尽管 GLIS3 蛋白主要位于细胞核内,但也定位于初级纤毛并能转位至细胞核,并且对胰腺细胞的发育和胰岛素生产的调节至关重要[36]。有趣的是,在一般人群中 GLIS3 蛋白的多态性变异与糖尿病(1 型和 2 型)风险有关[37]。

　　Proteus 综合征(OMIM ♯176920)以严重的、致残性软组织过度生长为主要特征,由于偶尔合并肾脏疾病、大脑发育不良和智力低下而被认为是可能的纤毛病。Lindhurst 等人[38]最近在过度生长组织的活检样品鉴定到编码 AKT1(一种通过 PI3K 信号通路调节的蛋白激酶)的基因的一个体细胞重复激活突变,但是该突变在所有患者的正常组织中却不存在。这种现象证实了长期以来的假说:体细胞嵌合是该病中(组织)过度生长的主要原因，而且提示这一突变也是导致该病其他相关特征的原因，具体情况取决于出现突变的细胞谱系。因为数个不同的恶性肿瘤中均发现了 *AKT1* 基因的突变，所以它主要作为一个原癌基因被研究，而对其在正常组织生长和发育方面的作用知之甚少。*AKT1* 基因的序列变异也与精神分裂症风险相关，提示同一个通路的破坏可能具有微弱的神经发育效应[39]。但是，目前没有 AKT1 蛋白和纤毛的相关性的报道。最近有报道称，在巨脑综合征（megalencephaly syndromes）——一种非常罕见的、具有纤毛病样临床特征的巨脑-多小脑回-多指畸形-脑积水病（megalencephaly - polymicrogyria - polydactyly - hydrocephalus，MPPH；OMIM ♯603387）的患者中发现了同一通路内 3 个基因（*AKT3*、*PIK3R2* 和 *PIK3CA*）的体细胞嵌合突变[40]。在这些患者中，可以通过对血液或唾液中的 DNA 进行"深度测序"来识别体细胞突变，以识别非常低水平的嵌合突变（在某些患者中可低至 1% 的基因拷贝数）。Lee 等人[41]利用因继发癫痫而需要进行手术的半侧巨脑症患者的脑组织进行检测，也能发现同一组基因的脑特异性体细胞突变。这些标志性研究有双重意义：其一，在一些没有检测到生殖细胞突变的患者中，纤毛病相关的临床表现有可能是体细胞突变导致的；其二，PI3K-AKT 生长调节通路可能与在一些纤毛病中观察到的增殖异常有关。

小结

遗传发现的加速发展将持续推动纤毛病的多种机制（纤毛生成、纤毛结构完整性、纤毛内运输、纤毛信号传导和下游细胞调控）的进一步阐明。对于患者和医疗卫生专业人员来说，诊断情况（diagnostic landscape）仍然是复杂的，选择综合征特异性还是病征谱相关的分类方式，以及采用基因型优先还是表型优先的诊断途径的争论仍在继续。可能还会鉴定出新的纤毛病综合征，尽管这些疾病也许极罕见或只发生在个别患者、家庭中。纤毛病发病机制的研究也有可能会对导致纤毛病综合征中观察到的那些非综合征（即只影响单个器官）先天异常的发病机制产生影响。

最后，我们可以推测遗传性或获得性纤毛功能障碍可能会增加肥胖、发育迟缓和精神疾病等常见的多因素致病性疾病的风险。比如，*DISC1* 基因是在一个包含多位精神疾病（包括精神分裂症）患者家庭中被鉴定到的，位于一个明显的平衡易位的断点处，与神经发育相关[42]。目前关于 *DISC1* 基因的序列变异是否与普通人群中精神疾病的发生风险有关仍有争议。但鉴于精神分裂症在遗传和神经发育方面的异质性，这也不让人惊讶[43]。*DISC1* 基因编码一个支架蛋白，最近被发现可以调节 BBS1 到中心体的转位，从而影响神经元增殖和迁移之间的平衡[44]。BBS 患者除了具有不同程度的发育迟缓和认知障碍，也表现出较高频率的各种精神健康问题[45]。这为将常见精神疾病的综合征性的、家族性的和群体性的遗传风险因素汇聚到纤毛生物学提供了早期证据。把一部分明显的特发性精神疾病归因于纤毛病相关风险基因和纤毛病机制看起来有道理，但仍然缺乏证据，证实这一假说需要进行相关的体内研究。把这些知识转化到临床，干预并改善各种患者群体的预后是现实需要和长期愿景。

（李新华 译）

参考文献

［1］ Baker, K. & Beales, P. L. 2009. Making sense of cilia in disease: The human ciliopathies. *Am J Med Genet, C Semin Med Genet* 151C, 281–295.

［2］ Arts, H. H., Bongers, E. M., Mans, D. A., van Beersum, S. E., Oud, M. M., Bolat, E., et al. 2011. C14ORF179 encoding IFT43 is mutated in Sensenbrenner syndrome. *J Med Genet* 48, 390–395.

［3］ Bredrup, C., Saunier, S., Oud, M. M., Fiskerstrand, T., Hoischen, A., Brackman, D., et al. 2011. Ciliopathies with skeletal anomalies and renal insufficiency due to mutations in the IFT-A gene WDR19. *Am J Hum Genet* 89, 634–643.

［4］ Gilissen, C., Arts, H. H., Hoischen, A., Spruijt, L., Mans, D. A., Arts, P., et al. 2010. Exome sequencing identifies WDR35 variants involved in Sensenbrenner syndrome. *Am J Hum Genet* 87, 418–423.

［5］ Walczak-Sztulpa, J., Eggenschwiler, J., Osborn, D., Brown, D. A., Emma, F., Klingenberg, C., et al. 2010. Cranioectodermal dysplasia, Sensenbrenner syndrome, is a ciliopathy caused by mutations in the IFT122 gene. *Am J Hum Genet* 86, 949–956.

［6］ Perrault, I., Saunier, S., Hanein, S., Filhol, E., Bizet, A. A., Collins, F., et al. 2012. Mainzer-Saldino syndrome is a ciliopathy caused by IFT140 mutations. *Am J Hum Genet* 90, 864–870.

［7］ Putoux, A, Thomas, S., Coene, K. L., Davis, E. E., Alanay, Y., Ogur, G., et al. 2011. KIF7 mutations cause fetal hydrolethalus and acrocallosal syndromes. *Nat Genet* 43, 601–606.

［8］ Dafinger, C., Liebau, M.C., Elsayed, S. M., Hellenbroich, Y., Boltshauser, E., Korenke, G. C., et al. 2011. Mutations in KIF7 link Joubert syndrome with Sonic Hedgehog signaling and microtubule dynamics. *J Clin Invest* 121, 2662–2667.

［9］ Banka, S., Veeramachaneni, R., Reardon, W., Howard, E., Bunstone, S., Ragge, N., et al. 2012. How genetically heterogeneous is Kabuki syndrome?: MLL2 testing in 116 patients, review and analyses of mutation and phenotypic spectrum. *Eur J Hum Genet* 20, 381–388.

［10］ Ng, S. B., Bigham, A. W., Buckingham, K. J., Hannibal, M. C., McMillin, M. J., Gildersleeve, H. I., et al. 2010. Exome sequencing identifies MLL2 mutations as a cause of Kabuki syndrome. *Nat Genet* 42, 790–793.

［11］ Zenker, M., Mayerle, J., Lerch, M. M., Tagariello, A., Zerres, K., Durie, P. R., et al. 2005. Deficiency of UBR1, a ubiquitin ligase of the N-end rule pathway, causes pancreatic dysfunction, malformations and mental retardation (Johanson-Blizzard syndrome). *Nat Genet* 37, 1345–1350.

［12］ Hwang, C. S., Sukalo, M., Batygin, O., Addor, M. C., Brunner, H., Aytes, A. P., et al. 2011. Ubiquitin ligases of the N-end rule pathway: Assessment of mutations in UBR1 that cause the Johanson-Blizzard syndrome. *PLoS One* 6, e24925.

［13］ Bernier, F. P., Caluseriu, O., Ng, S., Schwartzentruber, J., Buckingham, K. J., Innes, A. M., et al. 2012. Haploinsufficiency of SF3B4, a component of the pre-mRNA spliceosomal complex, causes Nager syndrome. *Am J Hum Genet* 90, 925–933.

［14］ He, H., Liyanarachchi, S., Akagi, K., Nagy, R., Li, J., Dietrich, R. C., et al. 2011. Mutations in U4atac snRNA, a component of the minor spliceosome, in the developmental disorder MOPD I. *Science* 332, 238–240.

［15］ Biesecker, L. G. 2006. What you can learn from one gene: GLI3. *J Med Genet* 43, 465–469.

［16］ Goetz, S. C. & Anderson, K. V. 2010. The primary cilium: A signalling centre during vertebrate development. *Nat Rev Genet* 11, 331–344.

［17］ Zeng, H., Jia, J. & Liu, A. 2010. Coordinated translocation of mammalian Gli proteins and suppressor of fused to the primary cilium. *PLoS One* 5, e15900.

［18］ Wilson, B. J., Sundaram, S. K., Huq, A. H., Jeong, J. W., Halverson, S. R., Behen, M. E., et al. 2011. Abnormal language pathway in children with Angelman syndrome. *Pediatr Neurol* 44, 350–356.

［19］ Doherty, D., Chudley, A. E., Coghlan, G., Ishak, G. E., Innes, A. M., Lemire, E. G., et al.

2012. GPSM2 mutations cause the brain malformations and hearing loss in Chudley-McCullough syndrome. *Am J Hum Genet* 90, 1088-1093.

[20] Wilsch-Brauninger, M., Peters, J., Paridaen, J. T. & Huttner, W. B. 2012. Basolateral rather than apical primary cilia on neuroepithelial cells committed to delamination. *Development* 139, 95-105.

[21] El, C. S., Aral, B., Gigot, N., Thauvin-Robinet, C., Donzel, A., Delrue, M. A., et al. 2010. Search for the best indicators for the presence of a VPS13B gene mutation and confirmation of diagnostic criteria in a series of 34 patients genotyped for suspected Cohen syndrome. *J Med Genet* 47, 549-553.

[22] Parri, V., Katzaki, E., Uliana, V., Scionti, F., Tita, R., Artuso, R., et al. 2010. High frequency of COH1 intragenic deletions and duplications detected by MLPA in patients with Cohen syndrome. *Eur J Hum Genet* 18, 1133-1140.

[23] Seifert, W., Kuhnisch, J., Maritzen, T., Horn, D., Haucke, V. & Hennies, H. C. 2011. Cohen syndrome associated protein, COH1, is a novel, giant Golgi matrix protein required for Golgi integrity. *J Biol Chem* 286, 37665-37675.

[24] Strunnikova, N. V., Barb, J., Sergeev, Y. V., Thiagarajasubramanian, A., Silvin, C., Munson, P. J., et al. 2009. Loss-of-function mutations in Rab escort protein 1 (REP-1) affect intracellular transport in fibroblasts and monocytes of choroideremia patients. *PLoS One* 4, e8402.

[25] Sattar, S. & Gleeson, J. G. 2011. The ciliopathies in neuronal development: A clinical approach to investigation of Joubert syndrome and Joubert syndrome-related disorders. *Dev Med Child Neurol* 53, 793-798.

[26] Brancati, F., Iannicelli, M., Travaglini, L., Mazzotta, A., Bertini, E., Boltshauser, E., et al. 2009. MKS3/TMEM67 mutations are a major cause of COACH syndrome, a Joubert syndrome related disorder with liver involvement. *Hum Mutat* 30, E432-E442.

[27] Doherty, D., Parisi, M. A., Finn, L. S., Gunay-Aygun, M., Al-Mateen, M., Bates, D., et al. 2010. Mutations in 3 genes (MKS3, CC2D2A and RPGRIP1L cause COACH syndrome (Joubert syndrome with congenital hepatic fibrosis). *J Med Genet* 47, 8-21.

[28] Heon, E., Westall, C., Carmi, R., Elbedour, K., Panton, C., Mackeen, L., et al. 2005. Ocular phenotypes of three genetic variants of Bardet-Biedl syndrome. *Am J Med Genet A* 132A, 283-287.

[29] Fakhro, K. A., Choi, M., Ware, S. M., Belmont, J. W., Towbin, J. A., Lifton, R. P., et al. 2011. Rare copy number variations in congenital heart disease patients identify unique genes in left-right patterning. *Proc Natl Acad Sci U.S.A.* 108, 2915-2920.

[30] So, J., Suckow, V., Kijas, Z., Kalscheuer, V., Moser, B., Winter, J., et al. 2005. Mild phenotypes in a series of patients with Opitz GBBB syndrome with MID1 mutations. *Am J Med Genet A* 132A, 1-7.

[31] Aranda-Org, Trockenbacher, A., Winter, J., Aigner, J., Kohler, A., Jastrzebska, E., et al. 2008. The Opitz syndrome gene product MID1 assembles a microtubule-associated ribonucleoprotein complex. *Hum Genet* 123, 163-176.

[32] Brugmann, S. A., Allen, N. C., James, A. W., Mekonnen, Z., Madan, E. & Helms, J. A. 2010. A primary cilia-dependent etiology for midline facial disorders. *Hum Mol Genet* 19, 1577-1592.

[33] Shaheen, R., Faqeih, E., Sunker, A., Morsy, H., Al-Sheddi, T., Shamseldin, H. E., et al. 2011. Recessive mutations in DOCK6, encoding the guanidine nucleotide exchange factor DOCK6, lead to abnormal actin cytoskeleton organization and Adams-Oliver syndrome. *Am J Hum Genet* 89, 328-333.

[34] Lahiry, P., Wang, J., Robinson, J. F., Turowec, J. P., Litchfield, D. W., Lanktree, M. B., et al. 2009. A multiplex human syndrome implicates a key role for intestinal cell kinase in development of central nervous, skeletal, and endocrine systems. *Am J Hum Genet* 84, 134-147.

[35] Hu, Y. & Bouloux, P. M. 2011. X-linked GnRH deficiency: Role of KAL-1 mutations in GnRH

deficiency. *Mol Cell Endocrinol* 346，13 – 20.

[36] Kang，H. S.，ZeRuth，G.，Lichti-Kaiser，K.，Vasanth，S.，Yin，Z.，Kim，Y. S.，et al. 2010. Gli-similar（Glis）Kruppel-like zinc finger proteins：Insights into their physiological functions and critical roles in neonatal diabetes and cystic renal disease. *Histol Histopathol* 25，1481 – 1496.

[37] Dupuis，J.，Langenberg，C.，Prokopenko，I.，Saxena，R.，Soranzo，N.，Jackson，A. U.，et al. 2010. New genetic loci implicated in fasting glucose homeostasis and their impact on type 2 diabetes risk. *Nat Genet* 42，105 – 116.

[38] Lindhurst，M. J.，Sapp，J. C.，Teer，J. K.，Johnston，J. J.，Finn，E. M.，Peters，K.，et al. 2011. A mosaic activating mutation in AKT1 associated with the Proteus syndrome. *N Engl J Med* 365，611 – 619.

[39] Schwab，S. G.，Hoefgen，B.，Hanses，C.，Hassenbach，M. B.，Albus，M.，Lerer，B.，et al. 2005. Further evidence for association of variants in the AKT1 gene with schizophrenia in a sample of European sib-pair families. *Biol Psychiatry* 58，446 – 450.

[40] Riviere. J. B.，Mirzaa，G. M.，O'Roak，B. J.，Beddaoui，M.，Alcantara，D.，Conway，R. L.，et al. 2012. De novo germline and postzygotic mutations in AKT3，PIK3R2 and PIK3CA cause a spectrum of related megalencephaly syndromes. *Nat Genet* 44，934 – 940.

[41] Lee，J. H.，Huynh，M.，Silhavy，J. L.，Kim，S.，Dixon-Salazar，T.，Heiberg，A.，et al. 2012. De novo somatic mutations in components of the PI3K – AKT3 – mTOR pathway cause hemimegalencephaly. *Nat Genet* 44，941 – 945.

[42] Millar，J. K.，Wilson-Annan，J. C.，Anderson，S.，Christie，S.，Taylor，M. S.，Semple，C. A.，et al. 2000. Disruption of two novel genes by a translocation co-segregating with schizophrenia. *Hum Mol Genet* 9，1415 – 1423.

[43] Schumacher. J.，Laje，G.，Abou，J. R.，Becker，T.，Muhleisen，T. W.，Vasilescu，C.，et al. 2009. The DISC locus and schizophrenia：Evidence from an association study in a central European sample and from a meta-analysis across different European populations. *Hum Mol Genet* 18，2719 – 2727.

[44] Ishizuka，K.，Kamiya，A.，Oh，E. C.，Kanki，H.，Seshadri，S.，Robinson，J. F.，et al. 2011. DISC1-dependent switch from progenitor proliferation to migration in the developing cortex. *Nature* 473，92 – 96.

[45] Bennouna-Greene，V.，Kremer，S.，Stoetzel，C.，Christmann，D.，Schuster，C.，Durand，M.，et al. 2011. Hippocampal dysgenesis and variable neuropsychiatric phenotypes in patients with Bardet-Biedl syndrome underline complex CNS impact of primary cilia. *Clin Genet* 80，523 – 531.